Soziale Angst verstehen und verändern

Jürgen Hoyer
Samia Härtling

Soziale Angst verstehen und verändern

2. Auflage

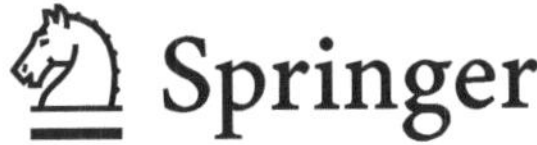

Jürgen Hoyer
Technische Universität Dresden
Dresden, Deutschland

Samia Härtling
Technische Universität Dresden
Dresden, Deutschland

ISBN 978-3-662-59075-1
ISBN 978-3-662-59076-8 (eBook)
https://doi.org/10.1007/978-3-662-59076-8

Die Deutsche Nationalbibliothek verzeichnet diese Publikation in der Deutschen Nationalbibliografie; detaillierte bibliografische Daten sind im Internet über http://dnb.d-nb.de abrufbar.

Umschlaggestaltung: deblik Berlin
Fotonachweis Umschlag: © AnthonyJess / stockadobe.com

Springer ist ein Imprint der eingetragenen Gesellschaft Springer-Verlag GmbH, DE und ist ein Teil von Springer Nature.
Die Anschrift der Gesellschaft ist: Heidelberger Platz 3, 14197 Berlin, Germany

Unter Mitarbeit von Stephan Sarnowsky

Vorwort

Wir legen hier ein Buch über soziale Ängste vor, das mehr als ein typischer Ratgeber sein soll. Wir wollen Fragen rund um dieses Phänomen auf eine Weise beantworten, die der Vielfalt der sozialen Ängste gerecht wird. Wir möchten alle erreichen, die mit diesem Phänomen zu tun haben, ob als Betroffene, als Fachleute, als Freunde oder Angehörige sozial ängstlicher Menschen. Die Basis dieses Buches bilden wissenschaftliche Befunde, die wir gesammelt und allgemeinverständlich aufbereitet haben. So bietet das Buch im ersten Teil eine ernsthafte Chance zum Nachdenken und Reflektieren darüber, was soziale Angst ist, was ihre Vor- und Nachteile sind und wie Angst das Miteinander von Menschen reguliert. Jeder Leser wird unterschiedliche Schlüsse daraus ziehen und hoffentlich anregende Antworten auf seine Fragen finden. Dabei gilt: Wenn Sie mehr an direkten Hinweisen und Tipps interessiert sind, können Sie auch direkt mit Teil II beginnen, Sie müssen das Buch nicht unbedingt der Reihenfolge nach lesen!

Der Frage „Was kann man tun, wenn die soziale Angst zu groß wird?" ist der zweite Teil des Buches gewidmet. Wir schlagen eine Reihe von aufeinander aufbauenden Übungen vor, die vor allem helfen sollen, Befürchtungen über die Reaktionen anderer Menschen abzubauen und das eigene Handeln offener und freier zu gestalten.

Wir haben das Buch in enger Kooperation geschrieben, Teil I wurde federführend von Jürgen Hoyer verfasst, Teil II von Samia Härtling. Die zahlreichen Fallbeispiele verdanken wir unseren Patientinnen und Patienten. In den letzten Jahren durften wir in der Institutsambulanz und Tagesklinik der Technischen Universität (TU) Dresden mit mehreren Hundert Patienten, die unter den verschiedenen Formen der sozialen Angststörung litten, zusammenarbeiten. Ihnen, die uns offen über ihre Ängste, Sorgen und Befürchtungen berichtet, uns ihr Vertrauen geschenkt und ihre Daten für unsere Forschung zur Verfügung gestellt haben, gilt unser größter Dank.

Sehr gefreut haben wir uns über die Bereitschaft ehemaliger Patienten, kurz zusammenzufassen, was ihnen am meisten geholfen hat. Auch ihnen sei herzlich gedankt. Wer noch zweifelt, ob man soziale Ängste erfolgreich bewältigen kann, der lese zunächst ► Kap. 6, um eindrucksvolle, ganz persönliche Beispiele für erfolgreiche Veränderungen zu finden!

Bei den Recherchearbeiten für das Buch haben uns zahlreiche wissenschaftliche Hilfskräfte unterstützt, denen wir ebenfalls danken möchten. Dies gilt für Dipl.-Psych. Sara Hiob, Dipl.-Psych. Franziska Heß, Dipl.-Psych. Hedwig Schmidinger, Sabine Schmitt, M. Sc., Ann Carolin Wülker, B. Sc., Justus Zimm, B. Sc., und ganz besonders für Stephan Sarnowsky, M. Sc., der diesbezüglich den größten Beitrag geleistet hat. Unser Dank geht ferner an alle Kolleginnen und Kollegen der Institutsambulanz und Tagesklinik der TU Dresden. Besonders danken möchten wir dem Springer Verlag: Monika Radecki (Programmplanung) hat das Projekt aufgegriffen, von Anfang an gefördert und trotz längerer Bearbeitungspausen zum Erfolg geführt; Sigrid Janke (Projektmanagement) hat dann das Projekt bis zur Drucklegung professionell begleitet.

Zum Abschluss noch ein Hinweis: Um den Lesefluss nicht zu hemmen, haben wir auf die üblichen wissenschaftlichen Quellenangaben im Text verzichtet. Die wichtigsten Literaturangaben sind am Ende jedes Kapitels aufgeführt, sodass ein vertieftes Studium der hier dargestellten Inhalte jederzeit möglich ist. Viel Spaß beim Lesen!

Jürgen Hoyer
Samia Härtling
Dresden
im Mai 2019

Die Autoren

Prof. Dr. Jürgen Hoyer ist Professor für Behaviorale Psychotherapie an der Technischen Universität (TU) Dresden. Er studierte Psychologie in Göttingen und promovierte und habilitierte sich an der Universität Frankfurt. Als Leiter der Institutsambulanz und Tagesklinik für Psychotherapie der TU Dresden verfügt er über mehr als 30 Jahre Erfahrung als Psychologischer Psychotherapeut und ist Autor oder Herausgeber von zahlreichen wissenschaftlichen Veröffentlichungen.

Dr. Samia Härtling arbeitete als wissenschaftliche Mitarbeiterin und Psychologische Psychotherapeutin am Institut für Klinische Psychologie und Psychotherapie der Technischen Universität Dresden, wo sie auch studierte und promovierte. In ihrer preisgekrönten Doktorarbeit entwickelte und evaluierte sie eine Gruppentherapie zur Behandlung der Errötungsangst.

Inhaltsverzeichnis

Soziale Angst verstehen

Der erste Teil des Buches beschäftigt sich mit allgemeinen Grundlagen und Hintergründen zu sozialen Ängsten und soll ein umfassendes Bild vermitteln. Das erste Kapitel enthält eine Einführung sowie Beschreibungen möglicher Formen sozialer Angst und der Abgrenzung gesunder zu klinisch relevanten sozialen Ängsten. Im zweiten Kapitel werden Faktoren beschrieben, die zur *Entstehung* sozialer Ängste beitragen können, während im dritten Kapitel diejenigen Faktoren näher beleuchtet werden, die soziale Ängste *aufrechterhalten*.

Inhaltsverzeichnis

Was ist soziale Angst, wie verbreitet ist sie, und was sind ihre Konsequenzen?

J. Hoyer und S. Härtling, *Soziale Angst verstehen und verändern*,
https://doi.org/10.1007/978-3-662-59076-8_1

Im ersten Kapitel werden einleitend verschiedene Formen sozialer Angst sowie die Abgrenzung normaler Ängste zu klinisch bedeutsamen Ängsten beschrieben. Soziale Ängste sind schon immer Teil der Menschheitsgeschichte und in allen Kulturen bekannt. Im individuellen Lebensverlauf können sich Ängste das ganze Leben über zeigen, wenngleich sich Befürchtungen und Inhalte der Ängste mit dem Alter ändern können. Abschließend gehen wir auf mögliche Konsequenzen ein, die entstehen, wenn soziale Ängste sich ausprägen und klinisch bedeutsam werden.

Alle Menschen haben Angst

Haben Sie sich in sozialen Situationen irgendwann befangen gefühlt oder peinlich berührt? Haben Sie sich etwas nicht zu fragen getraut, nur weil andere dann auf Sie (herab-)blicken könnten? Haben Sie sich jemals Sorgen gemacht, von anderen zurückgewiesen oder als langweilig, unattraktiv oder inkompetent eingestuft zu werden? All dies sind mehr oder weniger leichte Formen sozialer Angst, und die allermeisten haben solche Gefühle schon erlebt (siehe ◘ Abb. 1.1).

Angst ist eine der wichtigsten Grundemotionen, einer unserer wichtigsten Wegweiser. Ihre Funktion ist es, die Aufmerksamkeit auf mögliche Gefahren zu lenken, Flucht und Abwehr zu bahnen und somit letztlich das Überleben zu sichern. Sie ist aber nicht nur auf physische Gefahren beschränkt und entsteht auch dann, wenn unsere Zugehörigkeit zu einer Gruppe oder die Aufmerksamkeit und Anerkennung durch andere bedroht sind.

Andere Menschen bestimmen unseren sozialen Erfolg

Soziale Zugehörigkeit ist der wichtigste Schutzfaktor für die seelische und physische Gesundheit. Ganze Industrien unterstützen uns dabei, Aufmerksamkeit und Anerkennung zu gewinnen, denn andere Menschen bestimmen unseren sozialen Erfolg. Ihre Reaktionen können Hochgefühle auslösen oder tiefe Kränkung. Andere Menschen bewerten uns, ob sie wollen oder nicht; sie sind es, die über unseren sozialen Status entscheiden. Von ihnen hängt es ab, ob wir Teil einer Gruppe sein dürfen oder nicht. Die Reaktionen anderer Menschen auf das, was wir tun oder sagen, welche Wünsche wir äußern, können deshalb sehr bedrohlich sein. Auch selbstbewusste Menschen kennen die Angst vor Zurückweisung oder Blamage – zumindest in einigen, speziellen Situationen. Zur Angst kommt außerdem die Scham hinzu, die erklärt, warum manche Menschen sehr lange darüber nachgrübeln, wenn sie in ein „Fettnäpfchen" getreten sind.

Soziale Angst kennen viele

Mit allgemeinen Fähigkeiten und Mut hat soziale Angst eher wenig zu tun. Robert Falcon Scott, der berühmte Entdecker, der sich mit dem Norweger Amundsen dem Wettkampf stellte, wer als Erster den Südpol erreichen würde, litt vermutlich an einer „sozialen Angststörung". Sein Freund und Arzt Edward Wilson schrieb über ihn: „Als er noch zu Hause war, fand er den sozialen Umgang so schwierig, dass er seinem Tagebuch anvertraute, dass er vor Festen Beruhigungsmittel einnahm, und einer seiner Biogra-

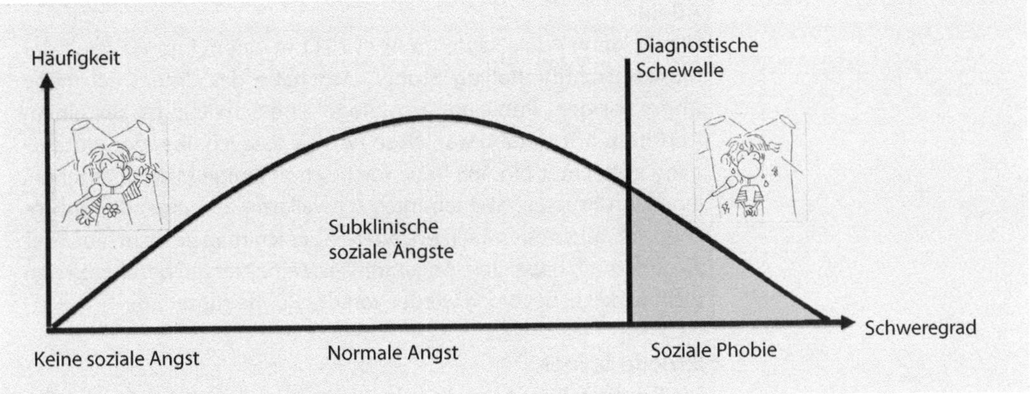

Abb. 1.1 Soziale Angst ist normal verteilt. Die meisten Menschen kennen und haben soziale Angst, besonders dann, wenn es um neue, ungewohnte oder schwierige soziale Leistungssituationen geht, wie etwa einen Vortrag halten (mittlerer Bereich). Erst mit einer gewissen Übung (oder bei einigen besonders talentierten Menschen) werden auch soziale Leistungssituationen vollkommen unbeschwert und angstfrei erlebt (linker Bereich der Kurve). Wenn soziale Leistungssituationen starke Symptome auslösen und nur unter sehr großer Angst ertragen oder dauerhaft vermieden werden, kann man unter bestimmten Voraussetzungen von sozialer Angststörung sprechen (rechter Abschnitt der Grafik). Spätestens dann entfalten die Hilfestellungen in Teil II des Buches ihren Wert! (Mit freundlicher Genehmigung von Elisabeth Klumbies)

phen schrieb, dass es für ihn erheblich mehr Mut erforderte, vor einer Zuhörerschaft zu reden als eine Gletscherspalte zu überqueren.“

Bekannte Persönlichkeiten leiden darunter

Selbst bekannte Persönlichkeiten, zu deren Beruf es gehört, im Mittelpunkt der Öffentlichkeit zu stehen, und die darauf aus sein müssen, möglichst viel Aufmerksamkeit auf sich zu ziehen, haben mitunter genau davor auch Angst. Was haben populäre Sängerinnen wie Johnny Depp und Adele oder die Literaturnobelpreisträgerin Elfriede Jelinek gemeinsam? Sie haben in Interviews geschildert, zumindest zeitweise massiv unter Bühnenangst oder auch anderen sozialen Ängsten gelitten zu haben.

Johnny Depp

Ein überraschendes Beispiel für eine Person des öffentlichen Lebens, die vermutlich unter sozialen Ängsten leidet, ist Johnny Depp, einer der weltweit berühmtesten Filmschauspieler. Von ihm wird gesagt, er mache vor Live-Publikum den Eindruck, als sei ihm unangenehm oder mulmig zumute. Dies scheint seine Körpersprache, seinen Gesichtsausdruck und seine Art, Antworten zu geben, zu beeinflussen. Oft wirkt er während seiner Interviews schüchtern und wortkarg. Auf manche macht er somit einen arroganten Eindruck, während es andere als Zeichen seines Unbehagens in der Situation wahrnehmen. Johnny Depp hat über seine Ängste gesprochen und auch darüber, dass er Alkohol als Mittel zur Selbstmedikation gebraucht hat, um seine Gefühle etwa vor Presseauftritten zu betäuben.

Adele
Die Sängerin Adele sagte im April 2011 in einem Interview mit der Musikzeitschrift „Rolling Stone": „Ich habe das Zittern. Ich habe Angst vor dem Publikum, ich kriege eine Scheißangst. Bei einem Auftritt in Amsterdam war ich so nervös, dass ich über den Notausgang geflüchtet bin. Ich habe mich schon einige Male übergeben. Einmal in Brüssel habe ich mich schwallartig auf jemanden erbrochen. Ich muss es einfach ertragen. Aber ich mag es nicht, auf Tour zu gehen. Ich habe viele Angstanfälle. Meine Nerven beruhigen sich nicht wirklich, bevor ich wieder von der Bühne runter bin.

Elfriede Jelinek
Die Schriftstellerin Elfriede Jelinek erhielt im Jahr 2004 als erste Österreicherin den Literaturnobelpreis. Trotzdem nahm sie nicht an der Zeremonie zur Verleihung des Nobelpreises teil. „Ich habe eine soziale Phobie und kann diese Menschenmengen nicht ertragen", so ihre klare Begründung in einem Interview. „Natürlich freue ich mich auch, da hat es keinen Sinn zu heucheln, aber ich verspüre eigentlich mehr Verzweiflung als Freude, als Person an die Öffentlichkeit gezerrt zu werden. Da fühle ich mich bedroht. Ich möchte mich zurückziehen und habe auch die letzten Preise nicht persönlich entgegengenommen. Ich bin nicht körperlich krank, aber psychisch nicht in der Lage, mich dem persönlich auszusetzen."

Diese Beispiele beziehen sich auf prominente Menschen. Sie leiden unter Bühnenangst bzw. unter Ängsten, in der Öffentlichkeit aufzutreten, und damit unter einer Sonderform der sozialen Angststörung. Obwohl dieses spezielle Problem nur relativ wenige Menschen betrifft, die öffentlich auftreten, so zeigen die Beispiele dennoch, dass diese Art der Angst jeden ereilen kann. Unabhängig davon, wie kompetent sie oder er ist: Selbst wenn Tausende der Person zujubeln und viel Geld dafür bezahlen, sie zu sehen, so ist es möglich, dass der Künstler von der Angst vor der Reaktion anderer regiert wird. Gleichzeitig zeigen die Beispiele, wie stark die Symptome werden können und wie sehr sie in das Leben der Personen eingreifen.

Soziale Angst schwer erkennbar

Doch im Alltag ist es oft gar nicht so einfach zu erkennen, dass sich hinter einem Unwohlsein oder gefühlsmäßigen Schwierigkeiten in einer bestimmten Situation das Phänomen der sozialen Angst versteckt. Das können die „gemischten Gefühle" sein, wenn es darum geht, als Erster nach dem Hochzeitspaar die Tanzfläche zu betreten. Oder Herzklopfen, wenn jemand in einem Spiel, das er oder sie für albern hält, etwas vorsingen soll. Angst kann sich auch indirekt zeigen, nämlich durch Vermeiden; man hat auf etwas einfach „keine Lust". Ein Beispiel: In welchen Situationen, wenn andere sich noch zu einem zwanglosen Plausch treffen, gehen Sie dem lieber aus dem Weg und möchten Ihre Ruhe haben? Oft ist es nur ein gewisses Unwohlsein, ein unangenehmes Bauchgefühl, der Gedanke „lieber nicht!" – und doch haben diese kaum merklichen, subtilen Reaktionen zumindest gelegentlich mit sozialer Angst zu tun.

Typische Blamage-Situationen

Im Folgenden listen wir noch eine Reihe weiterer Situationen auf, die Menschen mitunter vermeiden, aus Angst, sich zu blamieren.

Beispiele für soziale Situationen, die Angst auslösen können

- Einen Vortrag halten oder etwas präsentieren
- Etwas umtauschen
- Den Vorgesetzten um etwas bitten
- Vor Zuschauern etwas singen, vortragen, auftreten
- Von anderen beobachtet werden, z. B. beim Schreiben
- Eine Prüfung ablegen
- Jemandem widersprechen
- In der Öffentlichkeit telefonieren
- Ein lauwarmes Essen zurückgehen lassen
- Jemanden um Geld bitten
- An der Kasse anstehen
- Zu spät, total verschwitzt und abgehetzt zu einer Feier erscheinen
- Vor den Arbeitskollegen vom Chef gelobt werden
- Sich bei einem Streit einklinken, um zu schlichten
- Den Nachbarn bitten, die Geburtstagsfeier doch leiser abzuhalten
- Mit der Tochter das erste Mal zum Gynäkologen gehen
- Die Kinder über Sexualität aufklären

Vom Symptom zur Diagnose

Wir vermuten, dass die allermeisten, und praktisch alle, die sich dieses Buch gekauft haben, eine oder mehrere Situationen wiedererkennen. Daraus lässt sich ableiten: Soziale Angst ist so normal, wie auch Angst es ist. Wir reden aber bisher nur von harmlosen Angst*symptomen* leichterer Natur. Wenn Sie einmal niesen, so kann das zwar ein Symptom sein, aber für sich allein genommen ist das Niesen noch keine Krankheit. Und wir alle niesen ab und an, das ist kaum weiter der Rede wert. Es wird aber dann bedeutsam und vielleicht auch behandlungsbedürftig, wenn es sich ausbreitet, mit mehreren anderen Symptomen zusammenkommt und in der Gesamtheit dann zu Einschränkungen im Leben führt. Ähnlich ist es auch mit der sozialen Angst. Eine einmal vermiedene Situation, ein heftiges Herzklopfen in einer anderen Situation – das sind nur Einzelsymptome, möglicherweise bedeutungslos. Treten die Symptome aber in besonders starker Form auf und breiten sich aus, sodass es zu Einschränkungen in der Lebensführung kommt, dann kann von sozialer Angst im engeren Sinne gesprochen werden. Dann sollte auch etwas getan werden, um sie zu reduzieren.

Diagnosestellung nur durch Fachleute

Dies wollen wir etwas genauer betrachten: Was ist es, das ein harmloses *Symptom* sozialer Angst von einem klinisch bedeutsamen *Syndrom* unterscheidet, und was ist für die Feststellung einer *Diagnose* „soziale Angststörung" außerdem zu beachten? Es beginnt mit einem Symptom: Das ist die Furcht oder Angst vor einer oder mehreren sozialen Situationen, in denen die Person von anderen Personen beurteilt werden könnte. Beispiele für Situationen, in denen genau dieses Symptom auftreten kann, haben wir oben genannt. In diesen Situationen Furcht oder Angst zu erleben, ist zunächst einmal normal, es ist ein harmloses Symptom! Damit es „klinisch bedeutsam" wird, muss es in typischer Weise mit mehreren anderen Merkmalen verbunden sein (ein Syndrom ausbilden). Das Symptom muss mit ganz bestimmten Befürchtungen verbunden sein – nämlich dass die Person sich in einer Weise verhalten könnte, die *von anderen negativ bewertet wird.* Hätte die Person eine andere Art von Befürchtung, z. B. dass andere gewalttätig werden könnten, dann würde es sich nicht um eine *soziale* Angst handeln! Ferner sollte die Angst oder Befürchtung nicht nur kurzzeitig (z. B. vor einer Situation) bestehen, sondern auch in der Situation bestehen bleiben oder regelmäßig zur Vermeidung der Situation führen. Jetzt haben wir es mit einem *Syndrom* zu tun. Damit dies tatsächlich auch als soziale Angststörung einzuschätzen ist, müssen jedoch noch weitere Kriterien erfüllt sein: Dieses Syndrom sollte nämlich nicht nur im Rahmen einer bestimmten Erkrankung, z. B. Schilddrüsenerkrankung, Hauterkrankung, oder einer anderen psychischen Störung, z. B. Depression, Substanzkonsumstörung (z. B. „Alkoholabhängigkeit") auftreten und nicht durch Medikamente verursacht sein. Es sollte außerdem so ausgeprägt sein, dass es auch zu Beeinträchtigungen für das Leben der betroffenen Person führt (siehe ◘ Abb. 1.2). Sie merken: Einzelne Symptome allein sind noch kein Grund zur Besorgnis; Sie merken auch: In die Diagnosestellung fließen umfangreiche Informationen und Einschätzungen, sie ist eine Sache für Fachleute!

Gefühle, Gedanken und Verhalten sind betroffen

Wichtig zu wissen, ist auch: Angst zeigt sich nicht nur auf der Ebene des Gefühls! Mit mehr oder weniger intensiven Gefühlen ändert sich die körperliche Aktivierung genauso wie die Gedanken und das Handeln. Denken Sie einmal daran, wie erstarrt sie sind, wenn sie erschrecken. Wie der Puls nach oben schnellt und sich Ihre Aufmerksamkeit plötzlich auf einen einzigen Punkt fokussiert! Angst bedeutet also auch Stress für Körper und Geist. Die unmittelbare Angstreaktion ist mit einer Aktivierung der physiologischen Stressachsen verbunden, die Stresshormone Adrenalin (sofort) und Cortisol (später) werden ausgeschüttet, der Körper ist in einem Alarmzustand. Gedanken und Handeln sind auf das Vermeiden der (vermeintlichen oder realen) Bedrohung ausgerichtet.

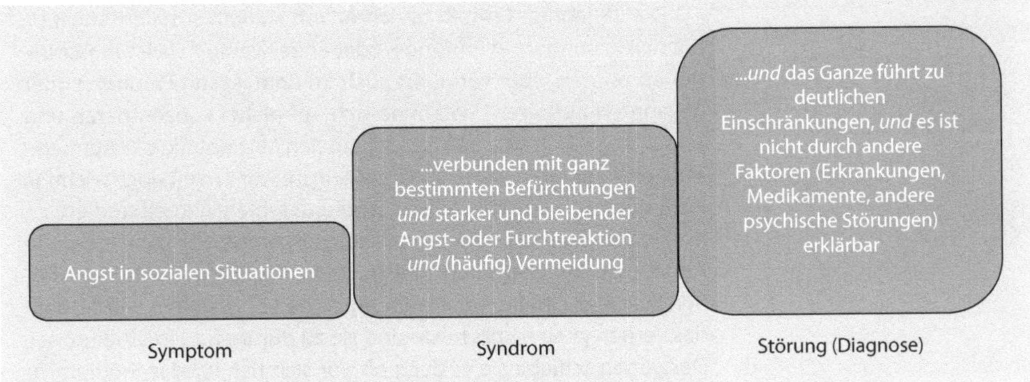

Abb. 1.2 Soziale Angst: Symptom, Syndrom, Störung

Beeinträchtigung wichtig

Wie bereits erwähnt: Diese Reaktionen sind zunächst vollkommen normal. Wenn der Alarmzustand jedoch zu häufig eintritt oder gar zum Dauerzustand wird, dann ist das oben erwähnte Kriterium der „Beeinträchtigung" erfüllt. Zu der Angst, die unmittelbar in der Situation erlebt wird, kommt die Erwartungsangst hinzu: Die Person beschäftigt sich gedanklich schon Stunden, Tage oder gar Wochen vor dem eigentlichen Ereignis mit allem, was ihr Angst bereitet. Angst hat dann ihre eigentliche Warn- und Schutzfunktion verloren und wird zu einer erheblichen Dauerstressbelastung. Dies kann sich bei jedem Einzelnen ganz unterschiedlich äußern, wie die folgenden Beispiele zeigen.

Klinische Fallbeispiele für eine soziale Angststörung

Frau A. (39 Jahre, leitende Verwaltungsangestellte) berichtet, schon in ihrer Kindheit ausgegrenzt worden zu sein und starke Ängste vor sozialen Situationen erlebt zu haben. Sie habe sich als „komisch und merkwürdig" empfunden und sei oft aufgefallen, da sie sich „nicht so verhalten habe, wie andere von ihr erwartet hätten". Seit der Pubertät habe sich die Angst drastisch verschlimmert und trete aktuell vor allem in bestimmten Situationen auf. Im Arbeitskontext habe sie keine Probleme, vor Gruppen von 30 Teilnehmern oder mehr zu sprechen, da es dabei nicht um sie selbst als Person gehe, sie sich gut vorbereiten könne und dann auch „was zu sagen habe". Wenn ihr allerdings jemand eine persönliche Frage stelle, breche sie schnellstmöglich den Kontakt ab und fliehe aus der Situation, da diese Person sonst bemerken könnte, wie „merkwürdig" sie sei. Aus Angst, etwas Persönliches gefragt zu werden, frage sie auch andere Leute nie, auch Arbeitskollegen könne sie nicht um Rat oder Unterstützung bitten. Dies belaste sie enorm, sie habe kaum Freunde oder Bekannte und stehe ständig unter Anspannung. Daher schlafe sie auch schlecht, sei ständig verspannt, müde und erschöpft.

Die 28-jährige **Frau B.** berichtet von starken sozialen Ängsten, die sich besonders in Prüfungs- oder anderweitigen Leistungssituationen zeigten, aber vermehrt auch im Kontakt mit Freunden oder Bekannten aufträten. Sie könne sich auf nichts konzentrieren und sei ständig damit beschäftigt, nicht in den Mittelpunkt der Aufmerksamkeit zu geraten. Aufgrund ihrer Ängste würden ihr noch wichtige Prüfungen zum Abschluss ihres Studiums fehlen. Aktuell studiere sie im 14. Semester und die Exmatrikulation drohe. Sie habe so große Angst, in Prüfungen durchzufallen, dass sie schon gar nicht mehr lernen könne, da ihr immer wieder durch den Kopf gehen würde, dass das Lernen ja eh nichts nütze und sie zu dumm für ein Studium sei. Deswegen schiebe sie es auch oft vor sich her, für das Studium zu lernen, obwohl sie es eigentlich müsse.

Herr C. (54 Jahre, Handwerker) kann zunächst nicht benennen, warum er sich in sozialen Situationen unwohl fühle. Er merke regelmäßig, wenn er mit Kunden oder Lieferanten persönlich spreche, dass ihm das sehr unangenehm sei. Er vermeide dies und versuche, seine Angestellten vorzuschicken und sich mehr um die organisatorischen Abläufe zu kümmern. Da er aber nur einen kleinen Betrieb habe, könne er sich dies eigentlich nicht leisten. Besonders schlimm sei es, wenn er mit einem seiner Angestellten einen Kunden besuchen müsse, da er dann als Chef besonders kompetent und selbstsicher auftreten wolle. Trotz mehrfacher Nachfrage konnte Herr C. nicht angeben, welche Befürchtung er konkret habe. In der nächsten Sitzung brachte er einige Fragebogen zur sozialen Angst ausgefüllt mit. In der Auswertung ergab sich dann, dass seine Hauptbefürchtung sei, dass seine Hände zittern könnten. Er befürchte, andere würden denken, er sei schwach oder alkoholabhängig. Schon wenn er das Gefühl habe, dass jemand ihn beobachte, merke er, wie seine Hände anfingen, „sich selbständig zu machen". Er halte das für überaus peinlich.

Die drei Beispiele unterstreichen, wie unterschiedlich sich soziale Angst äußern kann. Das Muster der einzelnen Merkmale der sozialen Angst kann sehr stark individuell variieren. Körperliche Symptome können im Vordergrund stehen (z. B. Zittern, Magenkrämpfe, Appetitlosigkeit); aber auch Gedanken („Ich kann das nicht, die anderen lachen mich aus“) oder das Angstgefühl selbst. Allein schon deshalb ist es, gerade bei beginnender oder leichter ausgeprägter Angst, durchaus *nicht* selbstverständlich, dass Betroffene die soziale Angst selbst erkennen.

Bestimmte Auslösesituationen

Mitunter ist die soziale Angst auf einzelne *spezifische Situationen* beschränkt. Nehmen wir an, jemand sei weitgehend frei von sozialen Ängsten, habe gerne Kontakt mit anderen Menschen. Stellen Sie sich vor, diese Person wäre im sozialen Geschehen in der Regel sicher und kompetent. Sie sei zum Beispiel wie ein Fisch im Wasser, wenn es darum geht, mit anderen Smalltalk zu halten, andere anzusprechen oder sich zu Wort zu melden. Trotzdem kann es einzelne Situationen geben, in denen diese Sicherheit nicht verfügbar ist. Meist sind dies Leistungssituationen: eine Prüfung ablegen, eine Rede halten, mit Autoritäten sprechen. Man spricht in diesem Fall von „spezifischer sozialer Angststörung“. Jemand, dessen Problem sich auf eine solche einzelne Situation beschränkt, kann trotzdem durch die damit verbundenen Einschränkungen in seiner persönlichen oder beruflichen Entwicklung ernsthaft blockiert sein.

Ein weiterer Punkt, der gegen eine „Selbstdiagnose“ spricht: Es fällt leicht, die soziale Angst vor sich selbst zu verbergen. Man kann zahlreiche Erklärungen dafür finden, dass man vermeintlich „keine Lust“ hat, sich mit den anderen nach der beruflichen Tätigkeit noch ein wenig zu unterhalten. Die anderen scheinen vielleicht nicht interessant genug. Dinge, die man vielleicht zu Hause zu tun hat, erscheinen plötzlich recht dringlich … Der Selbsttest ist somit nur ein Anhaltspunkt, eine hinreichend sichere Bewertung einzelner Symptome oder gar eine Diagnosestellung sind nur im Kontakt mit einem Experten möglich. (Wie Sie diese finden, ist im Anhang erläutert.) In manchen Fällen kann soziale Angst auch Ausdruck einer anderen psychischen Störung sein. Die dann nötige diagnostische Entscheidung kann nur ein Psychotherapeut oder Psychiater mit hinreichender Sicherheit treffen.

Angst von außen nicht eindeutig beurteilbar

Wie ist es mit dem Erkennen der Angst bei anderen Menschen? Ist die soziale Angst bei anderen leicht zu bemerken? Keinesfalls! Oder hätten Sie es bei den oben erwähnten Prominenten aufgrund Ihrer Beobachtungen sagen können, dass – trotz glamouröser Auftritte – Angst im Spiel ist? Menschen haben zwar mehr oder weniger die Tendenz, sich zu erklären, was wohl im anderen gerade vorgeht. Sicherlich gibt es Umstände, in denen mit etwas Beobachtungsgabe zu erkennen ist, dass jemand gerade Angst haben *könnte*. Das können potenziell sichtbare Zeichen der Angst sein, wie etwa das Zittern in bestimmten Situationen, das Rotwerden oder das Auftreten von roten Flecken im Halsbereich oder das Schwitzen. Eindeutig sind diese Signale aber nicht, denn es gibt für diese Phänomene auch andere Erklärungen: Es ist sehr warm im Raum, jemand hat eine allergische Reaktion und Hautrötungen, jemand hat vorher intensiv Sport getrieben, und die Muskeln zittern noch vom Krafttraining. Kurzum: Angst ist ein *subjektives* Gefühl, und man kann höchstens *erschließen*, dass jemand in einem gegebenen Moment soziale Angst erlebt. Zudem gilt: Wenn Menschen nicht wollen, dass etwas sichtbar wird, dann sind sie in der Regel in der Lage, dieses zu verbergen. Der Aufwand, den sie betreiben, um von ihrem Leiden abzulenken oder es zu verschleiern, trägt jedoch nicht selten zu ihrer Belastung bei. Darauf werden wir in ► Abschn. 3.6 noch ausführlich zurückkommen. Außerdem gilt eine Regel, die aus der Sicht vieler Betroffenen zunächst kaum glaublich erscheint: Die soziale Angst eines anderen zu beobachten oder sich mit ihr zu beschäftigen, ist höchst *uninteressant*, solange man nicht selbst betroffen ist!

Einzelne Symptome kennt fast jeder

Fassen wir zusammen: Soziale Angst ist ein verbreitetes Phänomen. Menschen haben Angst, gekränkt zu werden, sie haben Angst, ausgelacht zu werden, sie haben Angst, im Mittelpunkt zu stehen. Das ist jeweils ein normales Phänomen, ein alltägliches Gefühl. Einzelne Symptome der sozialen Angst wird vermutlich jeder Mensch mehr oder weniger kennen. Schließlich kann man nicht alles können, und es ist manch einem peinlich, irgendetwas vorzuzeigen, was man selbst als Schwäche erlebt. Von sozialer Angst im klinisch relevanten Sinn sprechen wir erst dann, wenn die Symptome sehr ausgeprägt sind, wenn viele dieser Symptome bestehen, sie sich auf viele Lebensbereiche ausdehnen oder in einem Lebensbereich besonders einschneidend sind und wenn die damit verbunden Einschränkungen tatsächlich für das Leben des Menschen ernsthafte Nachteile haben.

1.1 Formen sozialer Angst

Wann die soziale Angst kommt: in Leistungssituationen oder solchen, bei denen man mit anderen in Kontakt tritt

Es gibt sehr viele verschiedenartige soziale Situationen, und damit gibt es auch viele verschiedene Formen sozialer Angst. Um sich hier grob orientieren zu können, ist die wichtigste Unterscheidung diejenige zwischen „Leistungssituationen" und „Interaktionssituationen". „Leistung" ist in diesem Zusammenhang in einem erweiterten Sinne zu verstehen. Mit Leistungssituationen sind jene gemeint, in denen eine Person von anderen beobachtet wird, während sie irgendeine Tätigkeit ausführt (sprechen, telefonieren, essen, trinken etc.). Wir werden in diesem Kapitel etliche Beispiele dafür geben. Die zweite Form von sozialer Angst bezieht sich auf Interaktionssituationen, also solche, in denen es um persönlichen Kontakt oder auch Intimität geht. Viele Menschen, die Probleme mit sozialer Angst haben, erleben Probleme in beiden Situationsklassen, aber oft gibt es einen Schwerpunkt entweder im Leistungsbereich oder im Kontaktbereich.

■ Leistungssituationen

Eine Situation, die fast alle Menschen zumindest unangenehm finden und in der die meisten Menschen Angstreaktionen erleben, sind Prüfungssituationen (Prüfungsangst). Fast jeder kennt die Angst, bewertet zu werden. Unabhängig davon, wie gut eine Person vorbereitet ist, gilt: Sie kann nicht wissen, was gefragt wird; ihre Antworten können mehr oder weniger gut gelingen; die Antworten müssen in der Regel improvisiert werden – ein gute Kontrolle über die Situation ist (oder scheint) nicht möglich. Eine weitere typische Angstsituation ist für die allermeisten Menschen, vor einer Gruppe sprechen zu müssen oder einen Vortrag zu halten. Auch hier muss man sich vor anderen exponieren, und man hat keine Sicherheit darüber, wie der eigene Beitrag ankommt. Diese Angst ist sehr verbreitet, und dieses Symptom allein gibt deshalb noch keine Auskunft darüber, ob es sich um eine klinisch-relevante Form der sozialen Angst handelt.

Beobachtet werden

Für die Menschen, die mit sozialer Angst zu kämpfen haben, werden aber nicht nur diese beiden erwähnten „klassischen Situationen" zu einer Leistungssituation. Situationen, die nicht von sozialer Angst betroffene Menschen als vollkommen nebensächlich empfinden, werden als Leistungssituationen wahrgenommen. So etwa in der Öffentlichkeit zu telefonieren (z. B. unter Beobachtung von Arbeitskollegen). Oder in der Öffentlichkeit zu essen oder zu trinken. Mit anderen Worten: alle möglichen Dinge, bei denen etwas, das andere können, der Person nicht gelingen könnte. So wird einer Tätigkeit als „Leistungssituation" empfunden, die von anderen gar nicht als solche wahrgenommen wird. Zwar sind derartige Probleme weitaus seltener als die Angst vor Vorträgen oder Prüfungen, ihre Auswirkungen sind aber oft sehr einschränkend. Wie soll jemand zu beruflichem Erfolg kommen, wenn er nicht vor anderen telefonieren kann? Wie kann jemand seine sozialen Kontakte pflegen, ohne mit anderen gemeinsam essen zu können?

Fallbeispiel

Herr N. (52 Jahre, Kommunalpolitiker) ist freundlich, offen, kommunikativ und lebt in einer glücklichen Beziehung. Als Vorsitzender des Bezirksvereins seiner Partei hat Herr N. aber ein für ihn äußerst belastendes Problem, von dem er noch nie irgendwo gehört oder gelesen hat: Er befürchtet, dass andere bemerken könnten, dass er zittert, wenn er ein Glas oder eine Tasse zum Mund führt, und deshalb denken könnten, er habe ein Alkoholproblem oder sei „überfordert". Da er gerne mit anderen Menschen zu tun hat, seinen Beruf liebt und sich seinen Aufgaben auch gewachsen fühlt, ist dieses einzelne Symptom umso störender. Anfangs hat er versucht, auf den Empfängen, Arbeitstreffen und Versammlungen, auf denen er praktisch täglich zu tun hat, gar nichts zu trinken. Darauf wurde er aber immer wieder angesprochen, was ihm ebenfalls peinlich war, da er eben nicht unangenehm auffallen oder inkompetent wirken wollte. Inzwischen ist jedes einzelne Treffen für ihn eine Tortur, seine Gedanken sind fast vollständig darauf ausgerichtet, dass niemand sein Zittern beim Trinken bemerken könnte. In der Therapiestunde soll Herr N. vormachen, wie er trinkt: Damit er nicht zittert, fasst er die Tasse mit beiden Händen an, er stützt sich mit beiden Ellbogen auf dem Tisch ab und kommt mit dem Mund der Tasse entgegen. Die Muskeln sind angespannt, um dem möglichen Zittern entgegenzuwirken. Das sieht zumindest ungewöhnlich und merkwürdig aus. Der Eindruck, den Herr N. vermitteln will (alles ganz normal, es gibt kein Problem), entsteht durch seine Bemühungen, das Problem in den Griff zu bekommen, gerade nicht.

▪ Interaktionssituationen

Attraktive Person ansprechen

Ein verbreitetes Problem ist es, das Gespräch gegenüber Fremden zu eröffnen. Zwar hätten viele Menschen sicherlich kein Problem, einen Fremden anzusprechen und ihn nach der Uhrzeit zu fragen oder nach Wechselgeld. Hier geht es um eine kurze, begrenzte Interaktion, in der beide Seiten so gut wie nichts Persönliches preisgeben. Aber selbst in Bezug auf solche, recht harmlosen Situationen kann die Angst äußerst groß werden, geradezu unüberwindlich erscheinen. Die Person wird es zu vermeiden versuchen, andere anzusprechen, sie wird es aufschieben oder nach anderen Lösungen suchen. Dieses Problem, andere anzusprechen, die man nicht kennt, erfährt oft noch eine Steigerung, wenn es darum geht, Personen des anderen Geschlechts anzusprechen. Gerade bei der Partnersuche leiden Menschen mit sozialer Angststörung häufig, weil die Voraussetzung dafür, einen Partner kennenzulernen, ist, ihn zunächst anzusprechen, oder wenn ein Gespräch entstanden ist, es auch fortführen zu können. Persönlicher Kontakt ist aber auch nötig, wenn ein Arztbesuch ansteht oder ein persönliches Gespräch mit dem Chef oder ein Problem in Bezug auf irgendeine Behörde entstanden ist. Immer dann geht es darum, Eins-zu-Eins-Gesprächssituationen herzustellen und zu meistern. Diese Form von sozialer Angst bezieht sich also auf den persönlichen Kontakt mit anderen Menschen. Übrigens ist dieses Angstproblem nicht nur auf den Kontakt mit Fremden beschränkt. Viele sehen selbst dem Zusammensein mit bestimmten Familienmitgliedern mit ausgeprägten Angstgefühlen entgegen und versuchen solchen Treffen auszuweichen, wann immer möglich.

Fallbeispiel

Herr P. (35 Jahre, Heizungsmonteur) klagt über eine tiefe Niedergeschlagenheit und mangelnde soziale Kontakte. Er habe keine Frau oder Freundin. Seit der Schulzeit habe er auch keine engen, verlässlichen Freunde mehr. Wenn er während seiner Arbeitstätigkeit von Auftraggebern ins Gespräch gezogen werde, während er zum Beispiel etwas montiere, sei das für ihn mehr als unangenehm und er sei stets heilfroh, wenn diese Gespräche vorüber seien. Befragt, was ihm vermutlich am besten helfen würde, um seine Niedergeschlagenheit loszuwerden, antwortet er, eine Frau zu haben wäre sein großer Traum, aber es sei zugleich seine größte Angst, mit Frauen in Kontakt treten zu müssen. Schon bei dem Gedanken daran bekomme er direkt Magenschmerzen.

▪ Sonderformen sozialer Angst

Bühnenangst und Paruresis

Es gibt daneben auch spezielle Formen sozialer Angst, die sich auf ganz bestimmte Situationen oder Reaktionen beziehen. Eine die-

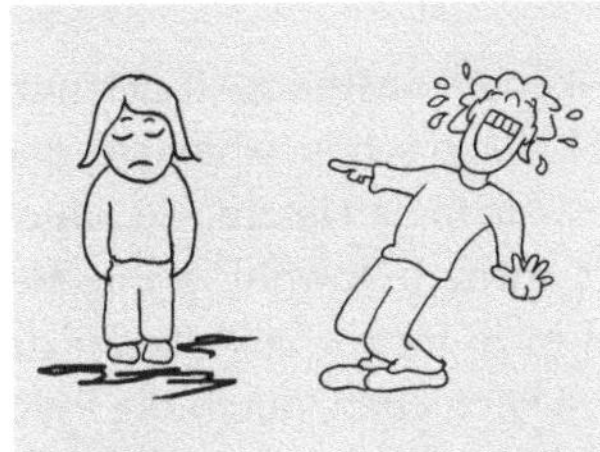

Abb. 1.3 Ausgelacht zu werden, hat niemand gern. Für manche gehört es sogar zu den schlimmsten persönlichen Befürchtungen. Forscher wie Willibald Ruch oder Rene Proyer von der Universität Zürich haben das Phänomen der sogenannten Gelotophobie (= Angst vor dem Ausgelachtwerden) in den letzten Jahren intensiv erforscht (Mit freundlicher Genehmigung von Sabine Schmitt)

ser Sonderformen ist die oben bereits erwähnte **Auftritts- oder Bühnenangst**. Dabei geht die Angst über ein Maß hinaus, das man noch als Lampenfieber bezeichnen könnte. Ein anderer Sonderfall ist die sogenannte **Paruresis**, die Schwierigkeit, öffentliche Toiletten zu benutzen, insbesondere zu urinieren. Diese und andere spezielle Formen der sozialen Angst sind für alle wenig relevant, die die entsprechenden Situationen vermeiden können. Manche können dies aber aus beruflichen Gründen nicht, z. B. Orchestermusiker oder Menschen, bei denen der Arbeitsablauf nur genau festgelegte Toilettenzeiten erlaubt.

Angst vor Abwertung

Im Kern geht es in diesen Situationen immer darum, dass andere auf die handelnde Person herabsehen könnten und sie abwerten oder ausgrenzen. Dies sind die gedanklichen Befürchtungen, die gewissermaßen „hinter" den sozialen Ängsten stehen.

Ausgelacht werden

Nicht immer ist dabei überhaupt klar, was man eigentlich zu befürchten hat. Das Unangenehme der Situation scheint für sich selbst zu sprechen! Ein gutes Beispiel hierfür ist die **Gelotophobie**, die Angst vor dem Ausgelachtwerden (siehe Abb. 1.3). Hier geht es nicht nur darum, dass etwas vermeintlich Peinliches passieren würde und die anderen dies insgeheim lächerlich fänden. Nein – das Auslachen macht es für alle anderen sichtbar und vor allem hörbar, dass jemand ins Fettnäpfchen getreten ist. Eine Horrorvorstellung für viele!

Soziale Angst = individuell verschieden

All diese Formen der sozialen Angst können mehr oder weniger stark ausgeprägt sein, sie können viele oder nur wenige Lebensbereiche und -situationen erfassen (mehr oder weniger „generalisiert sein"). Daraus folgt, dass es auch *den typischen Patienten mit sozialer Angst nicht gibt*. Das Problem kann in sehr vielen verschiedenen Formen auftreten, und deswegen ist es auch für Fachleute nicht immer leicht zu erkennen.

Fallbeispiel

Frau L. (35 Jahre, Krankenschwester) stellt sich mit starken Depressionssymptomen vor. Sie habe schon zahlreiche depressive Episoden hinter sich und sei deshalb in den letzten 20 Jahren mehrfach in der Psychiatrie behandelt worden. Obwohl sie ihre Medikamente regelmäßig einnehme, sei es in letzter Zeit wieder deutlich schlimmer geworden. Sie möchte versuchen, durch die Psychotherapie einen erneuten Klinikaufenthalt zu vermeiden. In der Diagnostikphase der Therapie wird bei Frau M. erstmals eine soziale Angststörung festgestellt. In der Krankheitsvorgeschichte wird zudem deutlich, dass die sozialen Ängste schon in der Schulzeit bestanden und mit großen Einschränkungen einhergingen. Frau M. hatte als Erwachsene nie eine richtige Freundin, hatte immer Probleme, mit anderen Menschen Kontakte einzugehen und nahezu ständig große Angst, von ihren Vorgesetzten kritisiert oder sogar bloßgestellt zu werden. Diese dauernden schweren Belastungen und Einschränkungen stellten sich als zentraler Risikofaktor für die wiederholten depressiven Episoden bei Frau L. heraus. Mit anderen Worten: Die Behandlung der Depressionen von Frau L. konnte nicht dauerhaft erfolgreich sein, solange die weiterbestehende soziale Angststörung nicht ebenfalls gründlich und erfolgreich behandelt wurde. Dieses Beispiel zeigt, dass in manchen Fällen die soziale Angst erst durch die Folgewirkungen erkennbar wird. In diesem Fall waren es Depressionen, in anderen können es Alkoholprobleme oder schwere persönliche Krisen sein. Die soziale Angst selbst wird aber nicht selten übersehen oder mit einer harmlosen Schüchternheit verwechselt.

Soziale Angst muss sich nicht immer in erster Linie über die Angstgefühle äußern. Relativ viele Menschen erleben in den oben geschilderten sozialen Situationen gar nicht in erster Linie Angst, sondern sie erleben körperliche Symptome, die sie als peinlich oder blamabel empfinden. Hierbei geht es um Symptome wie Erröten, Schwitzen und Zittern. Das wollen wir im folgenden Kapitel näher beleuchten.

1.2 Angst vor sichtbaren Symptomen

Wir haben unterschieden, ob soziale Angst in mehr oder weniger anonymen „Leistungssituationen“ oder in Situationen mit persönlichem Kontakt auftritt. An den Beispielen wurde bereits deutlich, dass es in manchen Fällen allein darum geht, dass man etwas Peinliches sagen *könnte, vielleicht* in ein Fettnäpfchen treten oder anderweitig in der sozialen Kommunikation *potenziell* kein vorteilhaftes Bild abgeben würde. Davon ist aber in aller Regel nichts unmittelbar sichtbar: Die Angst besteht allein in negativen Erwartungen und Gedankenschleifen.

Körpersymptome als Zeichen von Inkompetenz?

In anderen Fällen (siehe das obige Beispiel von Herrn N.) geht es für die Betroffenen aber um potenziell oder tatsächlich sichtbare Symptome der sozialen Angst: um Zittern, Schwitzen oder Erröten. Dabei muss das Angstgefühl nicht einmal im Vordergrund stehen, vielmehr stört es die Betroffenen vor allem, dass andere (anscheinend) vollkommen sicher sind und eben keine Anzeichen von Erröten, Schwitzen oder Zittern zeigen – während sie selbst zumindest meinen, ihre Symptome seien für andere nicht nur wahrnehmbar, sondern geradezu offensichtlich! Warum muss gerade ich immer diese roten Flecken am Hals haben, wenn ich aufgeregt bin? Was könnten andere von mir denken?

Alle Menschen erröten

Das Erröten war in früheren Zeiten vor dem Hintergrund historischer sozialer Normen und heute überkommener Formen sozialer Etikette derjenige Aspekt der sozialen Angst, der am meisten mit Leiden und Beeinträchtigung verbunden war. Obwohl das Ausmaß der Beeinträchtigung durch das Erröten also mit spezifischen kulturellen Normen zu tun haben dürfte, so ist das Erröten selbst kulturunabhängig: Prinzipiell können alle Menschen erröten. Die Sichtbarkeit des Errötens allerdings hängt von Hautfarbe, Teint und Lage der Gesichtsadern unter der Hautoberfläche ab. Betroffene *sehen* allerdings nicht, dass sie erröten, sondern bemerken lediglich, dass es ihnen im Gesichts- und Halsbereich oder an den Ohren warm wird – erst daraus schließen sie, dass sie erröten. Der initiale Bluteinschuss ins Gesicht, der die Person erröten lässt, ist kaum wahrzunehmen. Die Schlussfolgerung von „Mein Gesicht ist warm" zu „Ich bin rot" wird folglich erst durch soziale Lernprozesse (Rückmeldung von anderen) vermittelt. Erröten kann je nach Kontext mit verschiedenen Emotionen wie Peinlichkeit, Schuld, Scham, Stolz, Freude, Bescheidenheit, Schüchternheit oder Ärger einhergehen. Als einzige universelle Begleiterscheinung gilt Befangenheit (self-consciousness), also das Gegenteil von Unbefangenheit: das Gefühl, sich locker und unverstellt geben zu können, ohne darüber nachdenken zu müssen, ist weg. Die eben genannten Emotionen gelten gleichzeitig auch als Auslöser des Errötens. Sobald sie wahrgenommen werden, „heizen" sie den Teufelskreislauf „Erröten = peinlich = Erröten" also weiter an. Andere typische Auslöser des Errötens sind: im Zentrum der Aufmerksamkeit stehen, ungewollt Aufmerksamkeit bekommen und das Sprechen über persönliche oder intime Themen.

Erröten = unkontrollierbar

Die physiologischen Mechanismen, die dem Erröten zugrunde liegen, sind bisher nicht abschließend geklärt. Erröten könnte eher durch sympathische oder eher durch parasympathische Aktivierung entstehen, Dichte und Verteilung von α- und β-Rezeptoren in den Gesichtsadern könnten eine entscheidende Rolle spielen – so oder so gilt: Erröten ist vollkommen normal, nur kann man sich nicht aussuchen, ob und wann man wie stark errötet. Und genau dies ist ein „Riesenproblem" für all jene, die einen besonders guten, am besten „makellosen" Eindruck hinterlassen möchten!

Fallbeispiel

Frau D. (41 Jahre alt, geschieden, in fester Partnerschaft, Realschulabschluss, Büroangestellte) leidet seit ihrem 15. Lebensjahr unter der Angst zu erröten. Sie habe damals beim Einkaufen an der Kasse angestanden und sei von einem jungen Mann angesprochen worden. Eine ältere Dame habe mitleidig herübergelächelt und etwas vor sich hingemurmelt, von dem sie nur „rot" verstanden habe. Daraufhin habe sie bemerkt, dass sich ihr Gesicht sehr heiß angefühlt und ihr Dekolleté stark gekribbelt habe. Nach diesem Ereignis habe sie festgestellt, dass sie häufiger erröte. Sie habe begonnen, Make-up, hochgeschlossene Kleidung sowie Tücher oder Schals zu tragen, ohne die sie das Haus bis heute nur ungern verlasse. Sie habe vermehrt begonnen, in Gesellschaft Rotwein zu trinken, weil es nach Rotweinkonsum „normal" erscheine, rot zu sein. Vor wichtigen Gesprächen nehme sie gelegentlich Beruhigungsmittel ein. Sie denke morgens bereits darüber nach, welche Maßnahmen sie treffen müsse, um den Tag gut zu überstehen. Diese „ewigen Planereien" empfinde sie als sehr belastend, zumal sie oft das Gefühl habe, das Erröten bestimme ihr Leben.

Ähnliches gilt für Zittern und Schwitzen in sozialen Situationen. Für manche Betroffene entsteht eine Art Teufelskreislauf: Je ängstlicher sie sind, desto mehr werden sie schwitzen (oder sind in Gefahr zu zittern). Je mehr sie schwitzen, desto ängstlicher werden sie im Hinblick darauf, dass andere das Schwitzen entdecken könnten.

Zittern

Zittern ist ein Symptom, das für den Betroffenen sehr beeinträchtigend werden kann. Es geht bei der Angst vor dem Zittern meistens darum, dass in Situationen, in denen getrunken oder gegessen wird, das Zittern anderen auffallen könnte. Zittern könnte auch dann ein Problem sein, wenn jemand gezwungen ist, in seinem Beruf zum Beispiel den Laser-Pointer regelmäßig einzusetzen oder an die Tafel zu schreiben. Warum manche stärker diese Reaktionen zeigen und andere weniger, ist nicht abschließend geklärt.

Schwitzen als Symptom

Ein eindrucksvolles literarisches Beispiel für die Angst vor dem Schwitzen in der Öffentlichkeit stammt aus dem Romanfragment „Der bleiche König" von David Foster Wallace (S. 112): „Es passierte nur in der Öffentlichkeit, wenn er unter Menschen war, in überfüllten Reihen saß oder an einem lichtüberfluteten Tisch, wo man seinen neuen roten Weihnachtspulli tragen musste und [...] die Chance groß war, dass sie schon die ersten Stecknadelköpfchen Schweiß auf seiner Stirn und oberen Gesichtshälfte mitbekamen [...]. Im Grunde konnte es überall passieren, wo er nicht weggehen konnte, ohne aufzufallen. Sich in der Klasse zu melden und darum zu bitten, mal austreten zu dürfen, während sich alle nach ihm umsahen – allein der Gedanke versetzte ihn in Angst und Schrecken. Er verstand selbst nicht, warum er solche Angst davor hatte, dass die Leute sein Schwitzen sehen und schräg oder krass finden könnten. Wen juckte es denn, was die Leute dachten? Das sagte er sich immer wieder; er wusste, dass es stimmte."

Bisher haben wir die Frage erörtert, warum manche Menschen mehr erröten, zittern oder schwitzen als andere und warum ihnen das unangenehm, in manchen Fällen sogar unerträglich, werden kann. Dabei sind die Symptome, wie wir noch sehen werden, für andere entweder gar nicht wahrnehmbar, oder spielen für diese keine Rolle. Wie ist es aber bei denjenigen, die Merkmale in ihrem Gesicht oder ihrem Erscheinungsbild aufweisen, die von den meisten als unattraktiv oder unangenehm empfunden werden; vielleicht sogar in extremer Weise? Wie fühlt sich jemand, dessen Gesicht durch schwere Akne entstellt ist oder der mit einer ein- oder beidseitigen Lippen-Kiefer-Gaumen-Spalte geboren wurde? Bemerkt er die Blicke der anderen – und gibt es überhaupt mehr Blicke der anderen?

Schönheitsfehler

Tatsächlich ist in etlichen Studien gezeigt worden, dass Patienten mit Hautkrankheiten, also z. B. Psoriasis, Akne oder Neurodermitis, häufiger unter sozialen Ängsten leiden als andere Menschen. Für Menschen mit Lippen-Kiefer-Gaumen-Spalte ist ebenfalls nachgewiesen, dass ihr Aussehen es mitbeeinflusst, wie sie sich in sozialen Situationen fühlen und verhalten. Zirka Dreiviertel dieser Menschen gaben an, dass ihre Lippen-Kiefer-Gaumen-Spalte einen Einfluss in sozialen Situationen hat. Untersuchungen zeigen auch, dass Menschen mit Narben im Gesicht als weniger selbstsicher, als weniger gesellig und attraktiv eingeschätzt wurden. Sie wurden außerdem auch als unehrlicher eingeschätzt. Man merkt an diesen Befunden, wie ungerecht Menschen sein können. Es ist ein gesicherter Befund aus der Grundlagenforschung – der sogenannte HALO-Effekt –, dass ein einzelnes Merkmal, welches als hervorstechend wahrgenommen wird, die anderen Merkmale eines Menschen überstrahlen kann. Der gezeigte Befund ist ein gutes Beispiel dafür. Was hat das zum Beispiel mit menschlichen Werten – wie etwa Ehrlichkeit oder Verlässlichkeit – zu tun, oder mit Können und Wissen, wenn jemand Narben im Gesicht hat? Dennoch ist es ein typisches menschliches Denkmuster, mit dem diese Menschen klarzukommen haben: Sie werden negativer und ungerechter beurteilt als andere, weil sie ein Merkmal im Gesicht tragen, für das sie nichts können.

Selbstbewusst mit Schönheitsfehler

Es ist aber auch interessant zu bemerken, dass es viele Menschen gibt, die Gesichtsanomalien oder Hauterkrankungen haben und die trotzdem *nicht* unter diesen Merkmalen leiden – zumindest nicht, was ihre soziale Ängstlichkeit anbelangt. So zeigt eine Studie an Jugendlichen und jungen Erwachsenen, die eine Krebsbehandlung hinter sich hatten, dass aufgrund des veränderten Aussehens nur eine Untergruppe soziale Befürchtungen entwickelte. Diese Untergruppe bestand aus den Menschen, die ein sogenanntes negatives Körperbild hatten, die also schon *vor* der Krebserkrankung unzufrieden mit ihrem Aussehen und ihrem Körper waren. Auch bei Psoriasis (Schuppenflechte) wurde gezeigt, dass das Erkrankungsbild, also das äußere Aussehen, die Lebensqualität nur dann negativ beeinträchtigt, wenn unabhängig von der Hauterkrankung eine hohe soziale Ängstlichkeit gegeben ist. Es gibt also auch Menschen, die keine oder nur eine geringe soziale Ängstlichkeit haben, wenn sie von Hautkrankheiten wie Psoriasis oder sichtbaren Entstellungen betroffen sind.

Die Menschen, die es trotz körperlicher Entstellung schaffen, sich sozial sicher zu fühlen, sind für die zukünftige Forschung eine wichtige und interessante Gruppe. Von ihnen kann man lernen, wie man selbstbewusst sein kann, auch wenn man nicht so „perfekt" aussieht wie andere. Erneut lässt sich ableiten: Die Angst vor der Reaktion anderer lässt sich nicht oder kaum durch unsere objektiven Eigenschaften oder das objektive Können erklären. Diejenigen Symptome, die für sichtbar *gehalten* werden (Erröten, Schwitzen, Zittern), spielen für das Gegenüber meist eine viel geringere Rolle, als der Betroffene denkt. Umgekehrt: Wirklich *offensichtliche* Makel oder Schönheitsfehler führen in vielen Fällen *nicht* zur sozialen Angststörung. Die Frage, welche anderen Faktoren es dann sind, die das Problem erklären, beantworten wir in ► Kap. 2.

1.3 Soziale Angst gab es schon immer

Soziale Angst in historischen Beschreibungen

Schon in der Antike lassen sich Beschreibungen sozial ängstlicher Menschen finden. So beschrieb Hippokrates einen Mann, der jeden Kontakt vermied, aus Angst, schlecht behandelt zu werden, sich zu blamieren oder in seinen Gebärden oder durch sein Reden aus dem Rahmen zu fallen. Um die Jahrhundertwende vom 19. zum 20. Jahrhundert beschrieb die psychiatrische Fachliteratur gravierende Probleme mit der Errötungsangst. So wird zum Beispiel ein Medizinstudent geschildert, der aufgrund seiner Angst vor dem Rotwerden soziale Kontakte vermied und sich obsessiv mit dem Rotwerden beschäftigte; der junge Mann wurde depressiv und erschoss sich. Das Störungsbild der sozialen Phobie wurde 1903 vom französischen Psychiater Janet beschrieben. Wie erwähnt, beschäftigten sich die Forscher aber in dieser Zeit, in der es sicherlich deutlich mehr auf soziale Etikette ankam als heute, vorrangig mit dem Problem des Errötens. Deutsche Psychiater prägten später den Begriff der Kontaktneurose. 1966 prägten die englischen Forscher Marks und Gelder eine Definition der sozialen Angststörung, die dem heutigen Verständnis entspricht. Und erst seit 1980 wird sie in etwa in der Form diagnostiziert, die auch heute noch gilt.

Auch die Anthropologie hat sich für die Aspekte der sozialen Angst, des Errötens und der Scham interessiert. Schon Charles Darwin beschäftigt sich in seiner Abhandlung „The expression of the emotions in men and animals“ mit dem Phänomen des Rotwerdens. Er bezeichnet das Rotwerden als die am meisten besondere und am meisten menschliche aller Ausdrucksformen.

Soziale Angst als evolutionärer Vorteil

Das führt zu der Frage, ob soziale Angst nicht auch einen evolutionären Vorteil haben könnte, angesichts dessen, dass sie so weit verbreitet ist und dass sie bis in die früheste Vergangenheit der Menschen zurückverfolgt werden kann. Evolutionär gesehen, dienen klare Signale der sozialen Angst dazu, Hierarchien zu etablieren und zu unterstreichen. Zum Beispiel weiß man, dass bei Pavianen untergeordnete Affen das ranghöchste Tier nicht direkt anschauen. Die Unterwürfigkeit im Kontakt mit (aggressiven) anderen kann also evolutionär eine sinnvolle Strategie sein. Gerade in Gruppenhierarchien ist es wichtig, auch als unterlegenes Gruppenmitglied in der Gruppe zu bleiben. Dann kann dieses unterlegene Gruppenmitglied von den Ressourcen der Gruppe weiterhin profitieren und sich trotz seiner Unterlegenheit fortpflanzen. Es sichert sich also mit den Zeichen der sozialen Angst einen klaren Überlebensvorteil. Beim Menschen kann man darüber spekulieren, dass Unterwerfungsgesten wie etwa das Erröten oder ein gesenkter Blick negativen Reaktionen durch andere vorbeugen. Sie vermeiden Konflikte. Das kann durchaus als funktionales, kraftsparendes und sicherheitsstiftendes Verhalten betrachtet werden.

Rotwerden besser als mündliche Entschuldigung

Insgesamt kann man davon ausgehen, dass viele soziale Verhaltensweisen bereits schon sehr früh gelernt werden, da sie für das Funktionieren sozialer Gemeinschaften von großer Bedeutung sind. Soziale Gemeinschaften sind heute aber natürlich nicht mehr die dem Tierreich vergleichbaren sozialen Hierarchien in der Horde, sondern es geht um das Funktionieren sozialer Gemeinschaften wie etwa Firmen, Vereine oder familiäre Verbünde. Eine Studie holländischer Forscher zeigt, dass Symptome der sozialen Angst, hier des Errötens, für die Integration von Menschen in die menschliche Gemeinschaft sogar von Vorteil sein können. Personen, die einen Regelverstoß begangen hatten (z. B. sich vorzudrängen) oder denen ein Malheur passiert war (z. B. den Kaffee auf jemand anderes zu schütten), wurden vom Betrachter als sympathischer empfunden, wenn sie auf einem Foto dieser Situation mit rotem Gesicht gezeigt wurden. Das Rotwerden dient also offensichtlich dazu, andere zu besänftigen. Die Interpretation dazu lautet, dass das Erröten – da es unkontrollierbar ist – für andere ein deutliches Signal darstellt, dass jemand seinen Fehltritt bedauert. Es ist als automatische Reaktion sogar überzeugender als eine verbale Entschuldigung, da man mit der Sprache auch lügen kann, und es belegt deutlicher, dass die Person in der Zukunft von diesem Verhalten wahrscheinlich Abstand nehmen wird.

Spott als Erziehungsmaßnahme in früheren Zeiten

Es ist bekannt, dass Beschämung zur Regulation des sozialen Miteinanders in historischen Gesellschaften Europas eingesetzt wurde. In der Kinder- und Jugenderziehung vom Mittelalter bis ins 19. Jahrhundert wurde Beschämung zur Herstellung von Konformität und zur Durchsetzung unterschiedlicher Erziehungsziele eingesetzt. Schon ca. 400 n. Chr. strafte der Statthalter Eutropius Diebe angeblich durch Züchtigung mit einer Rute und setzte ihnen zugleich eine Eselsmaske auf, um den Täter dem Spott der Zuschauer preiszugeben. Anknüpfend daran gab es im Mittelalter beschämende Schulstrafen, z. B. das Aufsetzen einer Eselsmaske bzw. eines Eselshuts, wobei der Esel als Inkarnation des dummen und faulen Tieres galt. Der Schüler setzt sich damit dem Gespött der Mitschüler und der Lehrer aus. Der pädagogische Hintergrund ist die Besserungsabsicht. Scham wird damit als Signal für eine Verhaltensänderung genutzt.

Soziale Angst ist also ein für soziale Systeme typisches Phänomen. Sie ist auf das Engste mit der Integration in soziale Gemeinschaften verbunden. Dass soziale Angst aber auch so ausgeprägt sein kann, dass sie als psychische Störung aufzufassen ist und zu gravierenden Einschränkungen führen kann, wurde nach den frühen Definitionsversuchen von Pierre Janet und nach der Konzentration auf das Thema des Errötens (um die vorletzte Jahrhundertwende herum) lange vernachlässigt. Durch das Standardwerk von Isaac Marks zu den Angststörungen (1966) und noch stärker durch die Entwicklung von weltweiten Vereinbarungen zur Diagnostik psychischer Störungen (1980) wurde das Problem zunehmend stärker erkannt, erforscht und – vor allem – aufgrund deutlich intensivierter Forschungsbemühungen besser verstanden.

1.4 Soziale Angst gibt es in (fast) jedem Lebensalter

Erst im Alter von acht Jahren können Kinder negative soziale Erfahrungen gedanklich vorwegnehmen

Es ist eine besondere Freude, Kindern zuzusehen, wenn sie aufeinander zugehen. Kinder blicken sich in die Augen und drücken sehr unbefangen aus, was sie vom anderen wollen oder erwarten. Es geht darum, zusammen zu spielen oder herumzutollen. Wenn sie irgendetwas nicht wollen, haben Kinder auch meistens kein Problem, das zum Ausdruck zu bringen. Das zurückgewiesene Kind geht dann meistens irgendwo anders hin, es gibt noch genügend andere Kinder. So geht der Reigen immer weiter, und meistens haben alle oder fast alle ihren Spaß. Kleinere Kinder scheinen nicht zu zählen, wer mehr Zuwendung bekommt oder weniger. Zwar kann es durchaus passieren, dass sie irgendwann gekränkt und enttäuscht sind – dann laufen sie zu ihrer Mutter zurück und lassen sich trösten. Doch dann beginnt das Spiel von Neuem. Kinder sind dabei mehr oder weniger zurückhaltend, mehr oder weniger frech, aber Angst vor anderen haben sie normalerweise nicht. Das sogenannte Fremdeln ist ein Durchgangssyndrom, das zum normalen Entwicklungsprozess gehört. Erste Zeichen von Verlegenheit kann man erst bei Kindern von vier bis fünf Jahren beobachten, die sich zuvor noch völlig unbefangen in ihren sozialen Kontakten verhielten. Was das genau bedeutet und ob man von dieser ersten Verlegenheit tatsächlich auf erste soziale Ängste schließen kann, ist umstritten. Natürlich erleben Kinder bereits mit zwei bis drei Jahren negative Gefühle durch Kritik und Missbilligung, jedoch ist die geistige Reifung erst im Alter von acht Jahren so weit fortgeschritten, dass Kinder in der Lage sind, negative soziale Erfahrungen gedanklich vorwegzunehmen. Dazu tragen mehrere geistige Fähigkeiten bei, die sich in diesem Alter entwickeln. Kinder erkennen an sich zunehmend – neben positiven Eigenschaften – auch negative Aspekte: Womöglich sind sie (das ist bei Erwachsenen nicht anders!) in einer Situation schüchtern, in der anderen kontaktfreudig; auch erbringen sie in einem Unterrichtsfach wahrscheinlich bessere Leistungen als in einem anderen. Die Selbstwahrnehmung des Kinders wird in diesem Alter realistischer – und dadurch potenziell negativer. Zudem beginnen Kinder in diesem Alter damit, beim Versuch, die eigenen Eigenschaften und Leistungen zu beurteilen, sich mit Gleichaltrigen zu vergleichen. Auch entwickeln Kinder zunehmend Ziele sowie Erwartungen an die eigene Person. Sie gleichen – wie auch Erwachsene – immer öfter ein ideales Bild der eigenen Person mit der Realität ab: Auch Erwachsene sind manchmal von sich selbst enttäuscht, wenn sie ein Ziel, das sie sich gesetzt haben, nicht erreichen. Sie sind stolz auf sich, wenn sie eine Arbeitsaufgabe besser abgeschlossen haben als erwartet; vielleicht verfluchen sie sich selbst, wenn sie mal wieder zu spät das Haus verlassen und dadurch den Bus verpassen. Darüber hinaus werden Kinder sich zunehmend der Erwartungen anderer Personen an ihr Verhalten bewusst. Bleiben wir bei den Beispielen aus dem Erwachsenenalter: Auch wir wissen, dass der Chef Erwartungen daran hat, wie wir unsere Arbeit zu erledigen haben; vermutlich erwartet ein Freund, ein Kollege oder ein Partner, dass wir zu einer Verabredung pünktlich erscheinen – und deshalb schämen wir uns womöglich, wenn wir diese Erwartung nicht erfüllen.

Durch diese neu gewonnenen geistigen Fähigkeiten also können sich Kinder vorstellen, wie es wäre, sich zu blamieren. Das macht ein Erleben von sozialen Ängsten möglich. Eine Voraussetzung dafür ist es, dass das Kind so etwas wie ein Selbstkonzept entwickelt, ein Bild von sich selbst, das nach Verbesserung strebt und anerkannt werden will. Von anderen beobachtet oder bewertet zu werden, kann ab diesem Zeitpunkt der Entwicklung zum Problem werden.

Soziale Ängste beginnen früh im Leben

Die soziale Phobie kann also bereits in der Kindheit ihren Anfang nehmen. Typisch ist es aber, dass sie in den Jahren der Pubertät oder spätestens im frühen Erwachsenenalter beginnt. Eine größere Studie an Angstpatienten (◘ Abb. 1.4) schätzt das Durchschnittalter des Beginns der sozialen Angststörung auf 15,7 Jahre;

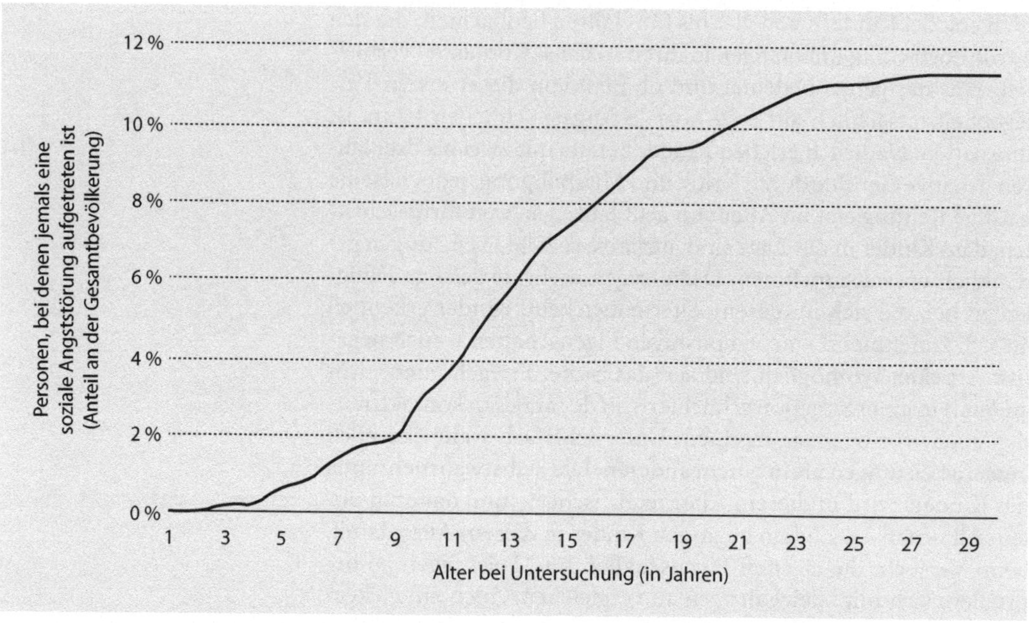

Abb. 1.4 Soziale Angststörungen beginnen früh. Die Grafik zeigt, dass soziale Angst in den meisten Fällen vor dem 25. Lebensjahr auftritt (adaptiert nach Knappe et al., 2009)

damit beginnt diese Störung etwas früher als andere Angststörungen.

Pubertät als Risikophase

In diesem Zeitraum durchleben Kinder, Jugendliche und junge Erwachsene eine große Zahl von Entwicklungsaufgaben, bei denen sie sich nicht mehr wie noch als kleineres Kind an dem Schutz ihrer Eltern orientieren können. Es geht vielmehr darum, dass sie selbstständig werden und dabei Gefahr laufen, negativ bewertet zu werden. Das geht einher mit einem ersten Gewahrwerden der eigenen Person, der eigenen Persönlichkeit, der eigenen Ausstrahlung und Attraktivität. Gerade in der Pubertät sind Aspekte dessen, wie man vermeintlich „dasteht" und aussieht und was andere davon halten, von großer Bedeutung. Wer in dieser Zeit schlechte Erfahrungen macht, wer gekränkt und zurückgewiesen wird, läuft Gefahr, an diesem Punkt stehenzubleiben und nicht weiterzukommen. In ▶ Abschn. 1.6 werden wir die Entwicklungsaufgaben im Jugendalter näher besprechen und auf mögliche Konsequenzen eingehen, zu denen es kommen kann, wenn soziale Angst das Bewältigen dieser Aufgaben erschwert oder gar verhindert.

Fallbeispiel

Der 13-jährige M. besucht (auf Initiative seiner Eltern) seit zwei Monaten den Konfirmationsunterricht. Er klagt über Übelkeit und große Angst, die vor jeder Stunde des Unterrichts auftreten würden. Er wolle jedes Mal am liebsten zu Hause bleiben. Das Bild der anderen über ihn habe sich, so vermutet er, rasch geändert, nachdem er bei der Gruppenarbeit während des Konfirmationsunterrichts einige Male Dinge gesagt habe, über die andere gelacht hätten. Auch habe er die Gespräche der anderen oft eher beobachtet und sich weniger daran beteiligt. Deswegen mache er sich Vorwürfe. Jedes Mal, wenn der Pfarrer (der die Konfirmandengruppe leite) ein neues Spiel oder eine neue Gruppenübung ankündige, verstärke sich seine Angst beinahe zu einer Panik, weil er nicht wisse, was ihn erwarte und er sich sehr unsicher fühle. Seine Mutter berichtet, dass M. oft weine, bevor er zum Konfirmationsunterricht gehen müsse.

M. berichtet, dass er eher ein Außenseiter in seiner Schulklasse sei. In der Schule traue er sich zumeist nicht, sich zu melden, aus der großen Angst heraus, etwas „Dummes" zu sagen. In der Regel äußere er sich nur, wenn der Lehrer ihn direkt frage oder wenn er sich ganz sicher sei. Darunter würden seine Noten aber nicht leiden, weil die Lehrer die Qualität seiner (wenigen) Beiträge sehr schätzen würden und eine hohe Meinung von ihm hätten. Gerade das mache M. jedoch noch mehr Angst: Er habe Angst, die Lehrer durch Fehler zu enttäuschen.

Diese Symptome erlebte M. schon länger; seitdem er auf das Gymnasium geht, sieht er ein Problem darin. Richtig deutlich und belastend wurden die Symptome aber erst mit Beginn der Pubertät.

Chronischer Verlauf

Auch wenn Jugend und junges Erwachsenenalter die Schwerpunkte der Entstehung einer sozialen Angststörung sind, so ist das beschriebene Problem damit nicht bewältigt. Soziale Ängste bestehen unbehandelt oft chronisch weiter. Das hat sehr viel mit dem im zweiten Teil beschriebenen Problem des Vermeidungsverhaltens zu tun. Erfahrungen, die einmal unangenehm waren, möchte man nicht wiederholen. Das ist mehr als verständlich. Gleichzeitig sind neue Erfahrungen aber nötig, um voranzukommen. Beide Prinzipien widersprechen sich. Wenn jemand sich aber dagegen entscheidet, soziale Situationen aufzusuchen, so wird seine soziale Angst in aller Regel fortbestehen.

Alter geht mit Erfahrung einher. Je älter Menschen sind, desto mehr Herausforderungen haben sie bereits bewältigt. Mit zunehmendem Alter sollte deshalb auch das Selbstbewusstsein größer werden – und umgekehrt sollte die soziale Angst sinken. Hinzu kommt, dass ältere Menschen sich um viele Dinge nicht mehr so viel scheren wie jüngere. Es kommt für Ältere vermeintlich nicht mehr so darauf an, wie gut sie aussehen und wie sie auf andere wirken. Das ist das Klischee.

Soziale Angst überdauert die Jahre

Die Datenlage zur Häufigkeit der sozialen Angststörung zeigt, dass sie ohne weitere Behandlung bei den meisten Menschen nicht von alleine zurückgeht. In vielen Fällen werden die Patienten weniger unter ihrem Problem leiden, weil sie sich zunehmend aus dem sozialen Leben zurückziehen oder weil sie mit den Situationen, vor denen sie Angst haben oder hatten, nicht mehr konfrontiert sind. Nehmen wir an, jemand hat Angst, vor anderen einen Vortrag zu halten, so hat er mit diesem Problem möglicherweise nie wieder im Leben zu kämpfen, sobald er einmal sein Studium hinter sich hat. Für andere ist das Thema dann erledigt, wenn sie aus dem Berufsleben ausscheiden. Das könnte für die Betroffenen zu dem verführerischen Gedanken führen, dass sie an ihrem Problem nichts tun müssten, da es sich mehr oder weniger von alleine löse. Daten aus Untersuchungen über Langzeitverläufe sozialer Ängste sprechen eine andere Sprache: Interessant sind neuere Ergebnisse aus einer US-amerikanischen Studie mit älteren Menschen. Dort wurde untersucht, ob und inwieweit ältere Menschen möglicherweise andere soziale Situationen fürchten als jüngere. Und tatsächlich gibt es dafür deutliche Hinweise. Die folgenden sieben Situationen stellten für mehr als ein Drittel der befragten älteren Menschen eine Situation dar, in der sie soziale Angst erlebten.

Situationen, in denen ältere Menschen soziale Angst erlebten

- Andere um einen Gefallen oder um Hilfe bitten
- Vor anderen inkompetent wirken
- Den Arzt, Zahnarzt oder Ergotherapeuten besuchen
- Vor anderen etwas offensichtlich vergessen haben
- Kleidung tragen, bei der Teile des Körpers sichtbar werden
- Eine neue Technologie vor anderen bedienen müssen
- Dafür verantwortlich sein, dass andere auf die Person warten müssen

Ängste bei Älteren anders

Ältere Menschen erleben soziale Ängste häufig in Verbindung mit der Angst, sich lächerlich zu machen oder andere zu verärgern. Dabei benennen sie Situationen, die auch im Alltag jüngerer Leute vorkommen. Dennoch scheinen diese Situationen eher angstbesetzt für sie zu sein, weil sie im Alter bestimmte Dinge nicht mehr so gut ausführen können wie andere, vermeintlich einen schwächeren Eindruck machen oder nicht mehr so gut aussehen. Auch dies spricht dafür, dass soziale Angst nicht nur ein Problem von jüngeren Menschen ist, die möglicherweise weniger Erfahrung haben. Einschränkend ist zu erwähnen, dass in den genannten Studien nur relativ unbestimmt von „sozialen Ängsten" gesprochen wird und es damit unklar bleibt, wie stark beeinträchtigend die damit verbundenen Probleme wirklich sind.

1.5 Soziale Angst kommt häufig vor und ist überall verbreitet

Soziale Angst weltweit verbreitet

Soziale Angst ist auf allen Erdteilen, bei allen ethnischen Gruppen und Kulturen verbreitet. Sie kommt in allen sozialen Schichten, also bei gebildeten und weniger gebildeten Menschen sowie bei beiden Geschlechtern vor. Die soziale Angststörung – frühere Bezeichnung: soziale Phobie – ist eine der am meisten verbreiteten psychischen Störungen. Man nimmt an, dass etwa 7–12 % aller Menschen *irgendwann im Laufe ihres Lebens* an einer sozialen Angststörung leiden. Nimmt man die Häufigkeit, mit der Menschen *aktuell* unter einer sozialen Angststörung leiden, so zeigen wissenschaftliche Untersuchungen eine Häufigkeit von 3–4 %. Mit anderen Worten: Von hundert Menschen, die um Sie herum sind, haben drei oder vier das beschriebene Problem der sozialen Angst. Wie ist das zu interpretieren? Kommt das Problem damit selten vor, ist es vernachlässigbar? Wir meinen: Ganz im Gegenteil!

In jeder Schulklasse ist ein Kind mit sozialen Ängsten

Eine solche Zahl heißt in etwa, dass es in jeder Schulklasse mindestens eine Schülerin oder einen Schüler gibt, der massiv unter sozialen Ängsten leidet, und zwar so stark, dass es ihn oder sie einschränkt. Sie erinnern sich vielleicht an die Mitschülerin, die, wenn sie vor der Tafel stand, immer vollkommen blockiert war. Sie erinnern sich an den Mitschüler, der unter den Hänseleien der anderen zu leiden hatte, der, wenn er angesprochen wurde, puterrot anlief und auf die Frage des Lehrers kein Wort mehr herausbrachte. Vielleicht fragen Sie sich, was aus ihr oder aus ihm geworden ist? Es ist ziemlich wahrscheinlich, dass diese Schülerin oder dieser Schüler weniger Freude an der Schule hatte als andere, egal, wie begabt er oder sie war, und dass die soziale Angst diesen Jungen oder dieses Mädchen entscheidend geprägt hat. Wenn so etwas also – rein statistisch gesehen – in jeder Schulklasse passiert, so muss eigentlich jeder das Problem kennen und verstehen, um ihm in Zukunft besser entgegenzuwirken.

Aufregung und Anspannung vor einer Rede sind normal

Betrachtet man einzelne Symptome der sozialen Angst, so kommt sie noch weitaus häufiger vor. Die *Angst* vor einer Gruppe eine Rede zu halten, kennen ungefähr 50 % aller Menschen. Gewisse *Symptome* der Aufregung, Anspannung und Angst vor einer mehr oder weniger großen Rede sind vermutlich bei allen Menschen gegeben – und damit vollkommen normal. Nur: Ob dieses Gefühl von den Betroffenen eher als leichtes oder als mittleres Lampenfieber erlebt wird, ob sie in der Lage sind damit umzugehen, ob sie wissen, dass das Lampenfieber nach Beginn der Rede allmählich verschwindet, weil der Redner an Sicherheit gewinnt – all dies ist eine andere Frage. Symptome der sozialen Angst können also auch einzeln auftreten, ohne dass eine Störung im Sinne der sozialen Phobie gegeben ist. Die große Häufigkeit solcher Symptome (wie die Angst, eine Rede zu halten) zeigt eher, dass

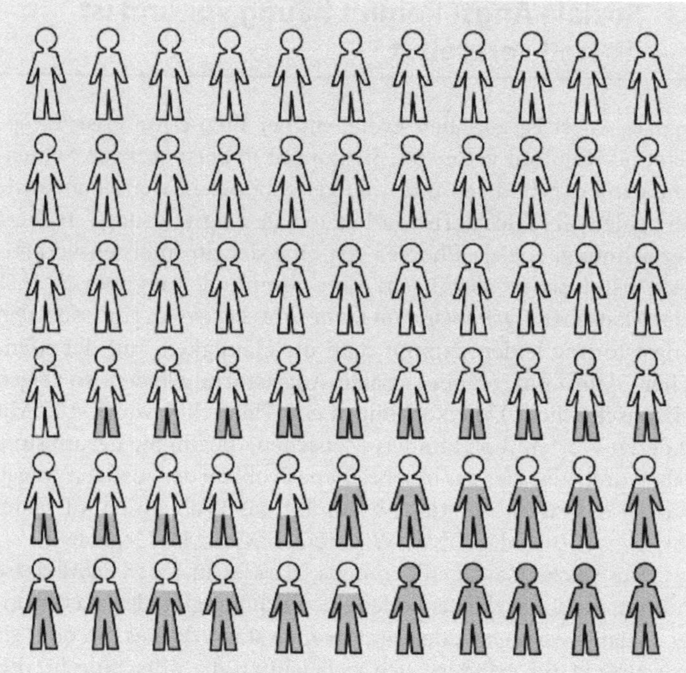

Abb. 1.5 Häufigkeit der sozialen Angststörung in Deutschland. Die Zahlen sind abstrakt, deswegen haben wir die Häufigkeit sozialer Ängste in grafischer Form dargestellt: Nur die ganz weißen Figuren haben zu keinem Zeitpunkt in ihrem Leben nennenswerte Probleme mit oder wegen sozialer Angst erlebt. Die Figuren mit grauen Beinen stehen für Menschen, die die Frage „Litten Sie jemals in Ihrem Leben unter sozialen Ängsten?" mit „Ja" beantwortet haben, die dadurch aber keine größeren Einschränkungen erlebten (z. B. Menschen mit Redeangst, die aber nie eine Rede halten mussten). Die Figuren mit grauem Körper stehen für Menschen, die zwar erhebliche soziale Ängste erlebt haben, aber nicht in dem Maß, dass alle Kriterien einer psychischen Störung erfüllt wären. Zum Beispiel würde jemand in diese Kategorie fallen, wenn er nur in Krisenzeiten vorübergehende soziale Ängste hatte. Komplett grau bedeutet: Er oder sie hat irgendwann im Leben soziale Angst gehabt, die die Kriterien einer psychischen Störung erfüllt. Die Daten stammen aus der Münchener EDSP-Studie, einer der weltweit wichtigsten Studien zu Häufigkeit und Verlauf psychischer Störungen (Grafik adaptiert nach Knappe et al., 2009)

soziale Angst nichts ist, das nur Einzelne oder nur Sonderlinge betrifft (siehe Abb. 1.5).

Soziale Angst wird oft nicht berichtet

Dass soziale Angst derart häufig vorkommt, kann überraschen. In der medialen Darstellung sind es oftmals andere psychische Störungen, die im Fokus stehen. So zum Beispiel die Depressionen mit ihren vielfältigen Unterformen, zu denen auch das Burn-out-Syndrom gehört; oder die substanzbezogenen Störungen. Wir wünschen uns in Bezug auf alle psychischen Störungen mehr Aufklärung und Wissen. Die soziale Angststörung ist aber eine besonders „stille Störung", von der in der öffentlichen Wahrnehmung so gut wie nichts bekannt ist. Das liegt auch in der Natur der Sache selbst! Jemand mit Symptomen der sozialen Angst wird es zu vermeiden versuchen, dass andere überhaupt etwas davon mitbekommen. Er oder sie wird es nicht einmal Nahestehenden gegenüber mitteilen, wenn es sich vermeiden lässt. Manch einer wird sich vielleicht auch selbst und anderen vorgaukeln, es mache mehr Spaß, allein zu sein oder mit einigen wenigen Freunden die Zeit zu verbringen – und das kann selbstverständlich tatsächlich der Fall sein und klingt dementsprechend plausibel. Eine solche Haltung, die es vermeidet, sich hinsichtlich des Problems zu öffnen bzw. zu „zeigen", lässt sich auch langfristig durchhalten. Denn es ist bis zu einem gewissen Grad möglich, die Symptome der sozialen Angst zu überspielen. Das Leiden und die Beeinträchtigung entstehen dann weniger durch das Alleinsein selbst als dadurch, dass Ziele, Wünsche und Werte, die nur im sozialen Miteinander gelebt werden können, nicht zu verwirklichen sind.

Studien zur Häufigkeit der sozialen Angststörung belegen, dass es ein weltweit verbreitetes, in den unterschiedlichsten Kulturen zu findendes Störungsbild ist. Dies gilt für Nordamerika und Europa, aber auch für Australien, Saudi-Arabien sowie für Japan, Korea und andere ostasiatische Länder. Es gibt lediglich einige Unterschiede, was die jeweils typischen Einzelsymptome betrifft.

Kulturelle Besonderheiten

Allerdings ist die Häufigkeit in europäischen und westlichen Ländern auf den ersten Blick höher als in asiatischen Ländern, was darauf hindeutet, dass kulturelle Faktoren doch eine gewisse Rolle spielen (und die Diagnosekriterien in einer westlichen Kultur erstellt wurden). Und in der Tat: In den ostasiatischen Kulturen ist es deutlich wichtiger, *den anderen* nicht zu beschämen. Die Menschen halten damit andere Dinge für peinlich, als dies bei uns der Fall ist. Sie befürchten zum Beispiel, unangenehm zu riechen, andere anzustarren oder einen unangemessenen Gesichtsausdruck zu machen. Diese spezielle Ausrichtung der Befürchtungen darauf, *dass man andere beschämen könnte* (und weniger sich selbst), wird in der internationalen Fachliteratur mit dem originalen japanischen Ausdruck bezeichnet – Taijin-Kyofusho-Syndrom. Im Vergleich zu Deutschland gibt es in Japan insgesamt mehr und kompliziertere soziale Verhaltensregeln und Rituale, gegen die man verstoßen könnte; deshalb ist dort soziale Angst ein alltägliches Phänomen. Sie spielt eine wichtige Rolle als Orientierungspunkt im sozialen Miteinander. Wie erwähnt, ist die Diagnose einer sozialen Angststörung aber nur zu vergeben, wenn soziale Angst *übermäßig* häufig auftritt (also z. B. häufiger als bei anderen Menschen). Dabei kommt es auf den Kontext an: Wenn es, wie in Japan, sehr wichtig ist, sich mit den Reaktionen der anderen auf das eigene Verhalten zu beschäftigen und das Gefühl der sozialen Angst dabei helfen kann, Fehler zu vermeiden, dann folgt daraus, dass die *Diagnose* „soziale Angststörung" in Japan seltener vergeben werden sollte. Studien zeigen, dass es tatsächlich so ist. Dort ist es gewissermaßen schwerer, *übermäßig* viel Angst zu erleben. Das *Phänomen* soziale Angst ist dort aber nichtsdestotrotz weit verbreitet.

Unterschiede zwischen Männern und Frauen?

Dass soziale Angst ein allgemein menschliches Phänomen ist, wird auch dadurch unterstrichen, dass es bei Männern und Frauen nahezu gleich häufig vorkommt. Während Depressionen und andere Angststörungen bei Frauen deutlich häufiger sind, scheint dieser Geschlechtsunterschied bei sozialer Angststörung gering. Es gibt sogar Hinweise, dass Männer, wenn sie betroffen sind, sich tendenziell häufiger in eine Behandlung begeben als Frauen. Dies ist ungewöhnlich und ließe sich vor allem im Rahmen von in der Gesellschaft zuweilen noch tief verankerten („traditionellen") Geschlechterrollen erklären, wonach Männer Leistung erbringen und „stark" (d. h. angstfrei) sein müssen, während es Frauen erlaubt ist, Gefühle zu zeigen, schüchtern, zurückhaltend, schamhaft und ängstlich zu sein. Häufig leiden deshalb Männern besonders stark unter ihren sozialen Ängsten.

1.6 Konsequenzen sozialer Angst: Wenn die Angsthürde nicht genommen wird

In ► Abschn. 1.4 haben wir besprochen, dass soziale Ängste meist recht früh auftreten – manchmal schon bei Kindern und Jugendlichen. Für sich genommen, sind Ängste in diesem Alter jedoch nichts Ungewöhnliches. Speziell mit Beginn der Jugendzeit (Adoleszenz) durchleben Jugendliche in ihrer normalen Entwicklung tiefgreifende Veränderungen und sind vor umfangreiche Entwicklungsaufgaben gestellt.

Entwicklungsaufgaben der Adoleszenz

Entwicklungsaufgaben der Adoleszenz beinhalten u. a. die emotionale Ablösung von den Eltern sowie den Aufbau intimer Beziehungen und eines Freundeskreises mit Gleichaltrigen. Die Entwicklung eines angemessenen Selbstbildes ist ebenfalls von besonderer Bedeutung. Im Jugendalter verfestigt sich die Selbstwahrnehmung und die Meinung darüber, wie man von anderen wahrgenommen wird; daraus ergeben sich weitere Entwicklungsaufgaben wie die Entwicklung eigener Werte und Normen, die Aneignung von Verhaltensweisen, die der Rolle, die man in der Gesellschaft der eigenen Ansicht nach einnimmt, entsprechen, die Akzeptanz körperlicher Veränderungen sowie die Entwicklung von allgemeinen und beruflichen Zukunftsperspektiven.

Erwachsen werden

Auch Jugendliche, die nicht unter klinisch bedeutsamer sozialer Angst leiden, machen sich in dieser Entwicklungsphase vermehrt Gedanken darüber, wie ihre Altersgenossen sie wahrnehmen und (beispielsweise hinsichtlich ihres Aussehens und einzelner Verhaltensweisen) bewerten. Akzeptiert zu werden, wird ihnen wichtig. Die meisten Jugendlichen werden allerdings von dieser (vorübergehenden) Angst oder Unsicherheit nicht darin behindert, die in dieser Entwicklungsphase anstehenden Aufgaben zu lösen: Sie bauen einen Freundeskreis auf, lösen sich von ihren Eltern, festigen ihre Identität und machen erste Beziehungserfahrungen. Jugendlichen, die unter sozialer Angst leiden, gelingt dies jedoch oft weniger gut. Sie verpassen, als Konsequenz ihrer Angst, oft wichtige Chancen.

▪ Peers

Angst im Umgang mit Gleichaltrigen

Soziale Angst ist bei Kindern (im Alter von 7–12 Jahren) und Jugendlichen (13–17 Jahre) recht unterschiedlich ausgeprägt. Kinder, die unter sozialer Angst leiden, fürchten meist vor allem Situationen im Schulunterricht (lautes Vorlesen, Fragen beantworten, etwas vor der Klasse an die Tafel schreiben, den Lehrer etwas fragen), den Kontakt mit fremden Menschen sowie Veranstaltungen, bei denen sie sportliche oder kulturelle Leistungen zeigen müssen (z. B. Vorsingen). Bei Jugendlichen (im Alter von 13–17 Jahren), die die Kriterien einer sozialen Angststörung erfüllen, bezieht sich die Angst dagegen zunehmend auf Situationen, in denen sie in Kontakt mit Gleichaltrigen treten könnten (auf Partys gehen, Gespräche anstoßen oder in ein Gespräch einsteigen, einen Freund einladen). Die soziale Entwicklung wird vor allem dann negativ beeinflusst, wenn solche Situationen nicht nur gefürchtet, sondern auch dauerhaft gemieden werden (Exkurs Hikikomori). In einer Studie gaben 65 % der befragten sozial ängstlichen Jugendlichen im Alter von 13–17 Jahren an, sie würden es vermeiden, an Partys oder anderen sozialen Aktivitäten teilzunehmen; 57 % würden darauf verzichten, einen Freund zu sich nach Hause einzuladen. Gleichzeitig berichteten 91 % bzw. 81 % der gleichen Jugendlichen, diese Aufgabe mache ihnen Angst und sich ihr zu stellen, falle ihnen schwer. Die Angst ist hier wie ein Hindernis beim Hürdenlauf: Einige sozial ängstliche Jugendliche überwinden dieses Hindernis, einige hingegen nicht. Wird die „Angsthürde“ während der Adoleszenz dauerhaft nicht genommen, kann eine ganz zentrale Aufgabe dieser Entwicklungsphase schwerer gemeistert werden: der Aufbau neuer, tieferer Bindungen zu Altersgenossen.

Entstehung von Freundschaften erschwert

Für Rat und Unterstützung ziehen Jugendliche für gewöhnlich in vielen wichtigen Bereichen zunehmend weniger ihre Eltern heran, sondern Freunde. Typische Jugendliche verbringen etwa ein Drittel ihrer freien Zeit (außerhalb der Schule) mit Gleichaltrigen. Das ist mehr als doppelt so viel Zeit, wie sie mit ihren Eltern und anderen Erwachsenen verbringen. Verabredungen werden zudem (anders als in der Kindheit) immer weniger von Eltern angeleitet und beaufsichtigt. Jugendliche, die unter sozialer Angst leiden, verbringen ihre Zeit dagegen oft eher allein als mit anderen Personen, sprechen und spielen weniger mit Gleichaltrigen. Sie haben oftmals eher wenige oder keine Freunde und nehmen eher wenig an Aktivitäten außerhalb der Schule teil. In diesem Zusammenhang überrascht es nicht, dass Betroffene eher als andere Jugendliche angeben, sich einsam zu fühlen.

Intimität erlernen, ist erschwert

Bei Jugendlichen, die nicht unter sozialer Angst leiden, verändert sich mit zunehmendem Alter für gewöhnlich auch die Qualität der Freundschaften: Ziel von Freundschaften zwischen Jugendlichen scheint es in dieser Entwicklungsphase immer öfter zu sein, Intimität und Nähe herzustellen, v. a. auch durch die Preisgabe persönlicher Informationen, Gedanken und Gefühle. Dies kann oft zu langen und emotionsgeladenen Gesprächen über persönliche Probleme und Wege zu deren Lösung führen, wie sie für Kinder eher untypisch sind. Diese Intimität stellt sich jedoch nicht her, wenn sich Jugendliche aus dem Kontakt mit Gleichaltrigen zurückziehen und nur wenig Zeit mit Freunden verbringen.

Soziale Fähigkeiten schlechter?

Studien haben wiederholt zeigen können, dass sozial ängstliche und zurückgezogene Jugendliche schlechtere soziale Fähigkeiten besitzen als vergleichbare Altersgenossen. Diskutiert wird in der psychologischen Forschung allerdings, was hierbei Ursache und was Wirkung ist. Ist die soziale Angst tatsächlich zuerst aufgetreten und hat infolgedessen den Erwerb sozialer Fähigkeiten erschwert? Oder hatten Betroffene schon vor Beginn der Adoleszenz schlechtere soziale Fähigkeiten als Gleichaltrige, haben deshalb weniger Freunde finden können und schlussendlich Angst vor Situationen entwickelt, in denen sie der Bewertung ihrer Altersgenossen ausgesetzt waren? Möglicherweise spielen bei vielen Betroffenen beide Prozesse eine Rolle und verstärken sich gegenseitig.

Exkurs: Hikikomori

Der Begriff „Hikikomori" wurde vom japanischen Forscher Tamaki Saito im Jahr 2003 geprägt. Er leitet sich vom japanischen Wort für „sich zurückziehen" oder „sich einschließen" ab. Es kann sowohl den kompletten Rückzug aus der Gesellschaft (d. h. das Phänomen) als auch den davon Betroffenen (d. h. eine Person) bezeichnen. Hikikomori meint also das völlige Abkapseln von der Umwelt oft über Monate und Jahre hinweg und betrifft ausschließlich Jugendliche (unter 18 Jahre). Betroffene verbringen den Großteil des Tages zu Hause. Sie weigern sich, zur Schule zu gehen, nehmen mindestens ein halbes Jahr lang nicht am sozialen Leben teil, brechen Beziehungen zu Freunden ab und schränken sogar den Kontakt zur Familie ein. Manche Hikikomori schlafen regelmäßig tagsüber, sind nachts wach und verbringen die Zeit z.B. vor dem Fernseher oder am Computer.

Beim Hikikomori handelt es sich sehr wahrscheinlich um ein recht kulturspezifisches Phänomen. Zwar wurde Hikikomori auch vereinzelt außerhalb Japans beobachtet (u. a. in Spanien, Australien, Hongkong und Großbritannien), Medienresonanz hat es aber vor allem dort erlangt. Im Unterschied zur sozialen Angst werden soziale Situationen bei Hikikomori nicht aus der Angst heraus gemieden, von Mitmenschen negativ bewertet zu werden oder sich peinlich zu verhalten, sondern eher wegen der subjektiven Unfähigkeit, die komplexen Regeln der sozialen Erwachsenenwelt zu meistern. Wie hoch der Anteil von sozial Ängstlichen an den Hikikomori ist, dazu gibt es keine wissenschaftlichen Daten. Weitere, mit dem Phänomen verbundene, aber noch nicht beantwortete Fragen sind: Wie entwickeln sich jugendliche Hikikomori weiter, wie meistern sie ihr Leben als Erwachsene? Und: Gibt es ähnliche Phänomene nicht auch in westlichen Ländern, nur dass sie eher als Computersucht oder als Depression diagnostiziert werden?

▪ Beziehungen

Romantische Beziehungen

Der Aufbau erster Partnerschaften und die damit verbundenen ersten intimen Erfahrungen sind nicht unabhängig von den Erfahrungen im Freundeskreis zu verstehen. Es besteht eine enge Verbindung zwischen frühen Erfahrungen in der Gruppe der Gleichaltrigen und späteren romantischen Erfahrungen in der Adoleszenz. Zum Beispiel formt das Erleben von Nähe und Intimität zu Freunden und Gespräche über romantische Beziehungen die Erwartungen von Jugendlichen und ihre Bereitschaft für romantische Erfahrungen. Auch werden in Gruppen von Gleichaltrigen Regeln und Normen bereitgestellt, die der Orientierung und Unterstützung dienen können.

Sozial Ängstliche seltener in Partnerschaft

Erfahren Jugendliche hingegen weniger Unterstützung durch Freundschaften, ist es wahrscheinlicher, dass sie erst deutlich später in ihrer Entwicklung eine Verbindung eingehen, Partnerschaften kürzer dauern und der zeitliche Abstand zwischen einzelnen Beziehungen größer ist. Diese Beziehungserfahrungen wiederum können dazu führen, dass Betroffene weniger zuversichtlich werden, gesunde Partnerschaften führen zu können. Darüber hinaus gehen sozial ängstliche Personen Situationen manchmal eher aus dem Weg, in denen sie mit potenziellen Beziehungspartnern in Kontakt kommen könnten und sich ihrer Bewertung ausgesetzt sähen. In einer Studie gaben 32 % der befragten sozial ängstlichen Jugendliche an, sie würden Dates ganz und gar vermeiden.

Im weiteren Entwicklungsverlauf leben sozial ängstliche Personen mit größerer Wahrscheinlichkeit allein oder sind nicht verheiratet. Sofern betroffene Jugendliche in Partnerschaften sind, schätzen sie die Zuneigung ihres Partners bedeutsam geringer ein als andere vergleichbare Jugendliche und geben auch eher an, mit der Beziehung unzufrieden zu sein. Unglückliche, frustrierende Beziehungen werden gelegentlich nur aus der Angst heraus aufrechterhalten, neue Leute treffen und Dates vereinbaren zu müssen.

▪ Selbst, Rolle und Werte

Identitätsfindung

Ebenso eng verknüpft mit den neuen, tieferen Bindungen zu Freunden – auch eingegliedert in eine größere Gruppe aus Gleichaltrigen – ist die Entwicklung des Selbstkonzepts, das Erforschen sozialer Normen und das Abwägen, Diskutieren und Aneignen von Werten und Anschauungen. Zusammengenommen binden sich diese einzelnen Aufgaben in einen großen Prozess der Identitätsbildung ein, den einzelne Autoren als die zentrale Aufgabe der Adoleszenz verstehen. Dazu gehört auch die Auseinandersetzung mit Rollenbildern: Welche Rolle nimmt man als Freund, welche als Partner, welche als Schüler gegenüber dem Lehrer, welche in einem Berufspraktikum ein? Werden in einer Gruppe unterschiedliche Verhaltensweisen von Mädchen und Jungen erwartet? Was erwarten die Eltern? Ist der eigene Platz in der Gruppe der Gleichaltrigen eher ein zurückhaltender oder der eines Anführers?

Neue Erfahrungen außerhalb der Familie

Für die hier beschriebene Entwicklung der Identität spielen Erlebnisse mit Gleichaltrigen eine wichtige Rolle. Jugendliche treten oftmals mit Normen und Werten in Kontakt, die sich von denjenigen unterscheiden, die sie aus ihrem eigenen Elternhaus kennen. Die Interaktion mit Gleichaltrigen ermöglicht es Jugendlichen deshalb, gegensätzliche Vorstellungen und Erklärungsmuster kennenzulernen. Positionen können ausgehandelt werden, und Jugendliche können im Einzelfall entscheiden, ob sie sich den Ansichten von Freunden anschließen oder sie ablehnen. Gespräche mit Gleichaltrigen im Allgemeinen und Freunden im Besonderen helfen einem Jugendlichen dabei, sich selbst und die eigenen Werte besser zu verstehen. Gleichzeitig wird, in Auseinandersetzung mit Gleichaltrigen, auch ein Verständnis für die Regeln und Normen geformt, die in der sozialen Welt eines Jugendlichen bestehen.

Exkurs: Internet als Alternative zum Realkontakt: Gut oder schlecht?
Das Internet bietet die Möglichkeit, zwischenmenschliche Beziehungen zu beginnen und zu pflegen, bei denen Status, Attraktivität und nonverbale Fähigkeiten (die sogenannte Ausstrahlung) eine geringere Rolle spielen als bei normalen Kontakten von Angesicht zu Angesicht. Studien zeigen: Soziale Normen, Befangenheit und Furcht vor Zurückweisung sind im Internet geringer; die Bereitschaft, sich zu öffnen und sich so darzustellen, wie man sich wirklich selbst erlebt, sind größer. Zahlreiche Experten gehen davon aus, dass das Internet damit auch für Menschen mit sozialer Angst besonders attraktiv ist. Daten scheinen das zu belegen, denn Menschen mit sozialer Angst nutzen das Internet generell, und speziell soziale Netzwerke, häufiger als andere. Wenn sie Liebesbeziehungen beginnen, dann tun sie das stärker als andere online. Viele Forscher betonen in diesem Zusammenhang die Erleichterungen, die sich aus der Onlinekommunikation im Hinblick auf soziale Angst und Einsamkeit ergeben. Andere betonen die Gefahr eines Teufelskreislaufs: Für manche wird das Internet den normalen Kontakt zunehmend ersetzen, die Schwelle für angstfreies soziales Verhalten im Alltag wird noch höher.

▪ Beruf und Zukunft

Kompensation durch Leistung → Stress

Zur Entwicklung beruflicher Ziele und Pläne kann der Austausch mit Gleichaltrigen ebenfalls nützlich sein; diese Entwicklungsaufgabe ist nicht unabhängig vom Prozess der Identitätsbildung zu sehen. Gleichzeitig aber geht eine soziale Angststörung in nicht wenigen Fällen auch mit schulischen Problemen einher und wird mit geringerem schulischem Erfolg in Verbindung gebracht. In der Folge scheint die Chance, einen Hochschulabschluss zu erwerben, ebenfalls geringer; außerdem scheinen sich sozial ängstliche

Erwachsene doppelt so oft in finanzieller Abhängigkeit zu befinden (insbesondere in Form von Arbeitslosengeld oder sonstigen Sozialleistungen). Für sie ist es oft schwierig, einen (eigentlich gewünschten und dem Potenzial entsprechenden) Beruf auszuüben – dies ist manchmal an schulische Probleme in der Vergangenheit gekoppelt, manchmal aber auch unabhängig davon. Allerdings muss man sich klarmachen, dass es sich hier um Durchschnittswerte handelt: Soziale Angst führt im Durchschnitt zu einem schlechteren beruflichen Fortkommen; einzelne Gegenbeispiele von Menschen, die trotz oder sogar wegen sozialer Angst ihre beruflichen Ziele sehr erfolgreich umsetzen konnten, gibt es also durchaus. Wir vermuten, dass die (sozial-ängstliche) Befürchtung, das eigene Verhalten könne nicht gut genug sein, man könne sich blamieren etc. auch bei einigen Menschen zu besonderen Anstrengungen führt, um diesen befürchteten Mangel auszugleichen. Berufliche Nachteile infolge sozialer Angst sind dann weniger wahrscheinlich. Diese Menschen müssten sich dann aber immerhin mehr anstrengen, um das Gleiche zu erreichen, was zusätzliche berufliche Stressbelastungen (z. B. Burn-out) einschließen kann (aber nicht muss).

■ Psychopathologische Konsequenzen: Depression, Suizid, Substanzkonsumstörung

Folgestörungen: Angst und Depression

In diesem Kapitel wurden Entwicklungsaufgaben diskutiert, die sich jedem Jugendlichen während der Adoleszenz stellen. Wir haben beschrieben, warum sozial ängstliche Jugendliche diese Aufgaben in vielen Fällen weniger erfolgreich meistern und welche Folgen das für sie haben kann. Über diese konkreten Entwicklungsaufgaben hinaus kann soziale Angst jedoch oft noch weitere gewichtige psychopathologische Konsequenzen haben. So konnte z. B. gezeigt werden, dass sich bei Jugendlichen, die unter einer sozialen Angststörung leiden, das Risiko einer später eintretenden Depression beinahe verdoppelt. Besonders gefährdet scheinen dabei v. a. Jugendliche zu sein, die von ihrer Angststörung besonders eingeschränkt werden, deren Angst schon längere Zeit andauert und die vor vielen Situationen Angst haben. Außerdem scheinen Mädchen eher anfällig zu sein als Jungen, eine zusätzliche Depression zu entwickeln. Einige Studien haben zudem eine erhöhte Rate an Suizidgedanken und Suizidversuchen bei sozial ängstlichen Jugendlichen und Erwachsenen beobachtet. Besonders gefährlich ist für Betroffene dabei die Kombination aus Depression und sozialer Angst.

Fallbeispiel

Ein 42-jähriger Frührentner mit Querschnittlähmung wird im Rahmen der Behandlungsplanung gründlich psychodiagnostisch untersucht. Es stellt sich heraus, dass der Mann die Querschnittlähmung von einem Selbstmordversuch zurückbehalten hat. Zum Zeitpunkt des Selbstmordversuchs sah der Mann keinen Sinn mehr im Leben, denn er hatte so gut wie keine Freunde und sah, nachdem seine erste Freundin, die er schon aus Kindheitstagen kannte, sich von ihm getrennt hatte, keine Chance auf eine neue Liebesbeziehung. Bei der vertiefenden Diagnostik wurde deutlich, dass die Depression wie auch, indirekt, der Selbstmordversuch, eine lange Vorgeschichte hatten. Der Mann litt seit seiner Jugend unter schwerwiegenden sozialen Ängsten, hatte sich diesbezüglich aber nie jemandem geöffnet. Dies schuf über Jahre hinweg die Voraussetzung für seine zunehmende Isolation und Hoffnungslosigkeit. Der hier geschilderte Verlauf ist sicherlich außergewöhnlich tragisch, und doch veranschaulicht er, welche Kette ernsthafter Fehlentwicklungen eine unerkannte soziale Angststörung nach sich ziehen kann.

Sucht

Darüber hinaus scheint soziale Angst das Risiko einer Abhängigkeit von Alkohol, Cannabis und Nikotin, auch von angstlösenden Medikamenten (Benzodiazepine, Tranquilizer) ganz erheblich zu vergrößern – nämlich auf das Vier- bis Fünffache. Betroffene nutzen die angstlösenden Eigenschaften dieser Substanzen, um mit den negativen Gefühlszuständen besser zurechtzukommen. Sie setzen sie nicht selten ein, um Hemmungen zu überwinden, lockerer zu wirken und um die soziale Angst nicht zu spüren. Dadurch laufen sie Gefahr, sich von diesen Substanzen zur Regulation ihrer Emotionen abhängig zu machen, statt geeignetere Strategien zu entwickeln. In diesem Zusammenhang wird auch von Selbstmedikation gesprochen. Nicht selten gehören verfestigte Substanzstörungen (Alkoholkonsumstörung, Cannabiskonsumstörung) zu den langfristigen Konsequenzen ungelöster Probleme mit sozialer Angst.

Fallbeispiel

Ein 22-jähriger Student stellt sich wegen Prüfungsangst vor. Er habe sich am entscheidenden Tag nicht in der Lage gefühlt, zur Prüfung zu gehen; die Prüfung sei als „nicht bestanden" gewertet worden, und er habe nun nur noch eine allerletzte Chance. Der Student räumt gleichzeitig ein, seit einigen Jahren regelmäßig Cannabis zu konsumieren, einerseits aus „Spaß", aber auch um seine Hemmungen zu überwinden. Inzwischen habe er viele Freunde, die ebenfalls „Kiffer" seien. Er habe erst anlässlich der Prüfung festgestellt, dass Cannabis seine Leistungsfähigkeit erheblich einschränke und wolle nun versuchen, davon loszukommen.

■ Fazit

Vermutlich kommt vielen sozial ängstlichen Jugendlichen nicht die nötige Aufmerksamkeit und Unterstützung zu, die ihr Leben verändern könnte. Da sie die Aufmerksamkeit und negative Bewertung anderer Personen eher vermeiden wollen, bereiten sie oft auch weniger Probleme als z. B. freche, aufmüpfige Jugendliche.

Deshalb registrieren Eltern und Lehrer ihre soziale Angst oftmals nicht – und wenn sie auffällt, dann oft als etwas, das keiner dringenden Änderung bedarf. Eine deutlich größere Aufmerksamkeit erregt der Jugendliche womöglich erst dann, wenn er im schulischen Bereich nicht mehr funktioniert und sich beispielsweise vollständig dem Schulbesuch verweigert.

Soziale Angst = soziale Entwicklungsnachteile

Wenn wir dieses Kapitel zusammenfassen, so drängt sich die Gleichung „soziale Angst = soziale Entwicklungsnachteile" auf. Diesen Punkt zu betonen, ist uns ein zentrales Anliegen. Soziale Ängste durch geeignete Lebens- und Entwicklungsumwelten gar nicht erst entstehen zu lassen oder sie früh zu erkennen und zu behandeln, bevor sie sich auf den Lebensweg des betroffenen Kindes oder Jugendlichen bleibend nachteilig auswirken, das ist eine wichtige Aufgabe, nicht nur für Einzelne (Eltern, Freunde, Geschwister), sondern auch für diejenigen, die Lernumwelten systematisch gestalten (Politiker, Pädagogen).

Allerdings kann soziale Angst nicht nur Nachteile haben, da sie so häufig vorkommt. Dass sie auch gesunde, anpassungsbezogene Funktionen hat, die das soziale System voraussetzt, haben wir in ▶ Abschn. 1.3 erläutert.

Literatur

Albano, A. M. (1995). Treatment of social anxiety in adolescents. *Cognitive and Behavioral Practice, 2*, 271–298.

Bandelow, B. (2011). Prominente Menschen mit Angststörungen. *Journal für Neurologie, Neurochirurgie und Psychiatrie, 12*, 344–347.

Barry, C. M., Nelson, L. J., & Christofferson, J. L. (2013). Asocial and afraid: An examination of shyness and anxiety in emerging adulthood. *Journal of Family Studies, 19*(1), 2–18.

Beesdo, K., Bittner, A., Pine, D.S., Stein, M. B., Höfler, M., Lieb, R., & Wittchen, H.-U. (2007). Incidence of social anciety disorder and the consistent risk for secondary depression in the first three decades of life. *Archives of General Psychiatry, 64*(8), 903–912.

Beidel, C. B., Turner, S. M., & Morris, T. L. (1999). Psychopathology of childhood social phobia. *Journal of the American Academy of Child and Adolescent Psychiatry, 38*(6), 643–650.

Beidel, D. C, Turner, S. M., Young, B. C., Ammerman, R. T., Sallee, F. R., & Crosby, L. (2007). Psychopathology of adolescent social phobia. *Journal of Psychopathology and Behavioral Assessment, 29*, 47–54.

Biggs, B. K., Vernberg, E. M, & Wu, Y. P. (2012). Social anxiety and adolescents' friendships: The role of social withdrawal. *Journal of Early Adolescence, 32*(6), 802–823.

Bosquet, M., & Egeland, B. (2006). The development and maintenance of anxiety symptoms from infancy through adolescence in a longitudinal sample. *Development and Psychopathology, 18*, 517–550.

Brown, T. A., Cambell, L. A., Lehman, C. L., Grisham, J. R., & Mancill, R. B. (2001). Current and lifetime comorbidity oft he DSM-IV anxiety and mood disorders in a large clinical sample. *Journal of Abnormal Psychology, 110*(4), 585–599.

Buckner, J. D., Schmidt, N. B., Lang, A. R., Small, J. W., Schlauch, R. C., & Lewinsohn, P. M. (2008). Specifity of social anxiety disorder as a risk factor for alcohol and cannbis dependence. *Journal of Psychiatric Research*, *42*, 230–239.

Chaker, S., & Hoyer, J. (2007). Erythrophobie: Störungswissen und Verhaltenstherapie [Fear of blushing: The disorder and its cognitive-behavioural therapy]. *Verhaltenstherapie*, *17*(3), 183–190. DOI: https://doi.org/10.1159/000105103.

Ciliberti, C., Gould, C., Smith, M., Chorney, D., & Edelstein, B. (2011). A preliminary investigation of developmentally sensitive items for the assessment of social anxiety in late life. *Journal of Anxiety Disorders*, *25*, 686–689.

Dreher, E., & Dreher, M. (1985). Wahrnehmung und Bewältigung von Entwicklungsaufgaben im Jugendalter: Fragen, Ergebnisse und Hypothesen zum Konzept einer Entwicklungs- und Pädagogischen Psychologie des Jugendalters. In R. Oerter (Hrsg.), *Lebensbewältigung im Jugendalter* (S. 30–61). Weinheim: Edition Psychologie, VCH.

Fehm, L., Pélissolo, A., Furmark, T., & Wittchen, H.-U. (2005). Size and burden of social phobia in Europe. *European Neuropsychopharmacology*, *15*, 453–462.

Franck, G. (1998). *Ökonomie der Aufmerksamkeit*. Hanser: München.

Havighurst, R. J. (1956). Research on the developmental-task concept. *The School Review*, *64*(5), 215–223.

Havighurst, R. J. (1972). *Developmental tasks and education* (3rd ed.). New York: David McKay Company.

Heimberg, R. G., Makris, G. S., Juster, H. R., Öst, L.-G., & Rapee, R. M. (1997). Social phobia: A preliminary cross-national comparison. *Depression and Anxiety*, *5*, 130–133.

Hofmann, S. G., & Barlow, D. H. (2002). Social phobia (social anxiety disorder). In: D. H. Barlow (Ed.), *Anxiety and its disorders: The nature and treatment of anxiety and panic* (2nd ed., pp. 454–476). New York: Guilford Press.

Hoyer, J. (2019). Unter den Augen der anderen: Soziale Angst als Antrieb und Hemmnis. In Beniermann, A. & Bauer, M. C. (Hrsg.): *Nerven kitzeln – Wie Angst unsere Gedanken, Einstellungen und Entscheidungen prägt*. Heidelberg: Springer.

Ialongo, N., Edelsohn, G., Werthamer-Larsson, L., Crockett, L., & Kellam, S. (1995). The significance of self-reported anxious symptoms in first grade children: Prediction to anxious symptoms and adaptive functioning in fifth grade. *Journal of Child Psychology and Psychiatry*, *36*(3), 427–437.

Karevold, E., Ystrom, E., Coplan, R. J., Sanson, A. V., & Mathiesen, K. S. (2012). A prospective longitudinal study of shyness from infancy to adolescence: Stability, age-related changes, and prediction of socio-emotional functioning. *Journal of Abnormal Child Psychology*, *40*(7), 1167–1177.

Knappe, S., Beesdo, K., Fehm, L., Lieb, R., & Wittchen, H.-U. (2009). Associations of familial risk factors with social fears and social phobia: Evidence for the continuum hypothesis in social anxiety disorder? *Journal of Neural Transmission*, *116*, 639–648.

Krieg, A., & Dickie, J. R. (2011). Attachment and hikikomori: A psychosocial development model. *International Journal of Social Psychiatry*, *59*(1), 61–72.

La Greca, A. M., & Lopez, N. (1998). Social anxiety among adolescents: Linkage with peer relations and friendships. *Journal of Abnormal Child Psychology*, *26*(2), 83–94.

Lipsitz, J. D., & Schneier, F. R. (2000). Social phobia. Epidemiology and cost of illness. *Pharmacoeconomics*, *18*(1), 23–32.

Parker, J. C., Rubin, K. H., Erath, S. A., Wojslawowicz, J. C., & Buskirk, A. A. (2006). Peer relationships, child development, and adjustment: A developmental psychopathology perspective. In D. Cichetti, D.J. Cohen (Eds.), *Developmental Psychopathology* (Volume 1, pp. 419–493). Hoboken: Wiley.

Rao, P. A., Beidel, D. C., Turner, S. M., Ammerman, R. T., Crosby, L. E., & Sallee, F. R. (2007). Social anxiety disorder in childhood and adolescence: descriptive psychopathology. *Behaviour Research and Therapy*, *45*, 1181–1191.

Rauer, A. J., Pettit, G. S., Lansford, J. E., Bates, J. E., & Dodge, K. A. (2013). Romantic relationship patterns in young adulthood and their developmental antecedents. *Developmental Psychology*, *49*(11), 2159–2171.

Ruch, W., Hofmann, J., Platt, T., & Proyer, R. (2013). The state-of-the art in gelotophobia research: A review and some theoretical extensions. *Humor*, *27*(1), 23–45.

Sonntag, H., Wittchen, H.-U., Höfler, M., Kessler, M., & Stei, M. B. (2000). Are social fears and DSM-IV social anxiety disorder associated with smoking and nicotine dependence in adolescents and young adults? *European Psychiatry*, *15*, 67–74.

Teo, A. R., & Gaw, A. C. (2010). Hikikomori, a japanese culture-bound syndrome of social withdrawal? A proposal for DSM-5. *The Journal of Nervous and Mental Disease*, *198*(6), 444–449.

Wallace, D. Foster (2013): *Der bleiche König*. Köln: Kiepenheuer & Witsch.

Wittchen, H.-U., & Hoyer, J. (Hrsg.) (2011). *Klinische Psychologie und Psychotherapie* (2., vollst. überarb. Aufl.). Heidelberg: Springer.

Was führt zu sozialer Angst?

J. Hoyer und S. Härtling, *Soziale Angst verstehen und verändern*,
https://doi.org/10.1007/978-3-662-59076-8_2

In diesem Kapitel möchten wir verschiedene Theorien und Denkmodelle zu der Frage vorstellen, warum gerade einzelne Personen betroffen sind. Wie so oft, gibt es nicht das eine Modell oder den einen Grund, der auf alle Betroffenen zutrifft. Vielmehr gibt es zahlreiche Bedingungen und Auslöser, die miteinander in Verbindung auftreten müssen, um eine soziale Angst entstehen zu lassen. Wir befassen uns mit den wichtigsten dieser Faktoren. Dazu zählen die erblichen (genetischen) Grundlagen von sozialer Angst und Persönlichkeitsmerkmale wie die Schüchternheit. Wir berücksichtigen auch das Konzept der Verhaltenshemmung, Erziehungsfaktoren und negative Erlebnisse bis hin zur Ausgrenzung und sozialen Isolation. Daneben werden aber auch Faktoren wie eigene Ansprüche, Angst vor Rückmeldung, Angst vor Erfolg und das Thema Selbstwert und Selbstsicherheit betrachtet.

2.1 Ererbt oder erfahren?

Ist soziale Angst einfach angeboren? Ist die Frage so gestellt, dann ist sie mit einem Nein zu beantworten: Angststörungen sind zu komplex, als dass sie *allein* durch ein festgelegtes genetisches Programm erklärt werden könnten. Wie bei vielen anderen seelischen Störungen ist es eher ein Bündel an Ursachen und Risikofaktoren, die zusammenkommen müssen, damit eine solche Störung sich ausprägen kann. Es ist ferner zu unterscheiden zwischen

- den Ursachen dafür, dass das Syndrom überhaupt *entstehen* kann,
- den Bedingungen, unter denen die Problematik *ausgelöst* wird, und
- den Bedingungen, die dazu führen, dass die Problematik *weiter bestehen* bleibt.

Für diese drei Aspekte gibt es jeweils unterschiedliche relevante Faktoren. Wir werden also im Folgenden unterscheiden zwischen a) Ursachen, b) Auslösern und c) aufrechterhaltenden Bedingungen der sozialen Angst.

Ursachen, Auslöser und aufrechterhaltende Faktoren spielen zusammen

Es gilt aber auch: insbesondere bei den *Ursachen* spielt Vererbung eine nicht zu vernachlässigende Rolle. Eineiige Zwillinge teilen das Merkmal soziale Angst häufiger als zweieiige. Der Effekt dieses erblichen Faktors ist aber nicht durchschlagend. Wenn sozial ängstliche Eltern mehrere Kinder haben, so können einige sozial ängstlich sein, andere nicht. Und umgekehrt: Kinder von Eltern, die beide frei von sozialen Ängsten sind, können trotzdem dieses Problem entwickeln. Vererbt wird außerdem nicht unmittelbar die Neigung, soziale Angst zu entwickeln und die damit verbundenen Verhaltensweisen zu zeigen, sondern es werden vielmehr die neurobiologischen Veranlagungen vererbt, welche erst die **Vor-**

aussetzungen dafür schaffen, dass mehr oder weniger ängstlich reagiert wird (und werden kann).

Veränderbar: aufrechterhaltende Faktoren

Die Erziehungsbedingungen sowie die positiven und negativen Lernerfahrungen, die jemand im Lauf seiner Entwicklung macht, tragen ebenfalls wesentlich dazu bei, ob aus einer Risikokonstellation tatsächlich eine bedeutsame Problematik entsteht. Erst das Zusammenspiel zwischen ererbten und Umweltfaktoren entscheidet darüber, ob es im Leben eines Menschen zur Ausprägung einer Störung kommt oder nicht. Das gilt nicht nur bei einer sozialen Angststörung, sondern allgemein bei den meisten psychischen Störungen.

Im folgenden Kapitel werden wir einige der wichtigsten Merkmale, die zur sozialen Angststörung führen oder sie auslösen können, kurz darstellen. Dazu zählen zum einen eher ererbte Faktoren, wie die Schüchternheit oder die sogenannte Verhaltenshemmung. Zum anderen zählen dazu aber auch Lernfaktoren wie negative soziale Erlebnisse, z. B. Hänseleien und Ausgrenzung. Bei einer dritten Gruppe von Faktoren, z. B. dem Perfektionismus, spielen Ererbtes und Erlerntes tendenziell gleichermaßen eine Rolle.

2.2 Schüchternheit – Nährboden sozialer Angst?

Man kann es dem Kind genau ansehen: Es möchte sich auf ein anderes Kind zubewegen, es schaut interessiert, aber es traut sich nicht. Es guckt lieber aus der Distanz zu. Man merkt, dass es interessiert ist, aber es wartet erst einmal ab, was passiert. Ist ein derartiges Verhalten für das Kind typisch, so ist es offensichtlich *schüchtern*. Wenig später sieht man die Kinder erneut, wie sie zusammen spielen und wie das zuvor eher schüchterne Kind Vertrauen gefasst hat und unbeschwert mit dem anderen Kind spielt. Die Schüchternheit des Kindes hat in diesem Fall keine großen Nachteile. Sie hat das Kind lediglich davor geschützt, sich zu überfordern oder sich auf eine Situation einzulassen, mit der es noch unzureichend vertraut ist.

Schüchternheit ist weitgehend ererbt

Ob Menschen schüchtern sind oder nicht, ist eine relativ stabile Eigenschaft von der Kindheit bis ins Erwachsenenalter. Diese Eigenschaft zeigt sich aber nur in ungewohnten Situationen. Das heißt, eine ausgeprägte Schüchternheit eines Kindes gegenüber Fremden sagt nichts über das Verhalten eines Kindes in der gewohnten Umgebung aus. Ist das Vertrauen erst einmal gefasst, dann kann das Kind mit anderen auch fröhlich und ausgelassen herumtoben. Ob jemand auf andere spontan zugeht oder schüchtern abwartet, gilt als weitgehend ererbte Temperamentseigenschaft. Menschen haben sie, oder sie haben sie nicht.

Ist diese Schüchternheit die Wurzel späterer sozialer Angst? Ist soziale Angst die Endstrecke immer schlimmer werdender

Schüchternheit? In der Tat ist die Grenze zwischen Schüchternheit und sozialer Angst nicht leicht zu ziehen. Manche Autoren argumentieren tatsächlich, soziale Angst sei letztlich ein extremes (pathologisches) Ausmaß von Schüchternheit.

Schüchternheit ≠ soziale Angst

Diese Idee scheint aber zu einfach. Denn wie wir oben bei dem Beispiel gesehen haben: Wenn Schüchterne sich erst einmal mit einer Situation vertraut gemacht haben, dann können sie sich in dieser Situation auch in einem angemessenen sozialen Rahmen bewegen. Soziale Angst würde aber bedeuten, dass selbst dann, wenn die Person es mit vertrauten Menschen zu tun hat, das Gefühl dominieren kann, man könne sich blamieren, man könne sich peinlich verhalten. Deswegen ist das Verhalten gehemmt, und im sozialen Miteinander sonst übliche Dinge (z. B. Verabredungen zu treffen) werden vermieden. Dies sind aber nur graduelle Unterschiede. Man kann sich also mit Recht fragen, ob jemand der schüchtern ist, nicht ein höheres Risiko hat, im späteren Leben eine soziale Angst zu entwickeln. Diese Frage ist in verschiedenen Studien untersucht worden. So hat man zeigen können, dass Kinder, die von ihren Müttern als schüchtern eingeschätzt wurden, ein höheres Risiko aufweisen, in der Jugend eine Angststörung zu entwickeln. Dennoch ist gleichzeitig festgestellt worden: Die meisten schüchternen Kinder entwickeln keine Angststörung. Andere Ergebnisse zeigen, dass die allermeisten Schüchternen – 82 % – *nicht* unter sozialer Angst leiden. Interessant ist auch der Befund, dass es eine Gruppe von Menschen mit sozialer Angst gibt, etwa 15 %, die gar nicht schüchtern sind. In diesen Fällen kann man sich gut vorstellen, dass die soziale Angst in bestimmten Situationen entstanden ist, dass diese Menschen also die Voreinstellung der Schüchternheit nicht mitbrachten, dann aber irgendwann eine sehr starke Kränkung in einer sozialen Situation gelernt haben und in der Zukunft dann Angst vor dieser sozialen Situation haben.

Schüchternheit als Risikofaktor

Fassen wir diese Beobachtungen zusammen, dann lässt sich sagen, dass Schüchternheit möglicherweise das Risiko einer späteren sozialen Angst erhöht, dass Schüchternheit aber nicht der wichtigste Faktor ist, wenn man soziale Angst verstehen und erklären will.

Die Zurückhaltung und die Vorsicht, die mit der Schüchternheit verbunden sind, führen nichtsdestotrotz zu nennenswerten Auswirkungen. Diese sind je nach Geschlecht unterschiedlich. Bei schüchternen Jungen kann man feststellen, dass sie die wichtigsten Aufgaben des Erwachsenenalters erst später als andere erfüllen: Sie heiraten im Schnitt drei Jahre später, werden vier Jahre später Vater und starten ihre Karriere drei Jahre später. Interessanterweise gibt es diese Unterschiede bei Frauen nicht, aber es ist zu beobachten, dass schüchterne Frauen beruflich nicht so hoch aufsteigen. Offensichtlich fügen sie sich eher in die traditionelle weibliche Rolle, die nicht mit Karrierewünschen verbunden ist.

Eng mit der Schüchternheit verwandt ist die sogenannte Verhaltenshemmung, vermutlich eine ganz wesentliche Grundlage für das Entstehen sozialer Angst.

2.3 Verhaltenshemmung

Der Begriff „Verhaltenshemmung" wurde erstmals Ende der 1980er-Jahre von der Arbeitsgruppe um den amerikanischen Psychologen Jerome Kagan geprägt. Er bezeichnet das Verhalten von Kindern und ihre körperliche Reaktion in bestimmten Situationen – z. B. wenn sie kurzzeitig von der Mutter getrennt sind, mit einem ihnen fremden Erwachsenen konfrontiert werden oder mit unbekannten Gleichaltrigen spielen sollen. Kinder, die Kagan als verhaltensgehemmt beschrieb, nähern sich unbekannten Personen oder Objekten erst nach langem Zögern oder meiden sie ganz und gar. Kleinkinder (im Alter von zwei bis drei Jahren) suchen, wenn sie verhaltensgehemmt sind, in diesen Situationen eher die Nähe der Mutter, unterbrechen das Spielen oder werden stumm. Im späteren Kindesalter (mit etwa fünfeinhalb Jahren) zeigte sich Verhaltenshemmung besonders deutlich darin, dass Kinder gegenüber Fremden auf spontane Äußerungen verzichteten (also nicht sprachen, ohne gefragt zu werden), lange zögerten, bis sie mit einer fremden Person sprachen oder von Gleichaltrigen räumlich getrennt spielten. Daneben konnte Kagan beobachten, dass verhaltensgehemmte Kinder eine geringere Schwelle aufwiesen, auf Reize mit physiologischer Aktivierung zu reagieren. Ihr Herz schlug schneller – und es regulierte sich auch weniger schnell herunter (es war weniger variabel als bei Kindern, die nicht verhaltensgehemmt waren). Ihre Pupillen waren stärker erweitert. Und bei verhaltensgehemmten Kindern ließ sich das Stresshormon Cortisol in deutlich höheren Dosen nachweisen.

Verhaltenshemmung als Risikofaktor

Deutlich vorhandene Verhaltenshemmung ist keine psychische Störung und per se noch kein Anlass für eine Psychotherapie. Verhaltensgehemmte Kinder haben aber (insbesondere zum früheren Jugendalter hin) zunehmend weniger Erfolg im Umgang mit Gleichaltrigen, erleben oftmals eher negative Gefühle und ziehen insgesamt offenbar später von zu Hause aus. Für betroffene Kinder ist zudem das Risiko etwa vier- bis fünffach erhöht, später eine voll ausgeprägte, behandlungsbedürftige soziale Angststörung zu entwickeln. Es gibt sogar Hinweise aus einer internationalen Arbeitsgruppe um Hans-Ulrich Wittchen, wonach das Risiko beim sogenannten generalisierten Typ der sozialen Angststörung im Durchschnitt 24-fach erhöht ist. Im Gegensatz zum nicht generalisierten (auch „situativ" genannten) Typ haben Betroffene dabei über viele verschiedene Arten von Situationen hinweg Angst vor Bewertung durch andere Personen (sodass sich ihre Angst nicht

2

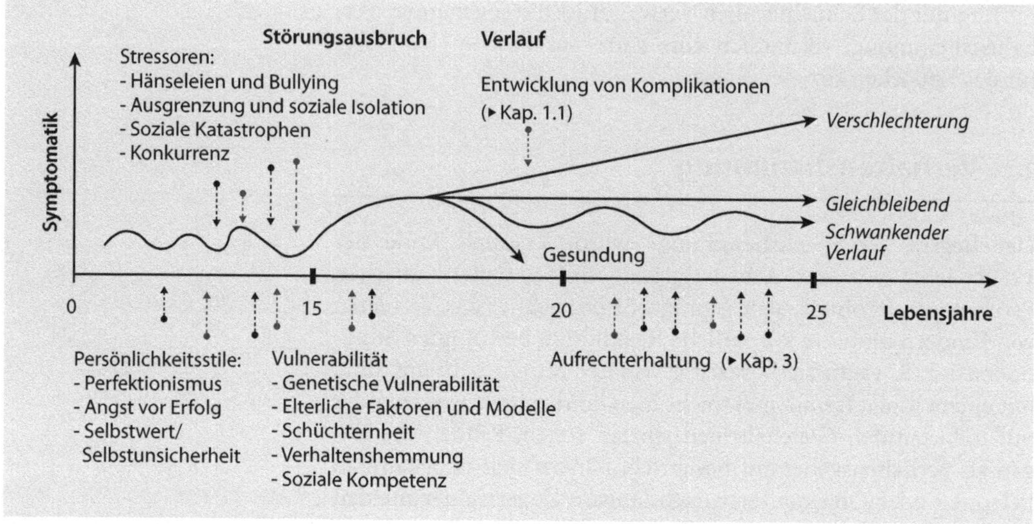

Abb. 2.1 Übersicht der mitbedingenden Faktoren (Vulnerabilitäten) und Stressoren bei Entstehung und Verlauf der sozialen Angststörung (nach Wittchen & Hoyer, 2011). Die meisten der in der Grafik benannten Faktoren werden in diesem Kapitel besprochen. Die Grafik zeigt auch, wie sich die Faktoren in der Regel zeitlich anordnen.

nur auf einen speziellen Kontext, z. B. das Halten von Referaten, beschränkt). Verhaltenshemmung lässt sich schon bei relativ kleinen Kindern beobachten, während sich eine soziale Angststörung – wie wir in Abb. 2.1 sehen konnten – in der Regel erst ab der frühen Jugend voll ausprägt.

Verhaltenshemmung ist nicht stabil

Zwar wurden in vielen Studien ausschließlich extrem verhaltensgehemmte und extrem ungehemmte Kinder untersucht – es ist allerdings wichtig zu verstehen, dass diese zwei Pole nur zwei Enden eines breiten Spektrums mehr oder weniger verhaltensgehemmter Kinder darstellen. Nur etwa 15 % aller Kinder zeigen über verschiedene Situationen und Tests hinweg fast durchgehend Verhaltenshemmung (und umgekehrt sind nur etwa 15 % aller Kinder meistens ungehemmt). Das Merkmal der Verhaltenshemmung ist über die Kindheit hinweg bis in die frühe Jugend hinein recht stabil. Unveränderbar ist Verhaltenshemmung jedoch nicht. In Kagans Studie waren 40 % der Kinder, die im Alter von zwei Jahren (extrem) verhaltensgehemmt gewesen waren, dies im Alter von fünfeinhalb Jahren nicht mehr. In vielen Fällen scheinen ihre Eltern ihnen geholfen zu haben – u. a. indem sie das Kind ermutigten, mehr Gleichaltrige nach Hause einzuladen oder selbstbewusst mit belastenden Situationen umzugehen. Es ist interessant, dass umgekehrt etwa 10 % der Kinder, die als Zweijährige völlig ungehemmt auf neue Personen und Objekte zugegangen waren, im Alter von fünfeinhalb Jahren eine Verhaltenshemmung entwickelt hatten. Hier wiesen Eltern darauf hin, dass sie sich ihre Kinder vorsichtiger und zurückhaltender gewünscht hatten, als dies im Kleinkindalter der Fall gewesen sei.

Vererbung von Verhaltenshemmung?

In ▶ Abschn. 2.4 besprechen wir, dass eine psychische Störung der Eltern ein Risikofaktor für soziale Angst beim Kind darstellt. Für die Verhaltenshemmung im Speziellen gilt dieser Befund analog. Zum Beispiel ist bei Kindern, deren Eltern an einer Depression oder einer Panikstörung leiden (ein Elternteil oder – sofern vorhanden – beide Elternteile sind betroffen), das Risiko einer Verhaltenshemmung doppelt so hoch. Eine Panikstörung ist eine psychische Erkrankung, für die unerwartete Episoden intensiver Angst mit körperlichen Symptomen wie Herzrasen, Schwitzen und Atemnot typisch sind, die Betroffene als so schlimm erleben, dass sie mitunter glauben, sterben zu müssen oder verrückt zu werden. Personen, die unter einer Panikstörung leiden, machen sich aufgrund dieser Attacken dauerhaft Sorgen oder ändern ihr Verhalten, z. B. indem sie bestimmte Orte meiden. Liegen bei den Eltern beide Störungen vor, so ist das Risiko sogar noch etwas höher. Dass Kinder psychisch kranker Eltern eine größere Wahrscheinlichkeit haben, selbst bestimmte – auch klinisch relevante – Verhaltensprobleme zu entwickeln, überrascht wenig. Schließlich leben Eltern bestimmte Verhaltensweisen vor, sie sind „Modelle"; und weil sie i. d. R. in der Kindheit die engsten Bezugspersonen sind, bieten sie durch ihr (ggf. durch ihre Krankheit beeinträchtigtes) Erziehungsverhalten – in diesem Fall – weniger Schutz gegen psychische Störungen. Unabhängig von psychischen Krankheiten der Eltern wurden verschiedene belastende Faktoren im Elternhaus identifiziert, die im Einzelfall gehemmtes Verhalten des Kindes begünstigen können, z. B. Konflikte in der Beziehung der Eltern, finanzielle Probleme oder Überforderung mit den Anforderungen, denen die Eltern gerecht werden müssen (z. B. ein anhaltender Konflikt von beruflichen und Erziehungsaufgaben). Diese Punkte diskutieren wir in Bezug auf die soziale Angst im Allgemeinen ebenfalls in ▶ Abschn. 2.4.

Parallel zu diesen Umwelt- bzw. Erziehungseinflüssen gibt es auch Hinweise, wonach Verhaltenshemmung eine bedeutsame genetische Basis hat. In Studien wurden u. a. bestimmte Genorte identifiziert, die letztendlich mit einer erhöhten Ausschüttung des Stresshormons Cortisol in Verbindung stehen. Eine erhöhte Ausschüttung von Cortisol ist – wie wir oben berichtet haben – für Kinder mit Verhaltenshemmung typisch.

Schüchternheit und Verhaltenshemmung brachten evolutionäre Vorteile

In den letzten beiden Kapiteln wurden mit der Schüchternheit und der Verhaltenshemmung zwei relativ häufige Merkmale besprochen, denen gemeinsam ist, dass sie eine relativ starke erbliche Komponente haben. Gleichzeitig sind es Merkmale, die das Risiko erhöhen, eine spätere soziale Angststörung zu entwickeln. Damit stellt sich die Frage, was die evolutionären *Vorteile* der Temperamentsmerkmale Schüchternheit und Verhaltenshemmung sind? Der britische Psychologe Paul Gilbert erklärt beide

Verhaltensmerkmale, wie im Übrigen auch die soziale Angst, im Rahmen seiner Theorie des sozialen Rangs: Danach ist es für Menschen (und Primaten) in ihrer sozialevolutionären Entwicklung immer überlebenswichtig gewesen, dass sie die in der Konkurrenz um Ressourcen in einer sozialen Gruppe entstehenden Konflikte gut lösen konnten. Eine wichtige und ökonomische Form, solche Konflikte zu entschärfen, sind soziale Hierarchien, welche die Regeln dafür schaffen, wer zuerst und wer zuletzt etwas beanspruchen darf. Zum Einhalten von sozialen Hierarchien gehören aber auch Verhaltensmuster der Unterordnung und der Zurückhaltung (▶ Abschn. 1.5). Dieses Verhaltensmuster schützt, anthropologisch gesprochen, umso sicherer vor unnötigen Angriffen ranghöherer Individuen, desto besser und automatisierter es beherrscht wird. Diese Überlegung lässt sich durchaus auf die heutige soziale Umgebung von Menschen übertragen: Zurückhaltung und Hemmung schützen vor Konkurrenzkämpfen, Kompetenzgerangel und Niederlagen. Sie dämmen aggressives Verhalten ein und können den Zusammenhalt von Menschen stärken. Stärker aber als bei anderen Tieren wird bei menschlichen Konkurrenzkämpfen um Ablehnung und Anerkennung, Integration und Ausgrenzung, Kompetenz und die Bewertung der eigenen Person gestritten.

Zurückhaltung und Hemmung nicht grundsätzlich nachteilig

Auch Selbstkritik kann in dieses Modell sinnvoll eingeordnet werden: Manchmal ist es eine klügere Strategie, sich selbst für etwas verantwortlich zu machen als sein ggf. ranghöheres Gegenüber. Das trifft besonders dann zu, wenn es gefährlich ist, den eigenen Ärger offen auszudrücken, weil der stärkere andere aggressiv reagieren könnte. Gegen diese Vorteile von Zurückhaltung und Hemmung ist nichts Grundsätzliches einzuwenden! Wenn diese Muster das Verhalten aber sehr einseitig dominieren, dann geht es im Leben vorrangig um sogenannte Vermeidungsziele. Positive Ziele und die für eine Leistungsgesellschaft typische Erfolgsorientierung können auf der Strecke bleiben. Außerdem nehmen Menschen, die auf die Abmilderung von Gefahren statt auf positive Ziele orientiert sind, Kritik anderer Personen, Selbstkritik und (vermeintlich) negative Eigenschaften der eigenen Person aufmerksamer wahr. Dies werden wir weiter unten vertiefen.

2.4 Erziehungsfaktoren und elterliche Modelle

▪ Elterliches Erziehungsverhalten

Welche Erziehungsstile bei welchen Kindern die besten sind, ist ein umstrittenes Forschungsthema und immer wieder in der gesellschaftlichen Diskussion. Welche drei Arten von Erziehungsstilen eine spätere soziale Angst begünstigen können, haben psychologische Studien aber recht deutlich zeigen können: Überbehütung, Ablehnung und ein Mangel an emotionaler Wärme.

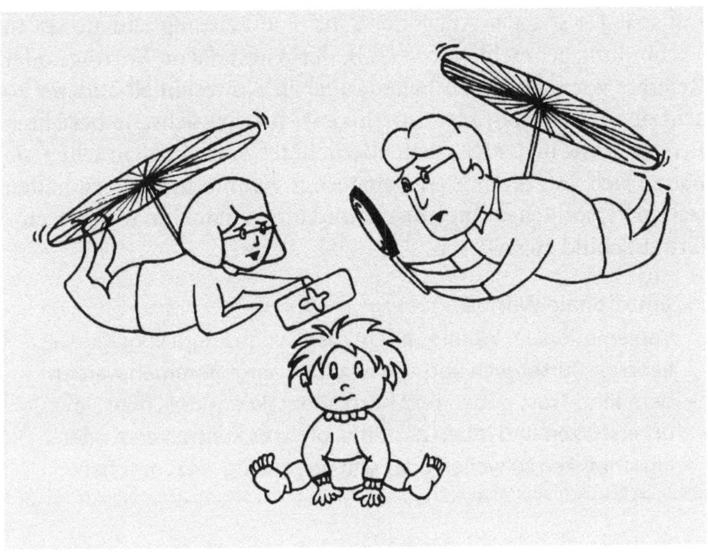

Abb. 2.2 Helikoptereltern: eine Metapher für Überbehütung (Mit freundlicher Genehmigung von Sabine Schmitt)

Überbehütung

Durch überbehütendes Verhalten zeichnen sich Eltern aus, die ihre Kinder ungewöhnlich stark (vor Gefahren) schützen wollen (Abb. 2.2), d. h. ungewöhnlich viel unternehmen, um die Umgebung ihres Kindes unter Kontrolle zu halten und unangenehme Erlebnisse vom Kind fernzuhalten (unabhängig davon, ob Situationen echte Gefahren darstellen).

Überbehütung

Zu viele Verbote schaden

Während andere Eltern ihre Kinder eher zu sozialen Interaktionen ermutigen (die Teilnahme an außerschulischen Aktivitäten, z. B. in Sportvereinen, unterstützen oder mitunter Veranstaltungen bzw. Verabredungen mitorganisieren), verbieten überbehütende Eltern ihren Kindern öfter als andere Eltern, an bestimmten Aktivitäten teilzunehmen (aus Angst, ihrem Kind könnte etwas Schlimmes passieren). Infolgedessen ist das Kind weniger sozialen Situationen ausgesetzt und erhält weniger Gelegenheit, soziale Fähigkeiten zu entwickeln. Gleichzeitig bekommt es verstärkt den Eindruck vermittelt, die Umwelt sei gefährlich, und macht weniger die Erfahrung, neue Situationen aus eigener Kraft (bzw. auf Basis der eigenen Fähigkeiten) bewältigen zu können. Überbehütung verstärkt bei den Kindern oftmals die Abhängigkeit von den Eltern bzw. erschwert es ihnen, Selbstständigkeit zu entwickeln. Darüber hinaus scheinen Eltern, die überbehütendes Verhalten zeigen, oft ungewöhnlich hohe Erwartungen an ihre Kinder zu stellen und ein starkes Gewicht auf Leistung zu legen. Dazu passt, dass in der psychologischen Forschung überbehütendes Verhalten der Eltern mit späterer sozialer Angst der Kinder in Leistungssituationen in Verbindung gebracht wurde (z. B. der Angst davor, Vorträge oder Referate vor anderen zu halten, oder in Anwesenheit anderer zu schreiben, zu essen oder zu trinken). Als Erwachsene berichten Personen, die in der Kindheit überbehütet wurden, nicht selten, sie hätten sich von ihren Eltern eingeengt gefühlt, ihre Eltern hätten sich in Persönliches eingemischt und ihnen manchmal ungerechtfertigt Schuld zugewiesen.

Emotionale Wärme

Von emotionaler Wärme spricht man, wenn Eltern vom Kind als liebevoll, fürsorglich und zugewandt wahrgenommen werden, dem Kind Trost geben und Körperkontakt ermöglichen. Sie unterstützen und loben das Kind, ohne es kontrollieren oder einschränken zu wollen oder sich übermäßig einzumischen.

Emotionale Wärme

Es gibt Hinweise, wonach insbesondere die Angst, mit anderen Menschen ein Gespräch zu führen, damit zusammenhängt, dass Betroffene in ihrer Kindheit von ihren Eltern weniger emotionale Wärme erfahren haben.

Ablehnung/Zurückweisung

Ablehnung

Ablehnend bzw. zurückweisend verhalten sich Eltern, wenn sie ihrem Kind durchgängig mit Kritik oder Herabsetzung begegnen (selbst wenn das Kind neutralen oder positiven Aktivitäten nachgeht), ungewöhnlich streng sind, viel tadeln und schnell strafen.

Unterschiede Vater/Mutter

In der Unterscheidung zwischen Erziehungsverhalten der Mutter und des Vaters konnte jüngst ein interessantes Muster identifiziert werden. Tatsächlich stehen mütterliche (aber nicht väterliche) Überbehütung sowie väterliche (aber nicht mütterliche) Ablehnung und mangelnde emotionale Wärme mit sozialer Angst des Kindes in Verbindung. Diese Konstellation aus Überbehütung der Mutter sowie Ablehnung und mangelnder emotionaler Wärme des Vaters scheint charakteristisch für Kinder zu sein, in deren Entwicklung sich eine soziale Angst herausbildet. Es wird angenommen, dass sich das überbehütende Verhalten u. a. als Folge von Komplikationen bei der Geburt (z. B. einem geringen Geburtsgewicht, Frühgeburt, ernsthaften oder lebensbedrohlichen gesundheitlichen Problemen des Kindes) herausbildet, durch die das Kind als besonders schutzbedürftig und „zerbrechlich" kennengelernt wird.

▪ Psychopathologie der Eltern

Angststörungen, Depressionen und Alkoholprobleme bei Eltern von Kindern mit sozialer Angststörung häufiger

Repräsentative Studien haben wiederholt gezeigt, dass im Zeitraum eines Jahres regelmäßig rund ein Drittel der Bevölkerung von mindestens einer psychischen Störung betroffen ist. Dieser Prozentsatz dürfte auch für Mütter bzw. Väter gelten. Obwohl die Bandbreite einzelner Symptome, die in Psychiatrie und Psychotherapie beobachtet werden können, weit ist, und Eltern von recht unterschiedlichen Störungen betroffen sein können, werden im Zusammenhang mit sozialer Angst vor allem eine eigene soziale Angststörung eines Elternteils, Depressionen, schwergradige Alkoholkonsumstörungen sowie andere Angststörungen, Zwangsstörungen und posttraumatische Belastungsstörungen diskutiert.

Psychische Störungen, die bei Eltern sozial-ängstlicher Kinder gehäuft auftreten

- **Depression:** Der Begriff umfasst mehrere Arten von Störungen. Dabei ist die sogenannte „Major Depression" am häufigsten zu beobachten. Patienten berichten zumeist ein Gefühl von Trauer, Leere und Hoffnungslosigkeit; dieses dauert mindestens zwei Wochen lang jeweils über einen Großteil des Tages hinweg an. Alternativ wird in diesem Zeitraum auch ein deutlich vermindertes Interesse an Aktivitäten berichtet, die den Betroffenen zuvor Freude bereitet haben. Hinzu kommen Symptome wie eine Veränderung des Gewichts, Energieverlust, eine verringerte Konzentrationsfähigkeit, Gefühle von Wertlosigkeit sowie wiederkehrende Gedanken an den Tod.
- **Alkoholkonsumstörung:** Dies ist der neuere Fachbegriff, der die Alkoholabhängigkeit und leichtgradigere Formen (früher als Alkoholmissbrauch bezeichnet) einschließt. Oft haben Betroffene selbst den Wunsch, den eigenen Konsum zu kontrollieren oder mit dem Trinken ganz und gar aufzuhören – beides gelingt ihnen in der Regel jedoch (ohne professionelle Hilfe) leider nicht.
- **Spezifische Phobie:** Betroffene haben eine ausgeprägte und anhaltende Angst vor klar definierten Situationen und Objekten, z. B. vor Spinnen, Hunden, Höhen oder Blut.
- **Panikstörung:** In ihrem Rahmen erleben Patienten wiederholt „wie aus heiterem Himmel" ein Gefühl starker Angst, Beklommenheit oder Unruhe erleben.
- **Generalisierte Angststörung:** Bei ihr entwickeln Menschen im Übermaß Besorgnisse.

- **Zwangsstörung:** In ihrem Verlauf erleben Betroffene ständig wiederkehrende Gedanken und Impulse und führen immer wieder bestimmte Handlungen stereotyp aus.
- **Posttraumatische Belastungsstörung:** Bei ihr leiden Menschen unter den psychologischen Folgen eines Traumas (einer Naturkatastrophe, einem Unfall, einer Vergewaltigung usw.).

Für das Kind steigt das Risiko, soziale Angst zu entwickeln, um das Zwei- bis Dreifache, wenn ein Elternteil an einer sozialen Angststörung, einer anderen Angststörung, einer Depression oder einer schweren Alkoholkonsumstörung leidet. Dass das Risiko bei allen genannten Störungen ähnlich stark ansteigt, lässt vermuten, dass die Übertragung einer sozialen Angst auf das Kind ein eher unspezifischer Vorgang ist. Es scheint bestimmte, allen genannten psychischen Störungen *gemeinsame* Risikofaktoren zu geben, die das Entstehen einer sozialen Angststörung begünstigen. Weil psychische Störungen oft nicht isoliert auftreten, sondern bei einer einzelnen Person zumeist mehrere Störungen gleichzeitig diagnostiziert werden (z. B. eine soziale Angststörung gemeinsam mit einer Depression), wurde auch der Einfluss dieser sogenannten Komorbidität untersucht. Liegen drei oder mehr Störungen gleichzeitig vor, so steigt für das Kind das Risiko, eine soziale Angst zu entwickeln, um das Achtfache.

Komorbidität

Wenn bei einer Person mehrere Störungen gleichzeitig diagnostiziert werden (z. B. eine soziale Angststörung gemeinsam mit einer Depression), wird von Komorbidität gesprochen.

▪ Elterliche Modelle

Eltern = Vorbilder

Während der Kindheit, im Lern- und Entwicklungsprozess, haben Eltern Vorbildfunktion und sind Modelle, über die sich Kinder bestimmte Grundüberzeugungen, Einstellungen und Verhaltensweisen (z. B. im Umgang mit anderen Menschen) aneignen – quasi „abgucken". Für die Entwicklung sozialer Angst beim Kind ist der Umgang der Eltern mit der Umwelt relevant, z. B. im Hinblick auf die Bewältigung eher angstbesetzter Situationen. Kinder beobachten genau: Vermeiden die Eltern selbst, sich solchen Situationen auszusetzen? Schenken die Eltern bestimmten Personen und Objekten, die Angst hervorrufen, noch zusätzlich ganz besondere Aufmerksamkeit? Die Lenkung der Aufmerksamkeit auf Dinge, die schief gehen könnten, und die negative Interpretation der Umwelt diskutieren wir als aufrechterhaltende Faktoren der sozialen Angst in ▶ Abschn. 3.5 – nicht selten sind diese Strategien von den Eltern übernommen worden (sog. Modelllernen). Eltern wirken dabei in einer konkreten Situation nicht nur durch ihr unmittelbares Handeln als Vorbild, sondern z. B. auch über nonverbale Signale, wie den Gesichtsausdruck oder die Körperhaltung.

Exkurs: Eltern, die sich in Psychotherapie begeben, helfen nicht nur sich selbst – sondern auch ihren Kindern!

In einer Studie, die Silvia Schneider und Kollegen 2013 veröffentlichten, wurden über zehn Jahre hinweg 43 Patientinnen und Patienten, die unter einer sogenannten Panikstörung litten, untersucht. Eine Panikstörung gilt, genauso wie die soziale Phobie, als Angststörung. Für sie sind unerwartete Episoden intensiver Angst mit körperlichen Symptomen wie Herzrasen, Schwitzen und Atemnot typisch, die Betroffene als so schlimm erleben, dass sie mitunter glauben, sterben zu müssen oder verrückt zu werden. Personen, die unter einer Panikstörung leiden, machen sich aufgrund dieser Attacken dauerhaft Sorgen oder ändern ihr Verhalten, z. B. indem sie bestimmte Orte meiden. Alle Patientinnen und Patienten, die an der Studie teilnahmen, waren außerdem Eltern – sie wurden gemeinsam mit ihren insgesamt 54 Kindern über zehn Jahre hinweg beobachtet.

Genauso wie bei der sozialen Phobie gilt bei der Panikstörung im Allgemeinen, dass Kinder von Betroffenen mit höherer Wahrscheinlichkeit selbst eine Angststörung entwickeln. Schneider und Kollegen konnten in ihrer Studie aber zeigen, dass Kinder, deren Eltern eine Psychotherapie machten, seltener selbst zu Angstgedanken und depressiven Symptomen neigten als Kinder von Eltern, die sich gegen eine Therapie entschieden.

2.5 Soziale Katastrophen und wie sie erlebt werden

Negative Lernerfahrungen

Zusätzlich zu den bereits genannten Ursachen sozialer Angst kommen – vereinfacht gesagt – „schlechte Erfahrungen“ in Betracht. Diese sogenannten negativen Lernerfahrungen sind für das Verständnis starker sozialer Angst überaus wichtig. Eine klassische Sichtweise ist es, diese Lernerfahrungen in drei sogenannte Pfade zu unterteilen:

1. **Klassische Konditionierung:** Ein bestimmter Reiz bzw. eine bestimmte Situation, z. B. von einer Autoritätsperson fragend angesehen zu werden, ist direkt („automatisch“) mit einer Furchtreaktion verbunden, weil eine ähnliche Situation in der Vergangenheit einen sehr negativen Ausgang hatte.
2. **Lernen am Modell:** Oft reicht es auch, wenn eine Person beobachtet, wie eine andere Person gedemütigt oder ausgelacht wird, um selbst Angst davor zu empfinden, das nächste Opfer zu sein.
3. **Lernen über Informationsvermittlung:** Es ist nicht nötig, direkt dabei zu sein, um zu lernen, dass bestimmte soziale Situationen „knifflig“ werden können, um sie als angstauslösend zu erleben. Es reicht, davon zu hören, darüber zu lesen oder eine realistische Filmszene zu beobachten.

Außerdem ist das „assoziative Lernen" zu beachten. Ist Ihnen Folgendes schon einmal passiert? Sie essen eine bestimmte Speise – vielleicht sogar Ihr Lieblingsgericht; eine Lasagne in einem italienischen Restaurant oder einen Obstsalat daheim. Kurze Zeit später jedoch wird Ihnen übel, Sie müssen sich übergeben und fühlen sich ganz elend. Vielleicht hängt das eine gar nicht mit dem anderen zusammen, aber trotzdem vergeht Ihnen auf absehbare Zeit die Lust auf das Gericht. Vielleicht wird Ihnen sogar schon etwas übel, wenn Sie das Gericht nur sehen. Das ist ein sinnvoller, unwillkürlicher biologischer Mechanismus, der uns vor Vergiftungen schützt. Ähnlich schnell werden auch andere Ängste erworben – manchmal reicht es aus, ein einziges Mal von einem Hund gebissen zu werden.

Plötzlich einsetzende Angstproblematik

Soziale Angst kann in einigen Fällen ebenso plötzlich einsetzen wie der Ekel vor Lasagne oder die Angst vor Hunden: Stellen Sie sich z. B. den Fall eines angesehenen Journalisten vor, der ein einziges Mal Angstsymptome erlebte (einschließlich Zittern, Schweißausbruch und Herzrasen) – allerdings direkt bei der Jahrestagung seines Berufsverbandes. Er ist für seine herausragende Rhetorik bekannt, alle erwarten von ihm wieder eine großartige, spritzige Rede – und da reißt ihm plötzlich der Faden! Der Tag war voller Belastungen, die gar nichts mit der Rede zu tun hatten; kurz vor der Rede erhielt er einen unangenehmen Anruf; und dann findet er überraschend im Publikum seinen alten Konkurrenten aus der Studienzeit, der schon immer gegen ihn gestichelt hat. Und jetzt das! Er stammelt vor sich hin und sucht fiebrig nach Worten. Hier ist gar nichts spritzig! Er hat seinen Beruf über Jahre hinweg erfolgreich ausgeübt, hat viele Vorträge vor Publikum gehalten; in einer lockeren, unterhaltsamen Art und Weise. Und trotzdem war dieser konkrete Patient, nachdem er während einer einzigen, wichtigen Rede massiv Angst erlebt hatte, in der Folge an der Ausübung seines Berufs behindert. Er hat durch ein einzigen Ereignis gelernt, eine gewisse Situation (in diesem Fall: einen Vortrag vor großem Publikum zu halten) mit einem sehr unangenehmen inneren Zustand verknüpft ist (Angst, Herzrasen, vielleicht auch Scham). Fortan reicht der Gedanke an die Situation (Vortrag halten) aus, um Angst zu empfinden.

Einzelne „soziale Katastrophen" selten Auslöser einer sozialen Angststörung

Eine derart plötzlich einsetzende Angstproblematik kann vorkommen, ist aber nicht der Regelfall. In den meisten Fällen entsteht Angst schleichend. Die ersten, vielleicht noch „leichten", Anzeichen der sozialen Angst leugnen wir oft, so lange es geht: z. B. sich mit Alkohol „Mut anzutrinken" vor Verabredungen, Vorträgen oder einem gemeinschaftlichen Abend mit Arbeitskollegen. Analog dazu ist nicht jede Angst vor Hunden schlagartig dadurch entstanden, dass der oder die Betroffen in der Vergangenheit gebissen wurde. Häufiger baut sich die Angst in Form eines Teufelskreises auf. Ein Unwohlsein in Situationen mit anderen Menschen (z. B.: abends mit mehreren Personen an einem großen Tisch in einer Kneipe sitzen und reden) führt dazu, dass diese Situationen weniger oft aufgesucht werden. Dadurch werden positive Aspekte, die mit dieser Situation verbunden sein könnten (z. B. Bedürfnis nach Nähe und Austausch wird erfüllt), nicht erfahren, sodass die Verknüpfung der Situation mit dem negativen Gefühl der Angst weiter verfestigt wird. In diesem Zusammenhang ist die Parallele zur Übelkeit nach dem Essen von Lasagne interessant. Denn im Ergebnis meiden wir dort möglicherweise ein Gericht, das uns nicht vergiften würde, sondern sogar gut schmeckt – was doch eigentlich sehr schade ist!

Wie aus einer Mücke ein Elefant wird

In unserem Beispiel für eine plötzlich einsetzende Problematik führt eine Patientin mit Errötungsangst ihre Problematik zwar auf ein einzelnes Ereignis zurück, aber es wird auch deutlich, dass es eigentlich ihre zugrundeliegenden Befürchtungen und Annahmen waren, die aus dem Ereignis eine „Katastrophe" gemacht haben. Sie berichtete, sie sei von ihrer Kollegin, als sie noch neu in ihrem Arbeitsfeld war, beim gemeinsamen Frühstück darauf angesprochen worden, warum sie immer so rot werde. Für unsere Patientin war die Frage eindeutig ein Schock! In die Gedanken der Patientin übersetzt, bedeutete sie Folgendes: „Andere nehmen das, was ich als leichte Wärme in meinem Gesicht spüre, sehr deutlich wahr, sie können es genau sehen, und sie empfinden es als peinlich. Sie fragen sich anscheinend, was mit mir los ist. Ich bin offenbar nicht wie andere, sondern irgendwie absonderlich, komisch und sehe offensichtlich nicht normal aus." Damit begann für diese spezielle Patientin eine schwere Leidensgeschichte, denn sie hat fortan alles, aber auch wirklich alles getan, um zu vermeiden, dass sie weiter errötet. Da das Rotwerden aber eine ganz natürliche physiologische Reaktion der Haut ist, die weitgehend nicht beeinflusst werden kann, auch nicht durch therapeutische Maßnahmen, spielte diese Patientin also ein Spiel, das sie nicht gewinnen konnte. Wohlgemerkt: In dieser Szene ist überhaupt nichts passiert. Es geht allein um die Wahrnehmung der Patientin. Wir wissen bis heute nicht, ob die junge Kollegin diese Frage stellte, um die Patientin zu blamieren oder zu provozieren bzw. um ihr zu vermitteln, dass sie das Symptom unpassend oder peinlich findet, oder ob die Frage gewissermaßen lediglich naiv gestellt war und keinerlei besonderen Hintergrund hatte. Trotzdem war dieses Ereignis für die Patientin eindeutig schlimm; die Interpretation dieses Ereignisses war sehr bedeutsam und handlungsleitend und führte zu zahlreichen Folgeproblemen.

Blamage

Nun gibt es zahlreiche Gelegenheiten, sich zu blamieren. Was wäre, wenn – anders als in diesem Beispiel – jemand tatsächlich etwas ganz grandios verpatzt? Wenn also wirklich etwas schiefgeht? Jemand stürzt auf dem Weg zum Podium oder jemand bringt in der Prüfung keinen Ton mehr heraus? Es gibt zahllose Gelegenheiten, etwas nicht hinzubekommen oder „zu versagen", während andere einen beobachten. Man bekleckert sich, ein Name fällt einem nicht ein, oder man zittert vor Aufregung. All das ist offensichtlich alltäglich und normalerweise kein besonderes Problem. Kleinigkeiten sind schnell vergessen! (Wenn sie überhaupt bemerkt werden.) Sozial Ängstlichen gelingt es aber nicht, die Aufmerksamkeit in Zukunft wieder auf das Positive auszurichten, sie konzentrieren sich in zukünftigen Situationen allein darauf, eine Wiederholung zu vermeiden. Dies werden wir in ▶ Kap. 3 vertiefen.

2.6 Hänseleien und Bullying

Erinnern Sie sich noch, wie das damals auf dem Schulhof war? Wissen Sie, was aus dem Jungen wurde, der damals immer herumgeschubst und ausgelacht wurde, der dann irgendwann nicht mehr da war und von dem Sie heimlich gedacht haben: Wie hält der das eigentlich aus? Und: Auf seiner neuen Schule wird er es hoffentlich besser haben. Sie hätten aber nicht gewagt, für ihn Partei zu ergreifen, denn die tonangebenden Schüler machten sich ihren Spaß aus den Hänseleien und Quälereien und niemand wollte selbst in Gefahr kommen, von denen gegängelt zu werden. Ihnen war klar: Bloß nicht die Aufmerksamkeit der aggressivsten Schüler wecken, nichts tun, was mich selbst zum Opfer machen könnte. Auch aufgrund dieser Zusammenhänge war und blieb der Junge ausgeschlossen. Allen Beteiligten ist aber mehr oder weniger bewusst geworden, dass es verheerende Folgen haben kann, zum falschen Zeitpunkt die Aufmerksamkeit anderer zu erregen. Die Angst, Aufmerksamkeit zu erregen, ist mit sozialer Angst eng verwandt. Erfahrungen mit Hänseleien und anderen seelischen Grausamkeiten der Mitschüler, oder überhaupt anderer Kinder, können einer der Gründe für diese Angst sein. Dabei ist noch nicht einmal entscheidend, dass man dies selbst erlitten hat, es zu beobachten, reicht mitunter schon aus.

Mobbing und Hänseleien durchleiden 20–30 % der Schüler

Die Zahl der Kinder, die während ihrer Kindergarten- oder Schulzeit mindestens einmal über einen längeren Zeitraum derartige Erfahrungen machen und Hänseleien oder systematischem Tyrannisieren, Schikanieren oder Einschüchtern (Mobbing, im Deutschen oft synonym benutzt zum englischen Begriff Bullying) ausgesetzt sind, wird auf 20–30 % geschätzt. Diese Zahl bezieht sich auf alle Erlebnisse, in denen das Kind wiederholt „Opfer" anderer Kinder wird. Damit sind offene körperliche oder verbale Gewalt gemeint, aber auch subtilere Formen der sozialen Ausgrenzung oder Zurückweisung. Im Detail definiert man Mobbing wie folgt.

Mobbing (Bullying)

Mobbing bezeichnet ein aggressives Verhalten gegen ein Opfer, das absichtlich (d. h. vorsätzlich) von einem oder mehreren Tätern (d. h. einem Individuum oder einer Gruppe) wiederholt durchgeführt wird. Dabei herrscht ein Machtungleichgewicht zwischen Täter(n) und Opfer.

Cybermobbing nimmt zu

Ein zunehmend bedeutender Schauplatz für Mobbing ist das Internet. In diesem Zusammenhang spricht man von „Cybermobbing", also Mobbing über E-Mails, Social Media, Instant Messaging, in Chat-Foren, in Spiele-Communitys oder durch das Hochladen und Versenden von Texten, Videos und Bildern über verschiedene Apps. Im Unterschied zum „traditionellen" Mobbing bleiben Täter oft anonym. Ein weiterer Unterschied besteht darin, dass Mobbinghandlungen beim Cybermobbing zuweilen nur einmal (d. h. nicht wiederholt) durchgeführt werden – die Wiederholung entsteht dann dadurch, dass z. B. ein Videoclip oder ein Foto weite Verbreitung findet und sehr oft von vielen Personen angesehen wird.

Viele Kinder mit solchen Mobbingerfahrungen werden eine weitgehend normale Entwicklung durchlaufen und die Ereignisse als eine in sich abgeschlossene, vergangene Episode erleben können, die nur noch selten in das Bewusstsein tritt. Bei manchen Kindern haben die Ereignisse dazu geführt, dass sie vielleicht sogar seelisch robuster wurden; sie haben gelernt, selbstbewusster oder von anderen unabhängiger zu werden und Freunde zu finden. Oder sie haben von Anfang an erkannt, dass das Ganze recht wenig mit ihnen selbst zu tun hat, sondern eher mit Frustrationen und Geltungsbedürfnis der Mitschüler.

Hänseleien → negative Überzeugungen

Für manche aber haben diese Episoden gravierende negative Folgen. Kurzfristig können Schulunlust und schlechtere schulische Leistungen vorkommen. Schwerwiegender sind aber die langfristigen Folgen: Soziale Erfahrungen sind entscheidend dafür, welches Bild wir von der Welt und von uns selbst entwickeln. Die Überzeugung, dass wir selbst und die Menschen, die uns umgeben, „in Ordnung sind" und dass es im Großen und Ganzen auf der Welt gerecht zugeht, ist eine wesentliche Voraussetzung für seelische Gesundheit. Derartige Überzeugungen erleichtern es, mit Belastungen und Krisen fertig zu werden; besonders das Selbstwertgefühl hilft, Kränkungen und Misserfolge zu akzeptieren. Die oben beschriebenen Erfahrungen auf dem Schulhof können dazu führen, dass sich diese positiven, schützenden Überzeugungen nicht ausbilden. Ein gehänselter Schüler wird dagegen glauben, er sei „irgendwie schlechter" als andere, unattraktiv oder unsympathisch – es muss ja einen Grund für die Hänseleien geben. Einer unserer Patienten hatte sich seine „zu breite Nase" in einer Schönheitsoperation verschmälern lassen, er war wegen dieser Nase gehänselt worden. Erst im Verlauf der Therapie kam heraus, dass der Hintergrund der Hänseleien nicht sein unangenehmes oder gar hässliches Äußeres war, sondern im Gegenteil, sein ungewöhnlich *gutes* Aussehen. Hintergrund der Hänseleien war eher der Neid der

Mitschüler (immerhin war er zum „schönsten Jungen der Schule" gewählt worden) – aber das wurde ihm erst jetzt, viele Jahre später, klar.

Negative Überzeugungen → Konsequenzen

Negative Überzeugungen über sich selbst und andere haben greifbare Konsequenzen und echte Nachteile für das Leben der Betroffenen. Wer beispielsweise glaubt, er sei hässlich, wird nicht so offen auf andere zugehen, zumindest solange ihm seine anderen Stärken nicht bewusst sind. Er wird sich vielleicht auch weniger um sein Äußeres kümmern – nach dem Motto: „Jetzt ist es sowieso egal." So oder so: Die Art, wie die Person auf andere wirkt, wird zunehmend negativer, wenn sie von sich *glaubt*, sie komme nicht gut rüber – eine „selbsterfüllende Prophezeiung"! Genauso negativ kann sich die Überzeugung auswirken, andere seien eher kritisch, negativ und aggressiv. Niemand, der von einer solchen Überzeugung geprägt ist, wird sich gerne in die Gesellschaft anderer begeben – und wenn, wird er oder sie versuchen, nur nicht im Mittelpunkt der Aufmerksamkeit zu stehen. Durch ein solches Verhalten wird auch die Chance geringer, neue Erfahrungen zu machen und die Überzeugungen nach und nach zu revidieren.

Falsche Annahmen überdauern

Aufgrund der oft lange zurückliegenden Erfahrungen auf dem Schulhof sind die beschriebenen Überzeugungen und die aus ihnen resultierenden Verhaltensweisen gut verständlich. Sie sind aber dennoch meistens falsch. Insbesondere die Annahme, man sei anders als die anderen und weniger kompetent, entspricht eher dem durch (die in den letzten Kapiteln beschriebenen) Erfahrungen gewachsenen inneren Bild von sich selbst als der Realität.

2.7 Konkurrenz und Vermeidung von Unterlegenheit

Überlebenswichtig: Teil einer Gruppe zu sein

Es liegt in der Natur des Menschen, akzeptiert, wertgeschätzt und Teil einer Gemeinschaft sein zu wollen. Nicht nur Personen, die unter einer sozialen Angststörung leiden, möchten nicht gern herabgesetzt werden oder eine niedrige Position in einer sozialen Gruppe einnehmen. Das trifft wohl auf beinahe jeden von uns zu! Wer ist in der Gruppe seiner Freunde schon gern „das fünfte Rad am Wagen"? Lieber werden wir von unseren Freunden, von Mitschülern, von Kollegen unterstützt, werden lieber bewundert als abgelehnt. Die meisten von uns sind lieber beliebt, als am Rand zu stehen und Außenseiter zu sein. Dabei denken wir in unserer westlichen Kultur – wie schon angeklungen ist – die sozialen Gruppen, in denen wir uns bewegen, oft hierarchisch. Damit ist nicht immer eine ausdrückliche Hierarchie gemeint, wie man sich vielleicht eine Gruppe Jugendlicher vorstellt – mit einem Anführer, der den Ton angibt. Gemeint ist der Gegensatz zwischen Gewinnern und Verlierern, beliebten und unbeliebten, dominanten und schwachen, überlegenen und unterlegenen Mitgliedern einer Gruppe. Wir möchten nicht derjenige sein, der auf der geringsten Stufe steht, möchten nicht das Gruppenmitglied mit dem geringsten Status und dem geringsten Ansehen sein. Dimensionen, auf denen wir uns mit anderen vergleichen, können beispielsweise auch das Aussehen sein oder fachliche Fähigkeiten. Und wir denken dabei vielleicht an das Klischee eines Klassentreffens, bei dem die meisten Personen im Raum Geschichten über ihren spannenden Lebensweg und ihren Partner erfinden, um zu verschleiern, dass ihr Leben nicht so aufregend geworden ist, wie zum Schulabschluss geplant, und sie in Wirklichkeit ein durchschnittliches Leben hatten – wie alle anderen auch.

Überstandene Niederlagen schützen gegen soziale Angst

Aber läuft tatsächlich jedes Klassentreffen als Wettstreit ab? Auf einem Klassentreffen gibt es bestimmt auch viele Leute, für die es *nicht* schlimm ist, wenn ehemalige Mitschüler beruflich erfolgreicher waren als sie selbst, mehr Geld verdienen, in einem schöneren und größeren Haus wohnen und einen attraktiveren Partner haben – die sich stattdessen einfach nur freuen, ihre alten Freunde wiederzusehen. Oder die wissen, dass sie akzeptiert werden, egal ob sie großen Erfolg haben, durchschnittlich erfolgreich sind oder scheitern. Im Gegensatz dazu sind manche Menschen anfälliger dafür, sich mit anderen Personen in ihrer Gruppe zu vergleichen und mit ihnen in Konkurrenz zu treten – mit dem Ziel zu verhindern, abgelehnt oder beschämt zu werden. Vielleicht würden sie auf einem Klassentreffen eher davon ausgehen, dass sie sich vor den anderen beweisen müssen, um sich nicht als „Verlierer“ oder „Versager“ zu präsentieren und in der (vermeintlichen) Hierarchie der ehemaligen Schüler einen niedrigen Platz einzunehmen. Vielleicht würden sie tatsächlich versuchen, mit den vermeintlichen Leistungen der anderen mithalten zu wollen, indem sie eigene Erlebnisse übertreiben oder Erfolge erfinden. Oder sie fühlen sich einfach nur schlecht, weil ihnen das nicht gelingt. Vielleicht machen sie sich selbst Vorwürfe, sehen sich als Versager und Verlierer und nehmen die anderen als überlegen wahr. Es ist leicht zu verstehen, dass so eine Wahrnehmung dazu führt, dass ein Betroffener tieftraurig ist – bis hin zu Symptomen einer Depression. Personen, die sensibler auf die subtilen Hierarchien in einer Gruppe reagieren und den Druck, sich mit anderen zu messen, stärker spüren, sind verwundbar für soziale Angst. Durch ihre starke Motivation, Unterlegenheit zu vermeiden, und ihre Überzeugung, dass sie nur Anerkennung erfahren, wenn sie eine bessere Leistung erbringen als Konkurrenten, wird die Bewertung der anderen bedeutungsvoller.

Vermeidung schadet

Soziale Angst und vor allem das mit ihr verbundene Vermeidungsverhalten können helfen, die im Zusammenhang mit Konkurrenz, Neid und sozialen Hierarchien entstehenden negativen Gefühle zu vermeiden. Wenn ich dem Klassentreffen ganz aus dem Weg gehe (und andere Prioritäten setze), erspare ich mir

– auf den ersten Blick – auch die unangenehmen Gefühle von Unterlegenheit. Umgekehrt: Ohne soziale Angst hätten Betroffene gar keine Ausrede mehr; sie würden Seiten ihrer selbst erleben, die bislang weitgehend verdeckt waren, z. B. Ehrgeiz und den *Wunsch* (nicht mehr die Angst), im Mittelpunkt zu stehen. In diesem Moment spielt dann aber auch das Thema Konkurrenz eine Rolle. Dass Konkurrenz regelrecht krank machen kann, zumindest wenn die Voraussetzungen, die in diesem Kapitel bereits genannt wurden, ebenfalls zutreffen, davon ist auszugehen: Untersuchungen zeigen, dass in konkurrierenden Gesellschaften psychische Störungen tatsächlich häufiger vorkommen als in fürsorglichen Gesellschaften.

2.8 Ausgrenzung und soziale Isolation

Fallbeispiel

Einer unserer Patienten mit sozialer Angst war in einer Familie mit fünf Kindern aufgewachsen. Die Eltern waren streng religiös und gehörten einer sektenartigen Vereinigung an. Zwar hatte er innerhalb der Familie viel Kontakt mit seinen Geschwistern und erhielt eine intensive musikalische Ausbildung von klein auf, doch war es ihm und seinen Geschwistern nicht erlaubt, sich mit Gleichaltrigen anzufreunden oder sie mit zu sich nach Hause zu bringen. Wie soll ein solches Kind lernen, Freundschaften zu knüpfen und aus Unbekannten Bekannte zu machen? Die Überzeugung „Ich bin anders als die anderen" besteht von Anfang an und hemmt die weitere Entwicklung im Umgang mit anderen Menschen.

Soziale Ausgrenzung schadet massiv

Es kann viele Ursachen haben, warum ein Kind, ein Jugendlicher oder ein Erwachsener sozial isoliert ist. Das Beispiel schildert eine davon. Manchmal sind es aber auch andere Personen, die uns ausgrenzen: Gleichaltrige, Klassenkameraden, Kollegen; im Sportverein, im Freundes- oder sogar Familienkreis. Grund kann ein bestimmtes Merkmal sein, durch das wir uns von ihnen unterscheiden. Vielleicht ist dieses Merkmal für andere sichtbar – wie etwa die Hautfarbe bzw. allgemein die ethnische Zugehörigkeit. Es kann aber auch zunächst unsichtbar sein: Beispiele dafür sind die religiöse Überzeugung, bestimmte Krankheiten (beispielsweise HIV), Arbeitslosigkeit oder eine von der heterosexuellen Norm abweichende sexuelle Orientierung.

Stigmatisierung trifft alle

Diese Abwertung von Personen, die ein bestimmtes Merkmal tragen, nennt man Stigmatisierung. Sie betrifft übrigens nicht nur Minderheitengruppen (wie Immigranten, Menschen mit geistiger oder körperlicher Behinderung, homosexuelle Menschen). Die meisten von uns gehören einer oder mehreren Gruppen an, die von der Gesellschaft stigmatisiert werden – zumindest in bestimmten Kontexten! Beispielsweise erfahren Frauen in vielen

Situationen eine solche Abwertung und Ausgrenzung, oft auch ältere Menschen, nicht selten auch Übergewichtige. Wie bereits oben gezeigt, ist auch Mobbing – d. h. regelmäßiges, wiederholtes, systematisches Schikanieren und psychologisches Quälen – eine weitere spezielle Methode der Ausgrenzung und Herabsetzung, i. d. R. durch Mitschüler oder Kollegen. Die Forschung konnte die Bedeutung von Ausgrenzung und Isolation für die Entwicklung sozialer Angst deutlich zeigen: Schikanen, durch die Betroffene die Beziehung zu ihren Mitschülern, ihren Kollegen – allgemein: ihrer Bezugsgruppe – gefährdet sehen (im einfachsten Fall: „Wir mögen dich nur, wenn du das machst, was wir wollen“), haben Einsamkeit, Vermeidung sozialer Situationen und Angst vor negativer Bewertung zur Folge. Diese Art der Schikane wird in der Forschung „relationale Viktimisierung“ (relational victimization) genannt: Täter setzen Opfern gegenüber soziale Ausgrenzung als Druckmittel ein, um Handlungen zu erpressen, drohen mit Isolation oder schließen Betroffene tatsächlich aus der Gruppe aus. Dagegen steigert die Androhung oder Ausübung *körperlicher* Gewalt soziale Angst scheinbar nicht bedeutsam.

Ausgrenzung schadet Selbstbewusstsein

Allerdings gibt es einige Hinweise, wonach sich der Zusammenhang zwischen relationaler Viktimisierung und gesteigerter sozialer Angst eher bei Mädchen beobachten lässt als bei Jungen. Jungen reagieren auf Ausgrenzung und Zurückweisung in der Tendenz eher mit Aggression. Tatsächlich gibt es viele Studien, die berichten, dass Kinder, die zurückgewiesen wurden, häufiger aggressiv sind, eher feindselige und unprovozierte Aggression zeigen, dazu neigen, aggressiv auf uneindeutiges Verhalten anderer Personen zu reagieren, und Aggression nutzen, um Konflikte zu lösen und Ziele zu erreichen. Das verdeutlicht, dass soziale Angst bei Weitem nicht die einzige Art ist, mit Ausgrenzungserfahrungen, Mobbing, Stigmatisierung und Isolation umzugehen.

Soziale Isolation ist schmerzhaft

Oft ist nicht klar, ob Betroffene wirklich ausgegrenzt werden oder nur das Gefühl haben, sie würden ausgegrenzt, wenn sie versuchten, in Kontakt zu kommen. Die Wirkung ist die Gleiche: Das Gefühl, anders zu sein und nicht dazuzugehören. Das Selbstbewusstsein leidet erheblich unter der Ausgrenzung. In psychologischen Studien war das sogar dann der Fall, wenn Personen durch ein Computerprogramm ausgegrenzt wurden statt durch einen echten Menschen! Auf der Ebene des Gehirns sind die Reaktionen, die in Studien zur sozialen Isolation gemessen werden konnten, bemerkenswert. Im Gehirn werden nämlich ähnliche Regionen aktiv, wie wenn wir körperliche Verletzungen erleiden und physische Schmerzen empfinden! Isoliert zu sein, tut also im wahrsten Sinne des Wortes weh! Bei genauerer Betrachtung ist das auch im höchsten Maße sinnvoll und an die Voraussetzungen, als Mensch zu überleben, angepasst. Dass es in der Evolution ein wichtiger Überlebensvorteil war (und auch heute noch ist), Schmerzen empfinden zu können, ist unmittelbar eingängig. Schmerz beschützt vor der Gefahr einer unmittelbaren körperlichen Verletzung insofern, als dass er einen Hinweis auf eine körperliche Schädigung gibt und verhindert, dass wir weiter geschädigt werden. Aber was ist der Nutzen eines „sozialen Schmerzes"? Warum ist es nützlich, es als so schlimm zu erleben, von anderen Menschen getrennt zu sein?

Gruppe = Schutz

Besonders für Kinder stellte und stellt die Trennung von der Mutter oder anderen Bezugspersonen eine große Gefahr da; menschliche Kinder sind – im Vergleich zu anderen Tieren – besonders lange auf Betreuung, Versorgung und Hilfe angewiesen. Deshalb lässt sich annehmen, dass sich der Schmerz, den wir bei Trennung und Isolation von anderen Menschen erleben, in der Evolution als hilfreicher Mechanismus entwickelt hat, um (insbesondere einem Kind) zu ermöglichen, diese potenziell gefährliche Trennung zu registrieren und gegenzusteuern (gegebenenfalls zu weinen, die Mutter aufzusuchen etc.). Aber das gilt nicht nur für Kinder. Denken wir (um uns die Entwicklung dieses Mechanismus zu verdeutlichen) an unsere Vorfahren vor vielen Tausenden von Jahren zurück, so können wir uns leicht vorstellen, dass es eine Gefahr darstellte, ganz allein auf sich gestellt – isoliert von anderen Menschen – der Natur ausgeliefert zu sein. Zugespitzt ausgedrückt: Für Tiere, die in der Gruppe leben – und der Mensch gehört dazu –, kann es tödlich enden, wenn sie den Kontakt zu ihrer Gruppe verlieren. Der Schmerz, den wir empfinden, wenn wir einsam und isoliert sind, hat also in unserer Entwicklungsgeschichte möglicherweise eine sehr wichtige Funktion erfüllt.

Einsamkeit verändert Denken

In der modernen Welt sind wir vor andere Herausforderungen gestellt, und nicht alle Prozesse, die bei sozialer Isolation in uns ablaufen, sind hilfreich und unterstützend. So verringert Einsamkeit und Isolation von anderen Personen unsere Fähigkeit, logisch zu denken, und verändert unsere Wahrnehmung. Das überrascht uns schon deshalb nicht, weil wir, wenn wir von anderen abgewiesen oder ausgegrenzt werden, oft starke Gefühle erleben, die unsere Aufmerksamkeit, unser Denken und unser Verhalten verändern: Wir sind ängstlich, wütend, traurig. Dann lenken wir unsere Wahrnehmung eher auf negative soziale Reize – wir neigen eher dazu, unsere soziale Umwelt als bedrohlich wahrzunehmen, erwarten eher Negatives und erinnern uns an mehr negative soziale Ereignisse. Wir neigen eher dazu, (vorschnell) einen schlechten Eindruck von unserem Gegenüber zu haben. Wir haben mehr Angst vor negativer Bewertung. Manchmal verhalten wir uns abweisend anderen Leuten gegenüber, weil wir Schlechtes erwarten. Was aber ist wohl das Ergebnis, wenn Betroffene ihre Umwelt so wahrnehmen? Einsamkeit, Isolation und Ausgrenzung setzt – mit den ausgelösten Emotionen, der veränderten Wahrnehmung und der wachsenden Angst vor Bewertung – eine Kette von Prozessen in Gang, die soziale Angst begünstigen können.

2.9 Soziale Angst und soziale Kompetenz

Es gibt eine plausible und naheliegende Annahme über die möglichen Ursachen sozialer Angst: Manche Menschen sind einfach nicht so geschickt und kompetent im Umgang mit anderen. Ihnen fallen weniger Gesprächsthemen ein, sie sind nicht so unterhaltsam, haben Schwierigkeiten, auch komplizierte Botschaften anderer wirklich zu verstehen oder den richtigen Ton zu treffen. Die Regeln des sozialen Miteinanders sind ihnen nicht so vertraut, vielleicht, weil die familiären Voraussetzungen fehlten und sie niemanden hatten, von dem sie solche Verhaltensweisen hätten lernen können. Und wer die sozialen Regeln schlechter als andere beherrscht, der wird auch schlechtere Erfahrungen machen! Am Ende einer solchen Entwicklung stünden dann sozialer Rückzug und soziale Angst. Dementsprechend haben sicher viele von sozialer Angst Betroffene die Idee: Wenn ich kompetent auftrete, dann bin ich geschützt davor, mich zu blamieren, und es gibt schlicht keinen Grund mehr, Angst zu haben! Damit wäre die beste Hilfe gegen soziale Angst, sozial kompetenter zu werden.

Ist es wirklich so einfach? Ist es nicht! Man könnte sogar etwas zugespitzt sagen: Achtung! Diese Idee ist eine Falle!

Geringere soziale Kompetenz als Folge sozialer Ängste

Psychologische Untersuchungen sprechen dafür, dass eine geringere soziale Kompetenz die *Folge* der sozialen Angst sein kann – und weniger ihre Ursache. Das Experiment des berühmten englischen Angstforschers David Clark und seiner Mitarbeiterin Luisa Stopa zeigt das deutlich: Sozial ängstliche Versuchspersonen und Kontrollpersonen sollten eine Unterhaltung mit einer fremden Person führen. Dabei sollten sie ihre Gedanken angeben und laut äußern. Die Unterhaltung wurde anschließend auch von unabhängigen Beobachtern eingeschätzt. Ergebnis: Sozial Ängstliche haben die Unterhaltung weniger gut führen können. Sie äußerten mehr negativen Befürchtungen und Gedanken und unterschätzten ihre eigenen sozialen Fähigkeiten. Sie wurden außerdem von unabhängigen Beobachtern als weniger freundlich als andere Angstpatienten oder Kontrollpersonen eingeschätzt. Nach Auffassung der Autoren sind schlechtere Einschätzungen aber vor allem eine Folge der eigenen negativen Befürchtungen! Diese wirken wie eine „selbsterfüllende Prophezeiung“: Sozial Ängstliche versuchen mit ihren negativen Befürchtungen dem entgegenzusteuern, dass „das Schlimmste“ eintritt. Sie möchten sich nicht blamieren und arbeiten fortwährend gedanklich daran, dass sie sich nicht falsch verhalten. Die Folge dieses Verhaltens ist aber paradoxer Natur: Je mehr sie sich mit ihren Befürchtungen beschäftigen, desto weniger sympathisch und kompetent erscheinen sie. Wie sozial kompetent sie wären, wenn sie ihre negativen Befürchtungen nicht hätten, können sie vor lauter Angst gar nicht zum Ausdruck bringen.

Echt sein

Gegen ein „Mehr" an sozialer Kompetenz ist selbstverständlich nichts Grundsätzliches einzuwenden – bei niemandem. Unsere These ist aber, dass nur derjenige wirklich ein angenehmes, kompetentes Gegenüber sein kann, der nicht weitgehend von seinen Befürchtungen über das eigene Auftreten beherrscht wird!

Lern- und Übungserfahrungen fehlen

Die Ausnahme ist dann gegeben, wenn – besonders bei chronischen und schwergradigen sozialen Angststörungen – *zusätzlich* Defizite in der sozialen Kompetenz bestehen. Diese können der eigentlichen Störung vorausgegangen sein oder auch eine Folge der langjährigen Vermeidung sozialen Kontakts. Es fehlen die Lern- und Übungserfahrungen. Die Befürchtungen über das eigene Auftreten sind dann also nicht unberechtigt, und zusätzliche Informationen über und Übungen zur sozialen Kompetenz müssen dann die Behandlung ergänzen. Ferner gilt: Ein Zugewinn an sozialer Kompetenz *allein* wird nicht ausreichen, um die bestehenden negativen Befürchtungen tiefgreifend zu verändern.

2.10 Der hohe Anspruch an sich selbst

Perfektionismus

Menschen unterscheiden sich in dem Maß, in dem sie sich selbst einen hohen Anspruch auferlegen. Ein hoher Anspruch kann bedeuten, „dass man sich Druck macht", dass man sich besonders anstrengt oder dass man bestimmten Zielen andere Bedürfnisse unterordnet. Ein hoher Anspruch, ein solcher „Perfektionismus", hat offensichtlich viele Vorteile in verschiedenen Lebensbereichen. Das gilt für den Bereich von Ausbildung und Schule genauso wie für die berufliche Karriere. Ganz besonders gilt es für außergewöhnliche Leistungen, etwa im künstlerischen Bereich oder im Hochleistungssport. So gesehen kann ein hoher oder geradezu perfektionistischer Anspruch durchaus etwas Gutes sein. Dieser hohe Anspruch kann aber auch gravierende Nachteile haben. Er wird das soziale Leben beeinflussen: die Beziehungen im Bereich der Familie, die Freundschafts- und Liebesbeziehungen genauso wie die Beziehungen zu anderen Menschen am Arbeitsplatz, das Ausmaß, in dem Hobbys verfolgt werden oder in dem die persönliche Erscheinung eine Rolle spielt.

100 % perfekt = 0 % realistisch

Gerade wenn man einen hohen Anspruch an sich selbst hat und sich selbst hohe Leistungsziele auferlegt, dann liegt es nahe, auch im sozialen Bereich sehr erfolgreich und möglichst perfekt sein zu wollen. In diesem Bereich kann Perfektionismus aber große Nachteile entfalten. Wenn jemand ein perfektionistisches Ziel hat, wie etwa: „Mein Vortrag soll der beste von allen sein!" oder: „Wenn ich einen Vortrag vorbereite, dann erwarte ich auch, dass alle von dem Vortrag vollkommen überzeugt sind!", dann ist es ein Anspruch, der in der Realität nie einzulösen ist. Jeder, der selbst einmal einen Vortrag gehalten hat, kann das bestätigen: Von hundert Teilnehmern ist immer nur der größere Teil interessiert, aber der eine oder andere wird einnicken, egal wie gut der Vortrag ist und wie gut der Vortrag vorbereitet wurde. Es hat nichts mit den sozialen Fähigkeiten und Fertigkeiten des Vortragenden oder mit dem Reiz des Themas zu tun. Verschiedene Menschen sind eben mehr oder weniger interessiert an verschiedenen Themen – oder einfach nur müde. Für einen Perfektionisten ist die Vorstellung, dass er nicht vollständigen, „perfekten" Erfolg hat, aber möglicherweise schwer auszuhalten.

Angst vor Fehlern

In der modernen Perfektionismus-Forschung werden zwei Formen des Perfektionismus unterschieden: der Perfektionismus in Bezug auf das Bestreben, eine möglichst anspruchsvolle Leistung zu erzielen, und der Perfektionismus im Sinne von Bedenken, die sich auf das Nichtgelingen beziehen. Der erste Aspekt des Perfektionismus ist durchaus gesund. Er ist eine Voraussetzung für außergewöhnlich gute Leistungen. Der zweite Aspekt hat aber häufig negative Auswirkungen. Daraus lässt sich Folgendes ableiten: Ein hoher Anspruch ist nicht als solcher bereits ein Problem. Er wird erst dann zum Problem, wenn er einseitig und realitätsfern ist und die Angst vor Fehlern im Vordergrund steht.

Es allen recht machen

Gerade im sozialen Geschehen kann man es nie jedem recht machen. Selbst in der Hand hat man in der Regel lediglich, ob man für eine Aufgabe angemessen gut vorbereitet ist. Wie viele andere dies dann anerkennen oder nicht, ist Sache der … anderen! Es gilt im Hinblick auf die soziale Angst zu lernen, dass man immer nur einen Teil selbst beitragen kann. Wie gut es dann andere finden, kann man nur teilweise selbst beeinflussen. Wenn man im sozialen Bereich auf gesunde Art und Weise „perfekt" sein will, gilt es also zu erkennen, dass der Perfektionismus sich nur auf die Leistung beziehen darf, nicht aber auf die Rückmeldung. Weiterhin gilt es zu bedenken, dass Fehler unvermeidlich sind. Eine weitergehende Beschäftigung mit Fehlern sowie ein vorrangiger Bezug auf die möglichen Fehler können einen nur davon ablenken, was man eigentlich vorhat. Hier gilt es zu lernen, Dinge auch einmal „stehen lassen" zu können. Wenn etwas nicht perfekt ausgedrückt wurde, wenn etwas nicht perfekt und formvollendet ablief, so ist es wichtig, den eigenen Anspruch für die zukünftigen Handlungen im Kopf zu behalten, sich aber nicht mit Selbstvorwürfen über das, was gerade schiefgegangen ist, aufzuhalten.

Perfektionisten sind schlechte Liebhaber

Wie charmant und liebevoll kann jemand sein, der ausschließlich darauf achtet, ob er Dinge gut und richtig macht? Der sein Denken und Fühlen darauf ausrichtet, bloß keine Fehler zu machen, und darauf konzentriert ist, seinen eigenen übermäßig hohen Anspruch zu erfüllen? Ein Perfektionist kann sich weder auf den Partner noch auf die entstehenden Empfindungen voll einlassen. In dem Bestreben, es besser bzw. perfekt zu machen, wird er möglicherweise lieber an einer Fassade festhalten oder „eine Rolle spielen", so wie er sich denkt, dass er sich in dieser Situation verhalten sollte. Verständlicherweise bremst das sämtliche echten und schönen Gefühle. Noch unschöner wird es, wenn der perfektionistische Partner von seinem Gegenüber erwartet, sich genauso perfekt zu verhalten. Wenn die eigenen überhöhten Ansprüche vom Partner erfüllt werden sollen, ist ein angenehmes Miteinander fast unmöglich.

Ein Perfektionist kann also kein guter Liebhaber sein, da er nur seine vermeintlich besten Seiten preisgeben wird. Intimität lebt aber davon, dass man sich auf seinen Partner einlässt, sich öffnet und zeigt. Tatsächlich zeigt eine Studie aus dem Jahr 1999, dass Perfektionismus die sexuelle Zufriedenheit in intimen Beziehungen *negativ* beeinflusst. Je mehr Perfektionismus von den Befragten berichtet wurde, umso weniger zufrieden waren sie mit ihrem Sexualleben innerhalb der Beziehung.

Kleine Schwächen machen sympathisch!

Der berühmte Spruch „Nobody is perfect" („Keiner ist perfekt!") lässt sich also nicht leugnen! Umgekehrt: Kleine Schwächen sind menschlich und gehören dazu, ja, sie machen sogar sympathisch! Bereits im Jahr 1966 fanden die amerikanischen Wissenschaftler Aronson, Willerman und Floyd heraus, dass kompetente Personen als sympathischer eingeschätzt werden, wenn ihnen ein Missgeschick geschieht. Probanden wurden Tonbänder vorgespielt, auf denen zu hören war, wie Personen Quizfragen beantworteten. Entweder war die Person besonders gut oder durchschnittlich. Dann war zu hören, wie die kompetente oder weniger kompetente Person Kaffee verschüttete. Die kompetente Person wurde nach dem Missgeschick als sympathischer eingeschätzt. Auch aus der Konsumentenforschung ist bekannt, dass die Bewertung einer Ware noch verbessert werden kann, wenn ein schwach negatives Merkmal in einer Aufzählung positiver Dinge auftaucht (Blemishing-Effekt): Das Angebot wirkt echter, ehrlicher und glaubwürdiger. Nutzen Sie diese Gesetzmäßigkeit, und versuchen Sie gar nicht erst, das Gegenteil zu beweisen!

2.11 Angst vor positiver Rückmeldung und Erfolg

Haben Sie schon einmal bemerkt, dass es manchen Menschen (vermutlich den meisten!) unangenehm ist, Lob, positive Rückmeldungen oder Komplimente entgegenzunehmen? Und dass dies ganz besonders für Schüchterne und Ängstliche gilt? Logisch wäre doch eigentlich etwas anderes: Wer besonders viel Angst vor Kritik oder peinlichem Verhalten hat, der müsste sich doch über Bestätigung und Anerkennung auch ganz besonders freuen! Die Forschung zeigt aber recht eindeutig, dass diese simple Gleichung nicht gilt. Im Gegenteil: Je mehr „Angst vor negativer Bewertung", desto mehr „Angst vor positiver Bewertung". Beide Befürchtungen sind wahrscheinlich auf Angst vor Bewertung im Allgemeinen zurückzuführen, welche für soziale Angst charakteristisch ist.

Positive Bewertungen → Unsicherheit

Wie lässt sich Angst vor Erfolg bzw. positiver Bewertung erklären? Möglicherweise befürchten sozial ängstliche Personen, durch einen Erfolg ihren eigenen Status zu erhöhen und dadurch mit ranghöheren anderen Personen in Konflikt zu geraten. Ihre Sorge kann sich aber auch auf Gleichgestellte beziehen: Es gibt Hinweise, wonach Angst vor positiver Bewertung in Zusammenhang mit der Befürchtung steht, in anderen Neid auszulösen und andere vor den Kopf zu stoßen. In einer Studie von Budnick und Kollegen (2015) verstärkte positive Rückmeldung sogar noch die Angst und Unsicherheit sozial ängstlicher Teilnehmer und führte dazu, dass sie sich stärker auf sich konzentrierten. Betroffene haben vermutlich auch Angst davor, dass ein Erfolg die Erwartungen ihrer Mitmenschen an ihre zukünftige Leistung steigert (quasi die Messlatte für ihre Leistungen höher gesetzt wird), während sie nicht glauben, ihre Leistungen weiter steigern zu können; am Ende könnte ihr Scheitern stehen. Eine weitere Vermutung zu den tiefer liegenden Gründen der Angst vor positiver Bewertung: Durch Erfolge klettert man in der sozialen Rangordnung nach oben und bekommt es mit immer stärkeren Konkurrenten zu tun. Manch einem ist es aufgrund dieser Überlegung lieber, sich im Hintergrund zu halten.

Lob und Scham

Eine abschließende Vermutung zu dem Thema Angst vor Erfolg und positiver Rückmeldung: Wie eingangs erwähnt, ist soziale Angst eng mit *Scham* verknüpft. Dieses Gefühl entsteht u. a. dann, wenn man etwas von sich zeigt, von dem man nicht will, dass es andere sehen oder wissen. Wenn nun durch ein Kompliment oder ein Lob klar würde, dass die Person selbst „insgeheim" doch eine Menge von sich hält und dass auf diese Weise herauskommen würde …; oder wenn man an ihrer Reaktion erkennen könnte, wie sehr sie sich nach positiven Rückmeldungen sehnt … ? Ja dann wäre all dies ja doch wieder peinlich, und das ist immer noch etwas, das sozial ängstliche Menschen am meisten fürchten!

2.12 Selbstwert und Selbstunsicherheit

■ Niedriger und hoher Selbstwert

Von sich selbst überzeugt zu sein – das ist eine gute Sache! Wer von sich überzeugt ist, traut sich eher zu zeigen, was er kann. Wer aber denkt, etwas vorzuzeigen, sei peinlich, zeigt am Ende nichts vor – und sammelt keine guten Erfahrungen, die ihn in seinem Selbstwert bestärken würden! Studien konnten zeigen, dass ein niedriger Selbstwert ein deutliches Risiko dafür darstellt, soziale Angst zu entwickeln. Diese Mechanismen wollen wir im Folgenden vertiefen.

Selbstbewusst sein, ist gesund

Was ist Selbstwert eigentlich? Er steht in engem Zusammenhang mit den Ansichten, die wir über uns selbst haben. Wir schreiben uns bestimmte Eigenschaften zu. Selbstbewusste Menschen halten sich z. B. für intelligent, attraktiv oder beliebt. Für sie ist es charakteristisch, dass sie sich zwar Schwächen eingestehen und Fehler aus der Vergangenheit zugeben, aber sich *gegenwärtig* in einem positiven Licht sehen. Sie glauben, dass sie anderen in bestimmten Bereichen überlegen sind. Sie sind relativ unabhängig von der Rückmeldung anderer Personen: Sie neigen eher dazu, negative Bewertungen zurückzuweisen und sich Feedback zu suchen, das ihre Kompetenzen hervorhebt.

Selbstbewussten Menschen geht es gut, ihr psychisches Wohlbefinden ist hoch, ihre seelische Gesundheit ebenso. Es gehört zu den am besten gesicherten psychologischen Gesetzmäßigkeiten, dass eine leichte Selbstüberschätzung für die Person eine ganze Reihe positiver Wirkungen entfaltet: Sie wirkt sympathischer, hat eine bessere Stimmung, mehr Freunde und ist belastbarer. Umgekehrt neigen Personen mit geringem Selbstwert dazu, negative Rückmeldungen anzunehmen, sich vermehrt Rückmeldungen anderer Personen einzuholen und sich von ihnen abhängig zu machen. Die Akzeptanz anderer Personen ist ihnen wichtiger, und sie versuchen, Fehlschläge zu vermeiden.

▪ Impliziter und expliziter Selbstwert

In Studien wird der Selbstwert oft mittels Fragebogen gemessen. Dabei berichten sozial ängstliche Menschen in der Regel einen niedrigeren Selbstwert als Vergleichspersonen. Beispiele für negativ gefärbte Aussagen zur eigenen Person, die Patienten mit sozialer Angststörung angeben, sind nachfolgend aufgeführt.

Beispielhafte Aussagen, die sozial ängstliche Personen mit geringem Selbstwert über sich treffen können

- „Ich bin unsympathisch/dumm/unattraktiv/nicht liebenswert/minderwertig/seltsam/sonderbar/merkwürdig."
- „Die anderen sind kompetenter/liebenswerter als ich."
- „Die anderen denken, dass ich langweilig bin."

Die Gedanken, die uns bewusst sind, tragen zum sogenannten expliziten (d. h. direkten, ausdrücklichen) Selbstwert bei – dem Selbstwert also, über den wir in Fragebogen Auskunft geben können. Im Gegensatz dazu gibt es auch eher *automatische* Wortverbindungen in unserem Gedächtnis, die man als „impliziten Selbstwert" (d. h. indirekten Selbstwert) bezeichnet. Was genau ist damit gemeint? Wir verbinden mit verschiedensten Wörtern, aber auch unterschiedlichsten Sinneseindrücken (auch Gerüchen, Geräuschen, Geschmäckern) bestimmte Konzepte in unserem Gedächtnis, die uns blitzschnell – ohne dass wir darüber nachdenken müssen – in den Sinn kommen. So wurde in Studien untersucht, wie schnell wir darin sind, Wörtern wie „ich" oder „mein" (im Gegensatz z. B. zu „andere", „sie" oder „ihr") bestimmte Eigenschaften wie „wertlos", „liebenswert", „akzeptiert", „charismatisch" oder „armselig" zuzuordnen. Je *höher* der implizite Selbstwert ist, desto enger ist das „Ich" mit *positiven* Eigenschaften verknüpft.

Beschädigter Selbstwert

Was aber hat all dies mit der sozialen Angststörung zu tun? Die Forschung zum impliziten Selbstwert ist noch recht jung, doch sie hat bereits Hinweise erbracht, wonach möglicherweise nicht negative Selbstbewertung für sich genommen ein Hauptmerkmal der sozialen Angst ist, sondern ein Widerspruch zwischen implizitem und explizitem Selbstwert. Studien, die den Selbstwert sozial ängstlicher Personen explizit, d.h. mit Fragebogen, messen, finden regelmäßig die typischen negativen Selbstbewertungen, die wir bislang berichtet haben. Dagegen ist zwar bei sozial ängstlichen Erwachsenen auch der implizite Selbstwert niedriger als bei Vergleichspersonen – trotzdem implizit noch immer positiv. In ihrem Gedächtnis ist ihr „Ich" also stärker mit Wörtern wie „liebenswert", „akzeptiert" oder „charismatisch" verknüpft als mit „wertlos" oder „dumm". Sozial ängstliche Jugendliche scheinen, ersten Ergebnissen zufolge, sogar implizit genauso selbstbewusst zu sein wie Vergleichspersonen. Dieses Muster aus (eher negativen) Eigenschaften, die Patienten sich in Fragebogen explizit zuschreiben, und den (mehr oder minder positiven) impliziten Verknüpfungen in ihrem Gedächtnis wird als „beschädigter" Selbstwert bezeichnet und ist durch die Forschung noch nicht ganz erklärt.

Bewertung von sich selbst und von anderen

Neben der Bewertung der eigenen Person ist für die soziale Angststörung auch interessant, wie Menschen *andere* Personen implizit bewerten. Menschen ohne soziale Angststörung beurteilen sich selbst implizit etwas zu positiv und ihre Mitmenschen etwas zu negativ. Dieser Mechanismus unserer Psyche wird „selbstbegünstigende Verzerrung" (self-favoring bias) genannt. Er ist hilfreich! Forscher nehmen an, dass er dazu dient, den Selbstwert auch dann aufrechtzuerhalten, wenn andere Menschen uns kritisieren, verletzen und enttäuschen. Bei Patienten mit sozialer Angststörung ist er deutlich geringer ausgeprägt. Während die eigene Person – wie oben beschrieben – bei nicht-ängstlichen und ängstlichen Personen *implizit* ähnlich positiv bewertet wird, besteht in der Bewertung der Mitmenschen ein Unterschied. Die Mitmenschen werden von Patienten mit sozialer Angststörung implizit womöglich eher neutral (man könnte auch sagen: realistisch) bewertet – statt negativ. Dadurch jedoch heben die Betroffenen sich selbst weniger hervor, immunisieren sich weniger gegenüber der Meinung anderer Personen. Infolgedessen kann sich die Angst vor negativer Bewertung leichter entwickeln.

Wem glaube ich?

Wie lässt es sich erklären, dass sich expliziter und impliziter Selbstwert unterscheiden können? Machen Patienten in Fragebogen falsche Angaben? Eher nicht. Stattdessen wird angenommen, dass Bewertungen unserer Person, über die wir bewusst Auskunft geben können, einen gründlichen Abwägungsprozess durchlaufen haben, in dessen Verlauf wir bewusst verschiedene Aussagen über uns selbst (z. B.: „Ich bin begabt", „Ich bin liebenswert") danach beurteilt haben, ob wir sie für wahr oder falsch halten. Die blitzschnellen Verknüpfungen, von denen wir im Zusammenhang mit dem impliziten Selbstwert sprechen, werden dagegen vom Bewusstsein nicht in ähnlicher Weise „zensiert". Der implizite Selbstwert scheint über die Kindheit und Jugend *stabiler* und weniger von äußeren Faktoren beeinflusst zu sein, wohingegen sich der explizite Selbstwert während der Pubertät verändern kann.

▪ Selbstwertkongruenz

Doch wie konstruieren wir uns unseren Selbstwert? Menschen unterscheiden sich darin, wovon sie ihren Selbstwert in besonderem Maße abhängig machen. Ist es der berufliche Erfolg? Die Höhe des Gehalts? Die Position im Unternehmen? Oder sind es Noten in der Schule? Ist es die Anerkennung des Chefs? Oder spielt körperliche Schönheit eine besonders wichtige Rolle? Die unterschiedlichen Bereiche, von denen der Selbstwert abhängen kann, nennt man „Kontingenzbereiche".

Typische Kontingenzbereiche (nach Crocker & Wolfe, 2001)

- Fähigkeiten/Kompetenzen (zeigt sich z. B. in [Schul-]Noten)
- Wettbewerb (als Bester aus dem Wettbewerb hervorgehen; besser sein als andere; anderen überlegen sein; über anderen stehen)
- Anerkennung durch andere (Was glaube ich, wie die anderen mich sehen?)
- Unterstützung der Familie (Erfahre ich einerseits Anerkennung, andererseits Zuneigung [Liebe] durch Personen, zu denen ich eine enge Beziehung habe?)
- Aussehen (körperliches Erscheinungsbild)
- Werte (Bin ich eine gute und moralisch anständige Person, die bestimmte Grundsätze hat, an die sie sich hält?)

Selbstwert ist konstruiert

Menschen sind motiviert, sich selbst in dem Bereich, der für ihren persönlichen Selbstwert am wichtigsten ist, zu bestärken und sich und anderen zu beweisen, dass sie wertvoll sind, weil sie dort Erfolge erzielen. Eine Studie von Arjan Bos und Kollegen (2010) konnte zeigen, dass die Abhängigkeit von nur einem einzigen Kontingenzbereich mit Symptomen einer Depression und einer Essstörung, aber insbesondere auch mit Angstsymptomen zusammenhängt. Wenn wir uns auf einen einzigen Bereich beschränken, aus dem wir unseren Selbstwert ziehen, macht uns das besonders verletzlich. Besser ist es also, wenn der Selbstwert mehrere „Quellen" (also Kontingenzbereiche) hat.

▪ Selbstwertorganisation

Bislang haben wir über den Inhalt des Selbstwerts gesprochen (über positive und negative Eigenschaften, die wir uns zuschreiben) und die Bereiche, die uns für unseren persönlichen Selbstwert am wichtigsten sind. Darüber hinaus unterscheiden sich Menschen auch hinsichtlich der *Struktur* ihres Selbstwerts, d.h. darin, wie er organisiert und wie klar er ausgeprägt ist.

Leben in Rollen

In der Regel bewerten wir uns in verschiedenen Aspekten unseres Lebens, z. B. unterschiedlichen Rollen, die wir im Alltag erfüllen, verschieden. Vielleicht halten wir uns für einen liebevollen und fürsorglichen Sohn, aber für einen langweiligen und selbstsüchtigen Freund.

Beispiele für einzelne Aspekte der eigenen Person (Rollen, in denen wir uns jeweils unterschiedliche Eigenschaften zuschreiben können)

- Sohn, Tochter
- Mutter, Vater
- Bruder, Schwester, Cousine, Cousin, Tante, Onkel, Großmutter, Großvater
- Ehefrau/-mann, Lebenspartner/in
- Freund/in, Kollege/Kollegin
- Vorgesetzte/r, Untergebene/r, Angestellte/r
- Vereinsmitglied, Teammitglied, Mitspieler/in
- Schüler/in, Lehrer/in
- Zuhörer/in, Redner/in
- Am Telefon: Anrufer/in, Angerufene/r
- Auf der Straße, gegenüber Fremden: Ansprechende/r, Angesprochene/r

Die Eigenschaften, die wir den einzelnen Rollen zuordnen, müssen aber nicht so strikt voneinander getrennt sein. Sie können auch integriert werden: „Ich bin ein liebevoller, fürsorglicher, manchmal selbstsüchtiger und manchmal auch langweiliger Sohn." Selbst wenn dieser Satz vollkommen zutreffend sein sollte, so wirkt er doch seltsam – weil er Gegensätze in sich vereint! Positive und negative Bewertungen getrennt zu halten, fällt uns intuitiv deutlich leichter. Das Schwarz-Weiß-Malen ist weniger aufwendig für uns, benötigt weniger Kraft als eine Kombination aus beidem. Es gibt deutliche Hinweise, wonach Personen, die von sozialer Angst betroffen sind, besonders stark dazu neigen, in ihren Rollen positive und negative Bewertungen getrennt zu halten. Wenn wir uns

2

in unseren Rollen aber ausbalancierter (und damit realistischer!) beschreiben und unsere eigenen Schwächen akzeptieren, ist die Gefahr geringer, dass einzelne negative Rückmeldungen unser Selbstbild gefährden.

Soziale Angst entsteht durch viele verschiedene Faktoren

In diesem Kapitel haben wir – ohne den Anspruch auf Vollständigkeit – die aus unserer Sicht wichtigsten Bedingungsfaktoren der sozialen Angststörung aufgelistet: von der genetischen Ausstattung und dem Temperament eines Menschen über seine Erziehungserfahrungen, über familiäre Modelle, positive und negative Erfahrungen mit anderen, bis hin zu dem Selbstwert eines Menschen. Diese Faktoren können auf genauso individuelle Weise miteinander kombiniert sein, wie Menschen individuell und unterschiedlich sind. Die Idee ist: Wenn die Kombination dieser Faktoren ungünstig ist und einen gewissen Schwellenwert überschreitet, dann entsteht soziale Angst in einem überhöhten, „störungswertigen" Ausmaß. Umgekehrt gilt: Dass einer der oben genannten Faktoren *allein* zu einer sozialen Angststörung führt, ist unwahrscheinlich.

Wenn ein Mensch diese Bedingungskonstellation erfüllt und sich klar wird, dass er ein Problem mit seiner sozialen Angst hat, ist aber immer noch offen, wie es weitergeht! Soziale Angst muss kein Schicksal sein. Wenn er sich zurückzieht und versucht, das Problem „auf die lange Bank" zu schieben und zu verbergen, wird er es eher schlimmer machen. Wer er dem Problem aber mutig ins Auge sieht und Situationen, in denen er mit seiner Angst konfrontiert wird, eben nicht meidet, sondern als Herausforderung und als Chance zum Lernen betrachtet, dann besteht eine gute Chance, die soziale Angst zu überwinden. Dieser offene und mutige Umgang ist aber nicht unbedingt typisch und kann oft erst durch psychotherapeutische Hilfe gefördert werden. Versuche, die soziale Angst nach außen zu verbergen und sich gleichzeitig mit ihr gedanklich extrem zu beschäftigen, sind demgegenüber typisch. Von diesen Versuchen handelt das nächste Kapitel.

Literatur

Acarturk, C., Smit, F., de Graaf, R., van Straten, A., ten Have, M., & Cuijpers, P. (2009). Incidence of social phobia and identification of its risk indicators: A model for prevention. *Acta Psychiatrica Scandinavica, 119*, 62–70.

Aronson, E., et al. (1966). The effect of a pratfall on increasing interpersonal attractiveness. *Psychonomic Science* 4(6), 227–228.

Arrindell, W., Steptoe, A., & Wardle, J. (2003). Higher levels of state depression in masculine than in feminine nations. *Behaviour Research and Therapy, 41*(7), 809–817.

Baumeister, R. F., Campell, J. D., Krueger, J. I., & Vohs, K. D. (2003). Does high self-esteem cause better performance, interpersonal success, happiness, or healthier lifestyles? *Psychological Science in the Public Interest, 4*(1), 1–44.

Baumeister, R. F., Twenge, J. M., & Nuss, C. K. (2002). Effects of social exclusion on cognitive processes: anticipated aloneness reduces intelligent thought. *Journal of Personality and Social Psychology. 83*(4), 817–827.

Biederman, J., Hirshfeld-Becker, D. R., Rosenbaum, J. R., Hérot, C., Friedman, D., Snidman, N., et al. (2001). Further evidence of association between behavioral inhibition and social anxiety in children. *The American Journal of Psychiatry, 158*, 1673–1679.

Bos, A. B., Huijding, J., Muris, P., Vogel, L. P., & Biesheuvel, J. (2010). Global, contingent and implicit self-esteem and psychopathological symptoms in adolescents. *Personality and Individual Differences, 48*, 311–316.

Budnick, C. J., Kowal, M., & Santuzzi, A. M. (2015). Social anxiety and the ironic effects of positive interviewer feedback. *Anxiety, Stress, & Coping, 28*(1), 71–87. DOI: https://doi.org/10.1080/10615806.2014.919386.

Cacioppo, J. T., & Hawkley, L. C. (2009). Perceived social isolation and cognition. *Trends in Cognitive Sciences, 13*(10), 447–454.

Clark, D. M. (2001). *Social Attitudes Questionnaire, revised*. Unpublished manuscript, Oxford University, Oxford, UK.

Creemers, D. H., & Scholte, R.H., Engels, R. C., Prinstein, M. J., & Wiers, R. W. (2012). Implicit and explicit self-esteem as concurrent predictors of suicidal ideation, depressive symptoms, and loneliness. *Journal of Behavior Therapy and Experimental Psychiatr y, 43*, 638–646.

Crocker, J., & Park, L. E. (2004). The costly pursuit of self-esteem. *Psychological Bulletin, 130*(3), 392–414.

Crocker, J., & Luhtanen, R. K. (2003). Level of self-esteem and contingencies of self-worth: Unique effects on academic, social, and financial problems in college students. *Personality and Social Psychology Bulletin, 29*(6), 701–712.

Crocker, J., & Wolfe, C. T. (2001). Contingencies of self-worth. *Psychology Review, 108*(3), 593–623.

Crocker, J., Luhtanen, R. K., Cooper, M. L., & Bouvrette, A. (2003). Contingencies of self-worth in college students: Theory and measurement. *Journal of Personality and Social Psychology, 85*(5), 894–908.

de Jong, P. (2002). Implicit self-esteem and social anxiety: Differential self-favouring effects in high and low anxious individuals. *Behaviour Research and Therapy, 40*, 501–508.

de Jong, P. J., Sportel, B. E., de Hullu, E., & Nauta, M. H. (2012). Co-occurrence of social anxiety and depression symptoms in adolescence: Differential links with implicit and explicit self-esteem? *Psychological Medicine, 42*, 475–484.

DiLalla, L. F., Kagan, J., & Reznick, J. S. (1994). Genetic etiology of behavioral inhibition among 2-year-old children. *Infant Behavior and Development, 17*, 405–412.

Eisenberger, N. I., & Lieberman, M. D. (2004). Why rejection hurts: A common neural alarm system for physical and social pain. *Trends in Cognitive Sciences, 8*(7), 294–300.

Essex, M. J., Klein, M. H., Slattery, M. J., Goldsmith, H. H., & Kalin, N. H. (2010). Early risk factors and developmental pathways to chronic high inhibition and social anxiety disorder in adolescence. *The American Journal of Psychiatry, 167*, 40–46.

Franck, E., De Raedt, R., Dereu, M., & Van den Abbeele, D. (2007). Implicit and explicit self-esteem in currently depressed individuals with and without suicidal ideation. *Journal of Behavior Therapy and Experimental Psychiatry, 38*, 75–85.

Gest, S. D. (1997). Behavioral inhibition: Stability and associations with adaptation from childhood to early adulthood. *Journal of Personality and Social Psychology, 72*(2), 467–475.

Gifford-Smith, M. E., & Brownell, C. A. (2003). Childhood peer relationships: Social acceptance, friendships, and peer networks. *Journal of School Psychology, 41*, 235–284.

Gilbert, P. (2014). Evolutionary models: Practical and conceptual utility for the treatment and study of social anxiety disorder. In J. W. Weeks (Ed.), *The Wiley Blackwell Handbook of Social Anxiety Disorder* (pp. 24–52). Chichester: Wiley.

Gilbert, P., McEwan, K., Bellew, R., Mills, A., & Gale, C. (2009). The dark side of competition: How competitive behaviour and striving to avoid inferiority are linked to depression, anxiety, stress and self-harm. *Psychology and Psychotherapy: Theory, Research and Practice, 82*, 123–136.

Gilboa-Schechtman, E., Franklin, M. E., & Foa, E. B. (2000). Anticipated reactions to social events: differences among individuals with generalized social phobia, obsessive compulsive disorder, and nonanxious controls. *Cognitive Therapy and Research, 24*(6), 731–746.

Gladstone, G. L., Parker, G. B., & Malhi, G. S. (2006). Do bullied children become anxious and depressed adults? A cross-sectional investigation of the correlates of bullying and anxious depression. *The Journal of Nervous and Mental Disease, 194*(3), 201–208.

Glashouwer, K. A., Vroling, M. S., de Jong, P. J., Lange, W.-G., & de Keijser, J. (2013). Low implicit self-esteem and dysfunctional automatic associations in social anxiety disorder. *Journal of Behavior Therapy and Experimental Psychiatry, 44*, 262–270.

Habke, A. M., Hewitt, P.L., & Flett, G.L. (1999). Perfectionism and sexual satisfaction in intimate relationships. *Journal of Psychopathology and Behavioral Assessment 21*(4), 307–322.

Hayward, C., Killen, J. D., Kraemer, H. C., & Taylor, C. B. (1998). Linking self-reported childhood behavioral inhibition to adolescent social phobia. *Journal of the American Academy of Child and Adolescent Psychiatry, 37*(12), 1308–1316.

Henggeler, S. W., Schoenwald, S. K., Borduin, C. M., Rowland, M. D., & Cunningham, P. B. (2012). *Multisystemische Therapie bei dissozialem Verhalten von Kindern und Jugendlichen*. Berlin, Heidelberg: Springer.

Hofmann, W., Gawronski, B., Gschwendner, T., Le, H., & Schmitt, M. (2005). A meta-analysis on the correlation between the implicit association test and explicit self-report measures. *Personality and Social Psychology Bulletin, 31*(10), 1369–1385.

Jacobi, F., Höfler, M., Strehle, J., Mack, S., Gerschler, A., Scholl, L., Busch, M. A., Maske, U., Hapke, U., Gaebel, W., Maier, W., Wagner, M., Zielasek, J., & Wittchen, H.-U. (2014). Psychische Störungen in der Allgemeinbevölkerung, Studie zur Gesundheit Erwachsener in Deutschland und ihr Zusatzmodul Psychische Gesundheit (DEGS1-MH). *Der Nervenarzt, 85*, 77–87.

Kagan, J., Reznick, S., & Snidman, N. (1987). The physiology and psychology of behavioral inhibition in children. *Child Development, 58*, 1459–1473.

Kagan, J., Reznick, S., & Snidman, N. (1988). Biological bases of childhood shyness. *Science, 240*, 167–171.

Knappe, S., Beesdo-Baum, K., & Wittchen, H.-U. (2010). Familial risk factors in social anxiety disorder: Calling for a family-oriented approach for targeted prevention and early intervention. *European Child & Adolescent Psychiatry, 19*, 857–871.

Knappe, S., Beesdo-Baum, K., Feem, L, Stein, M. B., Lieb, R., & Wittchen, H.-U. (2011). Social fear and social phobia types among community youth: Differential clinical features and vulnerability factors. *Journal of Psychiatric Research, 45*, 111–120.

Knappe, S., Beesdo-Baum, K., Fehm, L., Lieb, R., & Wittchen, H.-U. (2012). Characterizing the association between parenting and adolescent social phobia. *Journal of Anxiety Disorder, 26*, 608–616.

Knappe, S., Lieb, R., Beesdo, K., Fehm, L., Low, N. C., Gloster, A. T., & Wittchen, H.-U. (2009). The role of parental psychopathology and family environment for social phobia in the first three decades of life. *Depression and Anxiety, 26*, 363–370.

MacDonald, G., & Leadry, M. R. (2005). Why does social exclusion hurt? The relationship between social and physical pain. *Psychological Bulletin, 131*(2), 202–223.

McCabe, R. E., Antony, M. M., Summerfeldt, L. J., Liss, A., & Swinson, R. P. (2003). Preliminary examination of the relationship between anxiety disorders in adults and self-reported history of teasing or bullying experiences. *Cognitive Behaviour Therapy, 32*(4), 187–193.

Modin, B., Östberg, V., & Almquist, Y. (2011). Childhood peer status and adult susceptibility to anxiety and depression. A 30-year hospital follow-up. *Journal of Abnormal Child Psychology, 39*, 187–199.

Morrison, A. S., & Heimberg, R. G. (2013). Social anxiety and social anxiety disorder. *The Annual Review of Clinical Psychology, 9*, 249–274.

Nezlek, J. B., Wesselmann, E. D., Wheeler, L., & Williams, K. D. (2012). Ostracism in everyday life. *Group Dynamics: Theory, Research, and Practice, 16*(2), 91–104.

Olson, M. A., Fazio, R. H., & Hermann, A. D. (2007). Reporting tendencies underlie discrepancies between implicit and explicit measures of self-esteem. *Psychological Science, 18*(4), 287–291.

Ritter, V., Ertel, C., & Beil, K. (2013). In the presence of social threat: Implicit and explicit self-esteem in social anxiety disorder. *Cognitive Therapy and Research, 37*, 1101–1109.

Robinson, J. L., Kagan, J., Reznick, J. S., & Corley, R. (1992). The heritability of inhibited and uninhibited behavior: A twin study. *Developmental Psychology, 28*(6), 1030–1037.

Rosenbaum, J. F., Biederman, J., Hirshfeld-Becker, D. R., Kagan, J., Snidman, N., Friedman, D., et al. (2000). A controlled study of behavioral inhibition in children of parents with panic disorder and depression. *The American Journal of Psychiatry, 157*, 2002–2010.

Roth, D., Coles, M., & Heimberg, R. G. (2002). The relationship between memories for childhood teasing and anxiety and depression in adulthood. *Journal of Anxiety Disorders, 16*, 151–166.

Schneider, S., In-Albon, T., Nuendel, B., & Margraf, J. (2013). Panic treatment reduces children's long-term Psychopathology: A prospective longitudinal study. *Psychotherapy and Psychosomatics, 82*, 346–348.

Schreiber, F., Bohn, C., Aderka, I. M., Stangier, U., & Steil, R. (2012). Discrepancies between implicit and explicit self-esteem among adolescents with social anxiety disorder. *Journal of Behavior Therapy and Experimental Psychiatry, 43*, 1074–1081.

Schröder-Abé, M., Rudolf, A., & Schütz, A. (2007). High implicit self-esteem is not necessarily advantageous: discrepancies between explicit and implicit self-esteem and their relationship with anger expression and psychological health. *European Journal of Personality, 21*, 319–339.

Schumacher, J., Eisemann, M., & Bräher, E. (1999). Rückblick auf die Eltern: Der Fragebogen erinnerten elterlichen Erziehungsverhaltens. *Diagnostica, 45*(4), 194–204.

Siegel, R. S., & La Greca, A. M. (2009). Peer victimization and social anxiety in adolescents: Prospective and reciprocal relationships. *Journal of Youth and Adolescence, 38*, 1096–1109.

Simon, J. (2014). Lauras Entblößung. *Die Zeit – Wochenzeitung vom 18. Juni 2014*, 13–15.

Smoller, J. W., Rosenbaum, J. F., Biederman, J., Kennedy, J., Dai, D., Racette, S. R., et al. (2003). Association of a genetic marker at the corticotropin-releasing hormone locus with behavioral inhibition. *Biological Psychiatry, 54*, 1376–1381.

Stopa, L., & Clark, D. M. (1993). Cognitive processes in social phobia. *Behaviour Research and Therapy, 31*(3), 255–267.

Stopa, L., Brown, M. A., Luke, M. A., & Hirsch, C. R. (2010). Constructing a self: The role of self-structure and self-certainty in social anxiety. *Behaviour Research and Therapy*, *48*, 955–965.

Storch, E. A., & Masia-Warner, C. (2004). The relationship of peer victimization to social anxiety and loneliness in adolescent females. *Journal of Adolescence*, *27*, 351–362.

Storch, E. A., Masia-Warner, C., Crisp, H., & Klein, R. G. (2005). Peer victimization and social anxiety in adolescence: A prospective study. *Aggressive Behavior*, *31*, 437–452.

Tanner, R. J., Stopa, L., & Houwer, J. D. (2006). Implicit views of the self in social anxiety. *Behaviour Research and Therapy*, *44*, 1397–1409.

Taylor, C. T. & Alden, L. E. (2006). Parental overprotection and interpersonal behavior in generalized social phobia. *Behavior Therapy*, *37*, 14–24.

Tschöpfe-Scheffler, S. (2003). *Fünf Säulen der Erziehung. Wege zu einem entwicklungsfördernden Miteinander von Erwachsenen und Kindern*. Mainz: Grünewald.

Twenge, J. M., Baumeister, R. F., Tice, D. M., & Stucke, T. S. (2001). If you can't join them, beat them: Effects of social exclusion on aggressive behavior. *Journal of Personality and Social Psychology*, *81*(6), 1058–1069.

Wallace, S. T., & Alden, L. E. (1997). Social phobia and positive social events: The price of success. *Journal of Abnormal Psychology*, *106*(3), 416–424.

Weeks, J. W., Jakatdar, T. A., & Heimberg, R. G. (2010). Comparing and contrasting fears of positive and negative evaluation as facets of social anxiety. *Journal of Social and Clinical Psychology*, *29*(1), 68–94.

Weeks, J., & Howeii, A.N. (2012). The bivalent fear of evaluation model of social anxiety: Further integrating findings on fears of positive and negative evaluation. *Cognitive Behaviour Therapy*, *41*(2), 83–95.

Wells, A., Stopa, L. A., & Clark, D. M. (1993). *Social Cognitions Questionnaire*. Unpublished manuscript, Oxford University, Oxford, UK.

Williams, K., Gilbert, P., & McEwan, K. (2009). Striving and competing and its relationship to self-harm in young adults. *International Journal of Cognitive Therapy*, *2*, 282–291.

Wittchen, H.-U., Stein, M. B., & Kessler, R. C. (1999). Social fears and social phobia in a community sample of adolescents and young adults: Prevalence, risk factors and co-morbidity. *Psychological Medicine*, *29*, 209–323.

Wittchen, H.-U., & Hoyer, J.(Hrsg.) (2011). *Klinische Psychologie und Psychotherapie* (2., vollst. überarb. Aufl.). Heidelberg: Springer.

Bei wem sich soziale Angst verfestigt

J. Hoyer und S. Härtling, *Soziale Angst verstehen und verändern*,
https://doi.org/10.1007/978-3-662-59076-8_3

3

In diesem Kapitel beleuchten wir, welche Faktoren dazu beitragen können, dass soziale Ängste sich nicht „auswachsen" oder von selbst verschwinden, sondern sich verfestigen und das Leben Betroffener zunehmend einschränken. Dabei gehen wir auf Selbst- und Fremdbeurteilung, Aufmerksamkeitsprozesse und die Bedeutung von Körpersignalen ein; wir beleuchten den zweischneidigen Effekt von Versuchen, die Ängste zu verbergen oder zu verstecken und erklären bestimmte Gedächtnisprozesse, von denen gezeigt wurde, dass sie zur Aufrechterhaltung sozialer Ängste beitragen.

Im vorigen Kapitel über die Ursachen wurde erörtert, warum es überhaupt zu einem Verhalten kommen kann, das durch intensive soziale Angst gesteuert wird, und welche erblichen und umweltbedingten Bedingungen dafür verantwortlich sein können, dass soziale Angst zustande kommt. Im folgenden Kapitel geht es darum zu zeigen, dass *einzelne* Episoden oder Ereignisse – egal wie peinlich oder schamvoll sie gewesen sein mögen – in der Regel nicht als alleinige Erklärung für die Entstehung *dauerhafter* sozialer Angst herangezogen werden können.

Vermeiden schadet!

Damit sich das Problem verfestigt, muss eine Person in einer bestimmten, sich wiederholenden Weise auf Probleme reagieren. Diese Reaktionen sind meist – für sich genommen – verständlich: Wenn jemand auf einer Party etwas Peinliches erlebt hat, wird er/sie versuchen, etwas Ähnliches in Zukunft zu vermeiden. Klar! Dies ist ein verständliches Verhalten, es gibt aber einen Haken dabei. Wenn dann jemand anderes fragt: „Hast du eigentlich ein Problem mit Partys?", so müsste die ehrliche Antwort lauten: „Ja." Das Vermeiden löst das Problem nicht, es verfestigt es.

Die psychologischen Prozesse, die zu einer Verfestigung sozialer Angst führen können, sind vielfältiger Natur. Manche sind einigermaßen offensichtlich, andere subtil und nur mit Fachwissen zu erkennen. Ausgehend von der gesunden Haltung („Schwamm drüber!") erläutern wir all diese Prozesse im Folgenden Schritt für Schritt.

3.1 Die gesunde Haltung: Schwamm drüber!

» Schwamm drüber, wir sind doch alle nur Heinis. (Arno Schmidt)

Fehler passieren

Kann man ein Leben führen, das frei von Peinlichkeiten ist? Ist es möglich, wirklich niemals ins Fettnäpfchen zu treten? Sie sehen es! Leben ist eben mit Gefahren, Misserfolgen und ab und an sicherlich auch mit peinlichem Verhalten verbunden. Niemand kann etwas dagegen tun. Wie gehen aber Menschen damit um, dass sie sich peinlich oder unangemessen verhalten haben, die damit hinterher keine Probleme haben? Abgesehen davon, dass sie das in vielen Fällen schlicht und einfach nicht wahrnehmen werden, werden sie sagen müssen: Passiert ist passiert, Schwamm drüber! Dinge, die man nicht ändern kann, sollte man lernen zu akzeptieren. Und so muss man eben lernen zu akzeptieren, dass niemals *alle immer* alles gut finden werden, was ich vortrage oder vorsinge oder vorturne. Ist es nicht so?

Peinliches passiert allen

Niemand ist vor Peinlichkeiten gefeit, unabhängig von Rang oder Können, nicht einmal der Präsident der Vereinigten Staaten von Amerika: George Bush Sr. befindet sich zum Staatsbesuch in Japan. Das Dinner des japanischen Ministerpräsidenten hat riesige Ausmaße. Es wird eine kreisrunde Anordnung von Tischen geben, und um diesen riesigen Kreis herum sitzen unzählige politische Vertreter der beiden Länder. Die Gastgeber sind stolz, genau die Speisen anzubieten, die sie selbst als Besonderheiten, Delikatessen und Spezialitäten empfinden. Aufgrund der Besonderheiten der japanischen Küche muss das nicht für jeden Gast die ideale Mahlzeit sein. Gleichzeitig ist die Medienöffentlichkeit bei diesem historischen Ereignis dabei. Die Kameras laufen. Man sieht nicht ganz genau, aber immerhin gut genug, wie George Bush sich irgendwann nach hinten lehnt – und dann sieht man schon fast gar nichts mehr, aber der Kommentator hilft: George Bush hat sich übergeben! (George Bush hatte eine Grippe verschleppt, trotzdem ein Tennis-Doppel gespielt, etc.; dafür, dass er sich übergeben musste, kann er vermutlich wenig. Trotzdem wurde das Ereignis später von etlichen Comedians aufgegriffen und durch den Kakao gezogen.)

Vergleichen Sie bitte mit diesem Ereignis Ihren letzten peinlichen Fehltritt. Er wird vermutlich etwas kleinere Dimensionen gehabt haben! Und selbst bei dem oben angeführten Beispiel lässt sich mit einigem Recht die Frage stellen: War das überhaupt peinlich? Ein Staatsgast hat erhebliche Reisestrapazen, welche diejenigen eines normalen Touristen in mancher Hinsicht übersteigen. Menschen sind Menschen und funktionieren eben nicht immer perfekt. Gerade wenn jemand außerordentlich stark durch Stress belastet ist, wird ihm nicht jedes Essen bekommen. Hat man jemals gehört, dass dieses Ereignis im Leben des George Bush für die Bewertung seiner Person oder seiner Lebensleistung von irgendeiner Bedeutung gewesen wäre? Sie sehen es wieder! Auch hier kann eigentlich nur gelten: Schwamm drüber.

Nicht über Dinge nachdenken, die man nicht ändern kann

Diese Haltung „Ich kann es nicht ändern, also sollte ich auch nicht weiter drüber nachdenken!“, gilt allerdings nicht für alle Situationen. Es geht nicht darum, dass man Menschen beschämt oder verletzt und dann nicht darüber reflektiert, wie man es beim nächsten Mal besser machen kann. Es geht nicht um mangelnden Respekt oder darum, Aufgaben nicht ernst zu nehmen. Aber wir reden hier von Peinlichkeiten und Fettnäpfchen, die sich nicht vermeiden lassen und für die man nichts kann. Stellen Sie sich vor: Sie stehen auf der Bühne vor einem größeren Publikum, singen und tanzen, gemeinsam mit einigen Kollegen. Und plötzlich rutschen Sie aus, stolpern und fallen hin. Das wäre Ihnen peinlich? Das passiert keinem Profi? Harry Styles beispielsweise, Sänger der irisch-britischen Boyband „One Direction" (2015 hatte die Band einen Anteil von 14 % an den weltweiten Albenverkäufen), ist allein 2015 mindestens zweimal auf der Bühne gestolpert (März und Juli), ohne dass dies seinem Ansehen bei seinen Fans geschadet haben dürfte.

Gelassenheit ist lernbar

Natürlich ist es nicht immer einfach zu sagen: Schwamm drüber. Möglicherweise belastet einen das (vermeintlich) peinliche Ereignis, und man hat das Bedürfnis, mit jemandem darüber zu sprechen. Früher oder später sollte das Ereignis aber keine Rolle mehr spielen, und man kann unbeschwert in die nächste Situation hineingehen. Bei Menschen mit sozialer Angst gelingt diese Aufgabe jedoch schlecht, denn sie denken, sie würden ständig von anderen bewertet (▶ Abschn. 3.2), sind mit ihrer Aufmerksamkeit nicht immer bei der Sache und überprüfen ständig, wie sie wirken (▶ Abschn. 3.3) und blockieren dadurch (▶ Abschn. 3.4). Aufregung und Körpersymptome während sozialer Situationen werden überinterpretiert (▶ Abschn. 3.5) und (unter erheblichen „Kosten") zu verstecken versucht (▶ Abschn. 3.6). Dies alles geschieht vor dem Hintergrund einer negativen Grundeinstellung, denn Menschen mit sozialer Angst behalten meist die negativen Aspekte einer sozialen Ereignisses in Erinnerung (▶ Abschn. 3.7) und sie haben negative Erwartungen und Einstellungen über sich selbst und das Gelingen sozialer Situationen (▶ Abschn. 3.8). Mit diesen psychologischen Prozessen verfestigt sich die ursprünglich harmlose soziale Angst. Die gute Nachricht: Alle hier genannten Prozesse sind im Prinzip der bewussten Kontrolle zugänglich. Man kann lernen gegenzusteuern!

3.2 Mit den Augen der anderen

Im Spielfilm „Das Leben der Anderen" stellt Ulrich Mühe in seiner Rolle als Mitarbeiter der DDR-Staatssicherheit das Leben des Dramatikers Georg Dreymann unter Beobachtung, verwanzt dessen Wohnung und richtet im Dachboden seines Hauses eine Abhörstation ein. Jedes Gespräch Dreymanns in seiner Wohnung wird fortan akribisch dokumentiert. Oft fühlen sich Menschen, die unter sozialer Angst leiden, in sozialen Situationen ähnlich genau beobachtet. Zwar sind es keine Mitarbeiter der Staatssicherheit, die sie überwachen – trotzdem haben Betroffene manchmal den Eindruck, dass ihr Aussehen und ihre Verhaltensweisen durch ihre Mitmenschen ebenfalls sehr exakt und detailliert wahrgenommen, (negativ) bewertet und im Gedächtnis gespeichert werden. Jede unkluge Bemerkung, jedes unpassende Outfit, genauso wie schlechtsitzende Haare, Schwitzen oder Erröten: Alles wird für immer notiert!

Totale Überwachung?

Aber ist das tatsächlich so? Wie aufmerksam und detailgenau beobachten uns unsere Mitmenschen in sozialen Situationen? Was nehmen sie wahr? Zwar blicken uns unsere Mitmenschen an. Aber was sehen sie wirklich? Welche Aspekte prägen sie sich ein? Und bewerten sie das, was sie sehen?

Erste Antworten geben Untersuchungen zu dem Phänomen der „Veränderungsblindheit“ bzw. „Unaufmerksamkeitsblindheit“. „Veränderungsblindheit“ bedeutet, dass Menschen unter bestimmten Umständen eine bestimmte, eigentlich sehr offenkundige Veränderung in ihrer Umgebung nicht wahrnehmen; „Unaufmerksamkeitsblindheit“ meint, dass Menschen ein unerwartetes Objekt nicht bemerken, obwohl es direkt in ihrem Blickfeld erscheint. So wurden beispielsweise Studenten Filmausschnitte eines Basketballspiels gezeigt mit der Aufforderung, mitzuzählen, wie oft sich die Spieler eines der beiden Teams den Ball zuspielen. Dabei übersah etwa die Hälfte der Studenten (56 %) allerdings, dass sich während des Spiels eine Frau in einem Gorillakostüm unter die Sportler „mogelte“. Ähnliches ließ sich mit Passanten zeigen, die nach dem Weg gefragt wurden und denen oftmals (in 53 % der Fälle) nicht auffiel, dass mitten im Gespräch ihr Gesprächspartner ausgetauscht wurde. In anderen Experimenten bemerkte ein Großteil der Versuchspersonen nicht, dass ihr Gegenüber während des Versuchs sein T-Shirt wechselte (und dann eine andere Farbe trug). Und vielleicht ist es auch Ihnen ja schon einmal in Ihrem eigenen Alltag *nicht* aufgefallen, wenn ein Freund oder ein Kollege einen neuen Haarschnitt hatte, Kontaktlinsen trug statt einer Brille oder sich den Bart abrasiert hatte.

Nur Wichtiges wird gespeichert

Unser Gehirn arbeitet sehr ökonomisch: Es wäre zu aufwendig, alles umfassend zu verarbeiten und zu speichern, was unsere Augen sehen; nur das Wesentliche wird verarbeitet. Und das ist in der Regel nicht das Schwitzen oder Stottern des Gegenübers! Experimente haben gezeigt, dass Veränderungen sogar oft dann nicht wahrgenommen werden, wenn Versuchsteilnehmer direkt dorthin sahen, wo die Veränderungen stattfanden. Das ist eine gute Nachricht für Menschen, die unter sozialer Angst leiden, weil es zeigt, dass „Hinschauen“ nicht immer „bewusst wahrnehmen“ bedeutet. Was Sie als peinlich empfinden, wird von Ihrer Umgebung oftmals ausgeblendet, weil es nicht wichtig genug ist.

Wir sehen, was wir sehen wollen

Weil unsere Umwelt visuell sehr reichhaltig ist, glauben wir oft, sie würde in unserem Bewusstsein ebenso detailliert abgebildet werden. Das ist aber nicht immer der Fall. Vielleicht kennen Sie ja folgendes Erlebnis aus eigener Erfahrung: Sie suchen einen Platz in einem vollen Café, Restaurant oder Vorlesungssaal. Nach einiger Zeit finden Sie einen Platz und setzen sich. Am Folgetag fragen Ihre Freunde Sie, warum Sie sie ignoriert haben, obwohl sie Ihnen zugewinkt und Sie sie direkt angeschaut haben. Manchmal übersehen wir unsere Freunde in einem überfüllten Raum, weil wir nicht mit ihnen rechnen und nicht nach ihnen Ausschau halten. Und manchmal übersehen wir einen Gorilla inmitten von Basketballspielern.

Ein komplettes, detailliertes Abbild unserer Umwelt formen wir also in der Regel nicht. Wir können deshalb davon ausgehen, dass die „Aufzeichnungen", die unsere Mitmenschen in sozialen Situationen über uns erstellen, nicht immer sehr akribisch bzw. manchmal sogar ziemlich lückenhaft sind. Meist speichern wir nur wichtige Details, die wir wahrnehmen. Analog dazu kann man annehmen, dass wir auch die neue Frisur, den fehlenden Bart oder die fehlende Brille unseres Kollegen wahrnehmen, aber nicht unbedingt mit unserer Erinnerung abgleichen (weil wir nicht davon ausgehen, dass sich unser Kollege verändert hat). Und die Kleidung oder das Erröten einer Person, die von sozialer Angst betroffen ist, wird zwar vielleicht noch gerade so von anderen wahrgenommen und mehr oder weniger lange im Gedächtnis gespeichert, aber in den meisten Fällen gar nicht bewusst beachtet und verarbeitet (weil andere, möglicherweise wichtigere Dinge im Vordergrund stehen). Das Fazit: Selbst wenn die Augen der anderen „alles" sehen würden, werden sie nicht alles *wahrnehmen!* Und selbst wenn etwas Peinliches wahrgenommen wurde, muss es für die anderen noch lange nicht relevant sein. Warum also sollte sich jemand dann darüber Gedanken machen?

3.3 Solange keiner zuschaut, bleibe ich locker!

Das folgende Phänomen zeigt sich mehr oder weniger stark bei jedem Menschen: Sobald eine Kamera auf eine Person gerichtet wird, fängt sie an, sich kritisch zu überprüfen, und die Lockerheit ist weg. Ein Sportler, der im Training immer wieder eine herausragende Leistung zeigt, diese jedoch in Wettkampfsituationen nicht abrufen kann, wird in der Sportpsychologie als Trainingsweltmeister bezeichnet. Wettkampf- und Trainingsleistung unterscheiden sich bei ihm immer wieder deutlich. Stellen Sie sich z. B. einen Schwimmer vor, der während des Trainings außergewöhnlich schnell schwimmt, während der Meisterschaft jedoch nicht einmal über den Vorlauf hinauskommt und denkbar früh ausscheidet. In diesem Fall ist es (neben der Konkurrenzsituation) die bloße Anwesenheit der Zuschauer, die die (eigentlich hervorragende) Leistung blockiert. Der „Trainingsweltmeister" ist einerseits ein Sonderfall der sozialen Angst, verrät uns aber viel darüber, wie sich soziale Angst verfestigt. Interviews mit Betroffenen konnten verschiedene Faktoren isolieren – sowohl Ursachen als auch aufrechterhaltende Faktoren –, die den Nährboden der sozialen Angst bei „Trainingsweltmeistern" bilden und sie befeuern.

Trainingsweltmeisterphänomen: Auslösende und aufrechterhaltende Faktoren

Die Entstehung und Aufrechterhaltung des Trainingsweltmeisterphänomens wird entscheidend davon beeinflusst, wie stark das Bedürfnis nach Bindung, Anerkennung und Geborgenheit ausgeprägt ist: Betroffenen scheint die Bindung zu Familie, Freunden, dem Team und dem Trainer besonders wichtig zu sein (u. U. wichtiger als anderen Sportlern). Sie fühlen sich ihrem sozialen Umfeld verpflichtet und möglicherweise sogar von ihm abhängig. Motive, die auf den Wettbewerb mit anderen ausgerichtet sind – auch der unbedingte Wunsch, Sieger sein zu wollen – stünden insofern eher im Hintergrund. Ausgehend von diesem Grundbedürfnis entstehen drei Ängste (nach Marahrens & Keil, 2004):

- **Angst zu versagen:** Angst, im Wettkampf nicht die erhoffte Leistung zu zeigen.
- **Angst zu verlieren:** Angst durch eine schlechte Leistung im Wettkampf die Einbindung in das soziale Umfeld (Sportgruppe, Familie, Freundeskreis) zu gefährden.
- **Angst, bedroht zu werden**: Der Wettkampf wird eher als Bedrohung denn als Vergnügen erlebt. Sofern die Umgebung noch nicht feindlich ist, könnte sie es plötzlich werden.

Wir stellen uns einen Schüler vor, der einen großen Teil seiner Freizeit im Fußballverein, beim Schwimmtraining oder bei der Vorbereitung auf den nächsten Leichtathletikwettkampf verbringt. Der Trainingsalltag ist fester Teil des Lebens dieses Menschen geworden und gibt ihm Sicherheit. Er hat seine Freunde im Sportverein, und vielleicht definiert er sich über Leistungen, die er dort erbringt. Dieses Umfeld bedeutet ihm wahrscheinlich viel, und er möchte es nicht verlieren. „Was ist so schlimm daran, nicht die optimale Leistung zu erbringen?", möchte man vielleicht fragen. Und: „Warum muss man Angst davor haben?" Wir sind nur Menschen, keine Maschinen. Niemals perfekt. Manchmal erleben wir Tage, an denen uns Dinge besonders gut gelingen, und an anderen Tagen sind wir eben nicht in Bestform.

Pessimismus bremst aus

„Trainingsweltmeister" scheinen weniger sicher zu sein, dass sie auf Dinge in der Welt Kontrolle ausüben können. Möglicherweise ist es fatal, dass bei jedem neuen Erlebnis des „Versagens" die Überzeugung, die eigenen Ziele kompetent erreichen zu können, weiter schwindet. Dadurch wiederum ist beim nächsten Wettbewerb möglicherweise die Leistungsfähigkeit noch zusätzlich verringert, weil der Betroffene sich noch weniger zutraut. Befürchtet wird aber manchmal auch, durch eine ungenügende Leistung die soziale Einbindung zu gefährden: Die Sportförderung könnte wegfallen, langfristig wäre die Versetzung in ein anderes Trainingsteam nötig, die Familie könnte enttäuscht sein, der Freundeskreis verloren gehen. Auffallen sollte uns: Diese Konsequenzen sind nicht zwingend gegeben, vielmehr sind es oft vorgestellte (nicht erlebte) Konsequenzen. Betroffene nehmen an, dass sie eintreten könnten – aber das allein steuert bereits ihr Verhalten, ihre Gefühle (es bereitet ihnen große Angst!) und ihre Gedanken. Vor einem Wettbewerb – und auch währenddessen – denkt der Betroffene an die negativen Folgen, die eintreten werden, wenn er seine Anforderung nicht bewältigt. Vielleicht malt er sich sein Versagen und dessen negative Konsequenzen aus. Dass er an das Scheitern und dessen mögliche Folgen denkt, macht ihn nervös, versetzt ihn in Stress und erhöht zuverlässig die Wahrscheinlichkeit, dass der Misserfolg in der Wettkampfsituation tatsächlich eintritt.

In die „Angst, bedroht zu werden" spielt (neben der Angst, dass z. B. die Zugewandtheit und Unterstützung der Mitmenschen verloren gehen könnte) auch möglicherweise ein Aspekt hinein, den wir ausführlicher bereits in ► Abschn. 2.11 besprochen haben: die Angst vor Erfolg. Erfolgreich zu sein, bedeutet, sich unabhängig zu machen von anderen, sich über andere zu stellen – und es bedeutet auch eine Veränderung des sozialen Gefüges, in dem sich die Betroffenen bewegen; mehr Konkurrenz und Neid. Das wird von Betroffenen nicht immer mit letzter Konsequenz gewünscht.

Dass das Phänomen des „Trainingsweltmeisters" eintritt, hat also einerseits etwas mit Grundüberzeugungen zu tun – z. B. alles makellos machen zu müssen (weil man ansonsten beispielsweise Freunde und Trainingspartner verliert). Warum die Strategie, erst alle Fehler eliminieren zu wollen, in der Regel sehr ungünstig ist, haben wir bereits in ► Abschn. 2.10 besprochen. Andererseits trägt zum Phänomen des „Trainingsweltmeisters" auch die Lenkung der Aufmerksamkeit bei: Lenke ich meine Aufmerksamkeit auf mögliche Fehler und Störungen, gefährdet das meine Leistungsfähigkeit. Konzentriere ich mich jedoch vollständig auf eine einzige Tätigkeit, dann macht es mir nichts aus, wenn jemand zuschaut (► Abschn. 3.4). Die ablenkenden Reize müssen schließlich nicht einmal von außen kommen – sondern können auch Signale des Körpers sein. Das diskutieren wir im folgenden Kapitel.

3.4 Eins nach dem anderen

Worauf ist die Aufmerksamkeit eines Pianisten gerichtet, während er ein Konzert gibt? Vermutlich ausschließlich auf die Musik. Stellen Sie sich vor, der Pianist würde, während er spielt, zusätzlich darüber nachdenken, welche Stücke er als Nächstes einstudieren oder welche Mahlzeit er am Abend zu sich nehmen wird – intuitiv würden wir annehmen (und damit wahrscheinlich recht haben): Er würde weniger gut Klavier spielen. Aber woran liegt das?

In ► Abschn. 3.2 haben wir gesehen, dass unser Wahrnehmungssystem nicht unbegrenzt viele Informationen verarbeiten kann. Deshalb können wir nicht mehr als zwei Personen gleichzeitig zuhören. Probieren Sie es mal aus! In der Psychologie wurden solche Doppeltätigkeiten – bei denen Personen ihre Aufmerksamkeit zwischen zwei Handlungen aufteilen müssen – u. a. im Zusammenhang mit dem Autofahren untersucht. Albert Einstein soll einmal gesagt haben: „Ein Mann, der sicher fahren kann, während er ein schönes Mädchen küsst, gibt dem Küssen schlichtweg nicht die Aufmerksamkeit, das es verdient hat." Es sind also scheinbar vor allem herausfordernde Aufgaben – Aufgaben, die viel Verarbeitungskapazität benötigen –, die unsere volle Aufmerksamkeit haben sollten. Das entspricht auch unserer Alltagserfahrung: Neben dem Bügeln Fernsehen zu schauen, fällt uns im Allgemeinen leicht. Doch wenn wir während eines Gespräches gleichzeitig einen Brief schreiben oder ein Buch lesen, leidet meist mindestens eine der Tätigkeiten. Und selbst für einen erfahrenen Pianisten dürfte das professionelle Spielen von anspruchsvoller Musik vor Publikum eine Aufgabe sein, die *seine ganze Aufmerksamkeit* verlangt, um zufriedenstellend ausgeführt zu werden.

Im Fluss sein

Aber der Pianist in unserem Beispiel würde wahrscheinlich nicht nur weniger gut spielen, wenn er nicht auf die Musik konzentriert wäre – vermutlich würde ihm das Klavierspielen auch deutlich weniger Freude bereiten! Umgekehrt gibt ein Pianist, der sich wirklich ganz auf das Klavierspielen konzentriert, oft an, dass er ganz im Klavierspielen aufgehe und seine Umwelt vergesse. Er ist vollkommen in die Tätigkeit vertieft und empfindet ein unmittelbares Glücksgefühl. Diesen Zustand hat der amerikanische Psychologe Mihály Csíkszentmihályi bereits Mitte der 1970er-Jahre als „Flow"-Erleben beschrieben. Vielleicht kennen Sie diesen Zustand ja auch von sich selbst? „Flow"-Erleben tritt typischerweise bei gut strukturierten Aufgaben mit einem klaren Ziel auf. Die Fähigkeiten, die Sie mitbringen, und die Anforderungen, die an Sie gestellt werden, sollten ausgeglichen sein. Infolgedessen wird die Tätigkeit als mühelos erlebt, man ist weder über- noch unterfordert (also gelangweilt). Typische Aktivitäten, bei denen „Flow" erlebt wird, sind Sport, Spiele oder künstlerische Aktivitäten. Ein Schriftsteller erlebt „Flow", wenn er so sehr auf sein Schreiben konzentriert ist, dass er die Welt um sich herum vergisst, das Zeitgefühl verliert und sich in einem ganz versunkenen Zustand befindet. Ein Schachspieler merkt vielleicht erst nach dem Spiel, dass er auf einem unbequemen Stuhl saß – das ist ihm währenddessen gar nicht aufgefallen. „Flow" ist ein Verschmelzen von Handlung und Bewusstsein. Das soll heißen, dass beispielsweise der Schachspieler sich des Spiels bewusst ist, aber nicht mehr seiner eigenen Person. Der „Flow" wird unterbrochen, sobald er über den Akt des Spielens nachzudenken beginnt und die eigene Person beim Spielen von außen beobachtet. Letzteres passiert Menschen, die von sozialer Angst betroffen sind, leider allzu oft.

Volle Konzentration hilft

Menschen, die unter sozialer Angst leiden, beschränken sich, psychologisch gesehen, oft nicht auf eine einzige Tätigkeit. Solange sie (real oder in der Fantasie) von Personen beobachtet werden, die sie bewerten könnten, fällt es ihnen schwer, in einer einzigen Tätigkeit aufzugehen. Stattdessen versuchen sie, gleichzeitig nach außen unauffällig zu wirken, sich im Griff zu haben und keine Angstsymptome zu zeigen. Damit sind viele Teiltätigkeiten verbunden: Es wird fortlaufend im Kopf eine Außenansicht der eigenen Person erstellt, so wie andere sie vermeintlich wahrnehmen (schon allein das ist ein anspruchsvoller Vorgang, weil er die eigene Wahrnehmung quasi „umstülpt" auf genau das, was man mit den eigenen Augen nicht sehen kann). Diese Außenansicht wird geprüft und bewertet, das eigene Verhalten ggf. angepasst – auch werden die Reaktionen der anderen beobachtet und interpretiert. Es ist offensichtlich: Ähnlich, wie das Telefonieren in unübersichtlichen Verkehrssituationen das Unfallrisiko erhöht, können die beschriebenen Zusatzaufgaben bzw. die durch sie eingeschränkte Verarbeitungskapazität für Personen, die unter sozialer Angst leiden, den Umgang mit der (für viele Betroffene ebenfalls als sehr unübersichtlich erlebten) sozialen Situation erheblich erschweren. Andererseits wird ein Pianist, der sich während seines Konzertes aufmerksam die Details eines Wandgemäldes anschaut, das ihm gegenüber hängt, weniger wahrscheinlich „Flow" erleben. Ganz ähnlich geht es Personen, die von sozialer Angst betroffen sind: Durch die diskutierten Zusatzaufgaben wird es schwieriger für sie, in ihrer Aufgabe (also z. B. einem Gespräch in einer größeren Gruppe oder einem Vortrag) aufzugehen und dabei vielleicht sogar Glücksgefühle zu empfinden. Wer sich also ganz auf eine Tätigkeit konzentriert, hat die beste Chance, dass sie gelingt – und gleichzeitig auch, dass er durch diese Tätigkeit innerlich erfüllt wird. Das Motto „Eins nach dem anderen" gilt demnach sowohl für besonders erfolgreiche wie auch für besonders genussreiche Tätigkeiten – und es gilt nicht zuletzt auch für Tätigkeiten ohne Angst!

3.5 Was bedeuten die Signale des Körpers?

Schwitzen, Zittern, kalte Hände oder Füße, Blackouts, ein trockener Mund, Herzklopfen, eine unregelmäßige Atmung, ein Kloß im Hals, Schwindel, Übelkeit, Muskelanspannung, eine brechende Stimme – das alles sind Signale unseres Körpers. Wir können sie an uns beobachten und in uns wahrnehmen. Personen, die von sozialer Angst betroffen sind, bemerken diese Symptome oft in sehr starkem Maß an sich selbst. Aber reagiert ihr Körper in sozialen Situationen tatsächlich ungewöhnlich? In sozialen Situationen, in denen es um etwas geht, z. B. um ein Erfolgserlebnis oder darum, Sympathie von anderen zu gewinnen, ist es nicht verwunderlich, dass Menschen aufgeregt sind. Eine Person des anderen Geschlechts anzusprechen, für die man Gefühle hegt, die man bisher noch nicht eingestanden hat, ist sicherlich eine aufregende Sache. Herzklopfen gehört dazu! Zum ersten Mal ein Referat in der neuen Klasse zu halten, sollte ebenfalls aufregend sein, denn der Wunsch, von den Klassenkameraden anerkannt zu werden, ist mehr als verständlich. Im Gespräch mit Autoritäten wie Lehrern, Ärzten oder Geschäftsleuten kompetent auftreten zu können, ist sicherlich nicht einfach und selbstverständlich. Auch hier steht einiges auf dem Spiel. Solange es also um etwas geht und eine Angelegenheit auch emotional wichtig ist, so wird sie bei jedem mehr oder weniger intensive Gefühle der Aufregung oder Ängstlichkeit auslösen. Der Puls geht nach oben, es stellen sich ungewollt die verschiedensten körperlichen Empfindungen ein, von Kälte- bis zu Wärmegefühlen, ein leichtes Zittern, das berühmte mulmige Gefühl im Magen oder eine gewisse Starre in den Muskeln. All dies sind Angstsymptome, die aber für den anderen normalerweise nicht beobachtbar sind. Sie zeigen uns an, dass wir aktiviert oder aufgeregt sind. Wir sind vollkommen frei darin, wie wir uns diesen Symptomen gegenüber verhalten wollen. Jemand, der mit einer gewissen Aufregung zum Rednerpult geht, mit dem berühmten Lampenfieber, den kann dieses Gefühl sogar außerordentlich motivieren. Er kann sagen, es gibt mir den entscheidenden „Kick", um jetzt wirklich voll konzentriert zu sein.

Oft gilt: Herzklopfen gehört dazu

In Experimenten wurden Körperreaktionen – z. B. der Puls, die Hautleitfähigkeit (als Hinweis auf vermehrtes Schwitzen) oder die Temperatur am Hals und im Gesicht – objektiv gemessen. Dabei wurden Betroffene mit Personen verglichen, die nicht sozial ängstlich waren. Zum Beispiel mussten Teilnehmer ein siebenminütiges Gespräch führen oder sich eine Situation genau vorstellen, die sie zuvor als angsteinflößend benannt hatten. Das Ergebnis überrascht: Sozial ängstliche und nicht ängstliche Personen unterschieden sich in ihrer Körperreaktion *nicht*. Worin beide Gruppen sich jedoch sehr deutlich unterschieden, war die *subjektiv erlebte* Intensität der körperlichen Empfindung. Denn im gleichen Experiment wurden die Teilnehmer auch nach ihrer Selbstwahrnehmung befragt. Sozial ängstliche Personen gaben – besonders nach dem Gespräch – einen höheren Herzschlag und mehr Schwitzen an als Vergleichspersonen, obwohl beide Gruppen tatsächlich objektiv identische Körperreaktionen zeigten.

Bewertung als Problem

Wie lässt sich dieses Phänomen erklären? Der erste Teil der Antwort: Sozial Ängstliche richten ihre *Aufmerksamkeit* intensiv auf eigene innere Vorgänge und körperliche Empfindungen aus. Der Grund dafür ist wiederum, dass sie unsicher sind, wie sie wirken. Betroffene rechnen damit, dass andere Personen ihre Körperempfindungen negativ bewerten könnten. Sie folgen also dem Motto: „Es wäre schlimm, wenn andere sehen, dass ich … zittere, schwitze, erröte, aufgeregt bin, …. und deswegen muss ich meine

Körperreaktionen genau im Blick behalten.“ Man nennt dies auch „Monitoring“ Dieses Motto geht aber von falschen Voraussetzungen aus, denn es überschätzt, wie gut andere Menschen überhaupt eine Körperreaktion mitbekommen und wie kritisch und abwertend sie damit umgehen.

Der zweite Teil der Antwort: Sie *bewerten* die eigenen Körpersignale falsch. Wie das oben beschriebene Experiment zeigt, ist es völlig normal in einer sozialen Stresssituation, beobachtet von anderen, „ins Schwitzen zu kommen“ und aufgeregt zu sein. Diese Aufregung ist eigentlich nichts anderes als ein Zeichen dafür, dass der Körper aktiv ist und die Person die Herausforderung annimmt. Für sozial Ängstliche bedeutet die Wahrnehmung der eigenen körperlichen Symptome aber etwas anderes. Für sie sind die Zeichen der Aufgeregtheit gleichbedeutend damit, dass sie durch die Situation überfordert sind, ihr nicht gewachsen sind und dass genau das eintreten wird, was sie befürchten, dass nämlich andere (deswegen) auf sie herabblicken werden. Solche Gedanken heizen aber die Angst zu versagen – und damit auch die körperlichen Symptome – nur weiter an, und ein Teufelskreislauf schließt sich.

Teufelskreis beginnt

Zumindest in der Situation selbst ist Betroffenen dieser Zusammenhang aber nicht bewusst, und es kann deshalb zu „selbsterfüllenden Prophezeiungen“ kommen, indem die Person sich auf ihre Symptome fokussiert und damit genau das provoziert, was sie eigentlich vermeiden will; sie denkt: „Wenn ich jetzt so aufgeregt bin, werde ich wieder kein Wort herausbringen. Mein Herzklopfen wird dazu führen, dass mir wieder nichts einfällt. Ich muss jetzt besonders interessant und originell sein, das wird mir aber nicht gelingen, weil ich viel zu aufgeregt bin.“ Dieser Faktor, nämlich die auftretenden Emotionen zu wichtig zu nehmen und sie falsch zu bewerten („emotionale Beweisführung“), ist ebenfalls einer der wesentlichen aufrechterhaltenden Faktoren für die soziale Angststörung. In Bezug auf diesen Faktor gilt es dementsprechend zu lernen, dass man sich mit und ohne Aufregung für oder gegen ein Verhalten entscheiden kann; dass andere die Aufregung entweder gar nicht bemerken oder nicht schlimm finden und dass sie über das eigene Leistungsvermögen schlicht und einfach nichts aussagt!

Dass Personen mit sozialer Angst ihren eigenen Körpersignalen mehr Aufmerksamkeit und mehr Gewicht geben und überschätzen, wie sichtbar Gefühle für andere sind, haben wir in diesem Kapitel diskutiert. Trotzdem werden sie in der Regel versuchen, die – wie wir erfahren haben – in Wahrheit vollkommen natürlichen und bei allen Menschen in etwa vergleichbaren Zeichen von Aktivierung in einer sozialen Situation zu verstecken. Warum das nicht gut gelingt und nicht gut gelingen *kann*, diskutieren wir im folgenden Kapitel.

3.6 Die Angst zu verstecken, macht sie nur schlimmer

Die in den vorangegangenen Kapiteln beschriebenen Besonderheiten in der Aufmerksamkeit haben letztlich allesamt den Sinn, die Situation besser zu kontrollieren und „im Auge zu behalten". Der Preis für diese Aufmerksamkeitsleistung ist aber außerordentlich hoch, denn, wie in ▶ Abschn. 3.4 beschrieben, die Konzentration auf das Wesentliche sozialer Situationen, nämlich auf die anderen Menschen und darauf, an der Interaktion möglichst lebendig teilzunehmen, geht dabei verloren. Aber es sind nicht nur solche gedanklichen Strategien, mit denen versucht wird, die Angst möglichst in Schach zu halten.

Stellen Sie sich folgende Versuche vor, in der Öffentlichkeit nicht unangenehm aufzufallen:

- Jemand möchte nicht, dass unter den Achseln Schweißflecken sichtbar werden. Er behält sein Sakko an, obwohl es warm ist und er bereits ordentlich schwitzt.
- Eine Frau trägt besonders viel Schminke und ein besonders grelles Halstuch, weil sie nicht möchte, dass man ihr Erröten bemerkt.
- Jemand möchte eine perfekte Rede halten und liest sie deshalb Wort für Wort ab.

All dies sind ganz nachvollziehbare Versuche, dem vorzubeugen, dass andere die eigene Angst oder ihre sichtbaren Zeichen bemerken. Helfen diese Versuche oder machen sie es, zumindest in manchen Situationen, nur noch schlimmer?

Verstecken + Vermeiden = Stress

Ein Beispiel: In dem Romanfragment „Der bleiche König" des US-amerikanischen Schriftstellers David Foster Wallace beschreibt der Protagonist ausführlich, mit welchen „Tricks" er sein Schwitzen in der Schule zu verbergen versucht:

- Er gibt vor, gesundheitlich angeschlagen zu sein, indem er hustet und schnieft und scheinbar vorhandene Schwellungen am Hals betastet. Er hofft, dass bei einem unerwarteten Schweißausbruch seine Mitschüler denken, er sei krank.
- Er täuscht Unwohlsein vor, um nicht mit den Klassenkameraden mittags essen zu müssen. Er isst dann gar nichts oder manchmal heimlich auf der Toilette sein mitgebrachtes Brot.
- Er setzt sich im Klassenraum ganz nach hinten und ans Ende einer Reihe, um sich bei einem Schwitzanfall mit dem Gesicht schnell – und von den anderen unbemerkt – zur Seite drehen zu können.
- Er fährt nicht mit dem Fahrrad zur Schule, um nicht ins Schwitzen zu geraten.
- Er geht im Winter ohne Jacke zur Schule, um zu frieren und sein Nervensystem „auf Eis" zu legen.

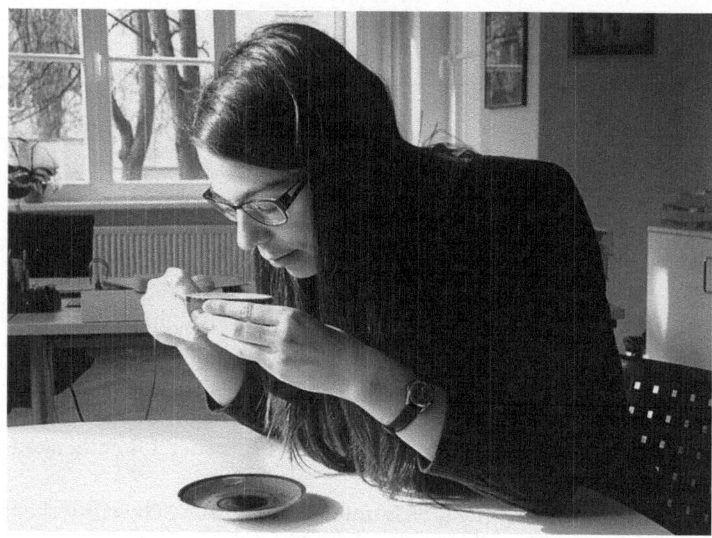

Abb. 3.1 Sicherheitsverhalten beim Trinken aus einer Tasse. Um zu vermeiden, dass ein mögliches Zittern der Hand bzw. der Tasse sichtbar wird, hält die junge Frau a) die Tasse mit beiden Händen fest, stützt b) beide Ellenbogen auf den Tisch und bewegt sich c) mit dem Kopf auf die Tasse zu (nicht umgekehrt). Wie immer, ist allein aus der Beobachtung nicht sicher zu beurteilen, ob dieses Verhalten Sicherheitsverhalten ist! Letzteres ist nur dann der Fall, wenn es in übertriebener Weise dazu dient, ein befürchtetes Zittern zu verhindern. Wäre die Tasse randvoll, hätte das gleiche Verhalten möglicherweise nichts mit sozialer Angst zu tun! (Mit freundlicher Genehmigung von Sabine Schmitt)

- Er übt zu Hause vor dem Badezimmerspiegel eine bestimmte Geste ein, mit der er sich die Haare aus dem Gesicht streicht, und zwar so, dass es wie eine unbewusste Gewohnheit aussieht. Falls sich irgendwann Schweißperlen auf seiner Stirn bilden, hofft er, mit dieser Geste den Schweiß von der Stirn unauffällig in die Haare wischen zu können.

Es gibt also unzählige Strategien, die eigentlich gefürchteten Symptome zu verbergen. Nicht immer wirken die Strategien so natürlich, wie sie es sollen. In manchen Fällen, insbesondere wenn sie öfter wiederholt werden, wirken sie für Außenstehende dann „merkwürdig" oder „steif"; Abb. 3.1 zeigt eine Frau, die mit einem ganz bestimmten Verhalten versucht, das Symptom des Zitterns „in Schach" zu halten.

Sicherheitsverhalten schadet

Die in diesem Kapitel beschriebenen Versuche, mögliche Symptome oder Mängel zu verbergen, werden Sicherheitsverhalten genannt. Sicherheitsverhalten kann offen (bezogen auf Verhalten) oder verdeckt (bezogen auf Gedanken; Selbstinstruktionen oder die Aufmerksamkeit) sein. Es kann in der Situation erfolgen, aber auch schon vorher. Der wichtigste Grund, warum sich Sicherheitsverhalten leicht verfestigt, ist, dass es zu einer kurzfris-

■ **Tab. 3.1** Beispiel Partybesuch. Helena hat Angst, sie könnte sich auf der Party blamieren: Für welches Sicherheitsverhalten könnte sie sich entscheiden?

Ebene	Vor der Party	Während der Party
Gedanklich	– Sich Gesprächsthemen zurecht legen – In Gedanken durchspielen, was passieren könnte – Sich Ausreden überlegen, weswegen sie nicht lange bleiben kann	– Genau überlegen, was „interessante" Gesprächsinhalte sein könnten – Die eigene Wortwahl genau überprüfen
Verhaltens-bezogen	– Dafür sorgen, dass genügend Freundinnen/Bekannte dabei sind – Sich *übermäßig* zurechtmachen, extrem viel Zeit für Garderobe und Make-up investieren	– Den Gesprächspartnern übertrieben zustimmen oder zunicken – Interessiert wirken bzw. tun – Sich eher am Rand aufhalten – Häufig auf die Toilette „flüchten" – Das Handy nutzen – Nichts Persönliches erzählen

tigen Entlastung führt: Sich vor einem vermeintlich peinlichen Partyspiel noch schnell eine Ausrede einfallen zu lassen, warum man gehen muss – das entledigt einen schnell und verlässlich aller Probleme. Die langfristigen „Kosten" dieses Verhaltens sind Betroffenen dabei mehr oder weniger bewusst: Man könnte auf die Situation später angesprochen werden, was möglicherweise erneut peinlich ist; die eigene Schwäche, nicht gerade ein „Partylöwe" zu sein, wird dadurch noch unterstrichen und verfestigt; man macht sich nicht beliebt usw. Oft wird das Sicherheitsverhalten aber trotz offensichtlicher Nachteile gewählt, weil es als der einzige Weg erscheint, sich irgendwie mit der Situation zu arrangieren.

Sicherheitsverhalten ist vielfältig

Angesichts dessen, dass Sicherheitsverhalten bereits deutlich vor der Situation einsetzen kann, lässt sich bereits erahnen, wie umfassend und aufwendig die Beschäftigung mit Sicherheitsverhalten sein kann. Eine ausführliche Liste mit typischen, mehr oder weniger subtilen Formen des Sicherheitsverhaltens ist in ▶ Kap. 4 zu finden. Bereits an dieser Stelle nutzen wir das Beispiel „Partybesuch" (■ Tab. 3.1), um nochmals zu erläutern, in welchen Varianten Sicherheitsverhalten auftreten kann.

Um soziale Angst überwinden zu können, ist es eine zentrale Voraussetzung, zu lernen, das Sicherheitsverhalten schrittweise zu reduzieren.

3.7 Welches Bild kommt ins Fotoalbum?

Viele werden den Effekt kennen, dass Urlaube im Grunde gar nicht so sehr erholsam sind. Es gibt erheblichen Stress mit dem Organisieren, dem Verreisen, dem anderen Klima, dem Service oder den Zimmernachbarn. Lärm, ungewohnte Belastungen und das Fehlen der gewohnten Abläufe kommen hinzu. Manch einer kommt erschöpfter aus dem Urlaub zurück, als er vorher war. Wenn sie aber jemanden fragen, ob der Urlaub schön war, dann wird fast jeder sagen: „Ja, selbstverständlich, es war wunderbar." Lügen die Leute Ihnen einfach etwas vor, oder beginnen sie mit der Zeit, selber daran zu glauben, dass es schön war? Wohl eher Letzteres! Je mehr Zeit vergeht, desto mehr erinnern sich die Menschen daran, was letztlich schön war. Sie erinnern sich an die sogenannten Highlights. Das, wofür man die ganze Unternehmung gemacht hat, und das, was besonders Freude gemacht hat, wird erinnert. Das ist normal und gesund – auch wenn es das Ergebnis einer kleinen Erinnerungsverzerrung ist.

Verzerrung der Erinnerung

Nun gibt es aber auch den gegenteiligen Prozess. Jemand war auf einer größeren Veranstaltung, auf der es viele Dinge zu sehen gab und auf der er viele Kollegen getroffen hat. Es gab unzählige Gespräche. Aber am Ende des Tages erinnert die Person sich nur an ein einziges Gespräch, in dem sie vermeintlich etwas Peinliches gesagt oder getan hat. Was wird erinnert? Genau diese eine seelische Niederlage.

Jetzt werden Sie vielleicht Zweifel anmelden: Auch im Urlaub gibt es doch irgendwelche Katastrophen. Und mitunter wird hinterher – wenn man mit anderen die Urlaubserlebnisse bespricht – herzlich darüber gelacht, wie diese Katastrophen eigentlich abgelaufen sind. Aber dieses Lachen bezieht sich natürlich darauf, dass man dieses Ereignis glücklich überstanden und hinter sich gebracht hat. Man kann hinterher darüber lachen. Es war vielleicht lächerlich. Aber das Schöne ist: Es gehört zum Inventar der eigenen Urlaubserlebnisse, und dieses Inventar ist abgeschlossen! Es ist im Nachhinein erfreulich, dass man das Ereignis hinter sich hat!

Bei Menschen mit sozialen Ängsten scheint genau dieser Mechanismus nicht zu funktionieren. Es gibt unendlich viele soziale Kontakte und Erlebnisse, und es ginge eigentlich darum, das Schöne daran zu erinnern. Genau das funktioniert aber nicht. Stattdessen werden negative Aspekte des sozialen Ereignisses erinnert – und Erlebnisse, die potenziell peinlich waren.

Das subjektive Gedächtnis

Aus dem Gesagten wird deutlich, dass das menschliche Gedächtnis nicht vollständig objektiv funktioniert. Wir erinnern uns nicht an die objektive Realität. Tatsächlich wird das Gedächtnis ständig umgebaut. Abhängig von neuen Informationen, die man bekommt, wird das Erinnerte in einem anderen Licht erscheinen. Man erhält von anderen Informationen, die das Ereignis auch gesehen haben, und dann erinnert man sich an andere Besonderheiten plötzlich in neuer Form. Das ist der eine Punkt, der dazu führt, dass unser Gedächtnis umgebaut wird. Der andere ist aber, dass das, woran wir uns erinnern, in unser Selbst- und Weltbild passen muss, das wir letztlich immer wieder neu selbst konstruieren. Bei den allermeisten Menschen ist die soziale Angst kein großes Thema, sie werden sich deshalb von sozialen Ereignissen an das Schöne erinnern. Das passt dann in ihr Weltbild. Ihr Selbstbild ist vielleicht, dass sie charmante, gute Redner seien und dass ihnen die Sympathien nur so zuflögen. Dafür werden sich in der Erinnerung auch Beispiele finden lassen, und genau daran wird man sich erinnern. Das Fazit wird dann wieder sein: „Diese Party war schön!“ Wenn aber das Selbstbild sehr negativ ist, denkt jemand vielleicht: „Ich kann das nicht, es wird sicher wieder darauf hinauslaufen, dass ich mich falsch oder peinlich verhalte.“ Dann werden sich auch für diese Idee Beispiele und Belege finden lassen, und diese Belege werden dann in das erinnerte Bild sozusagen eingebaut.

Nachgrübeln verzerrt die Erinnerung

Das beschriebene Problem ist in den wissenschaftlichen Konzeptionen der sozialen Angst zunehmend erkannt worden. Verlängertes Nachdenken über zurückliegende Ereignisse wird dabei nicht als ein Ausdruck des Problems, sondern auch als fehlgeleiteter Versuch zu seiner Lösung verstanden. Es ist vollkommen nachvollziehbar und verständlich, dass man, wenn man mit einer Situation ein Problem hat, durch Nachdenken und Nachgrübeln darüber hinweg oder zu neuen Lösungen kommen möchte. Der Haken bei der Angelegenheit ist aber, dass dadurch die Beschäftigung immer nur auf das Negative gelenkt wird. Die Erinnerung an das Negative bleibt im Bewusstsein. Auf diese Weise gelingt es nicht, neue positive Ansätze hinreichend zu berücksichtigen. Die Person übersieht immer wieder systematisch, dass auch sie im sozialen Konzert eine ganz normale Stimme sein kann, die nicht in der einen oder anderen Richtung unangenehm auffallen muss.

3.8 Negatives Denken und Interpretieren: Was ist so schlimm daran, wenn jemand ...?

In den zurückliegenden Abschnitten haben wir verdeutlicht, dass es ganz unterschiedliche Arten gibt, mit Erlebnissen umzugehen, sie einzuordnen und gedanklich zu bewerten. Wir können ein und dasselbe Ereignis als belastend und peinlich erleben oder mit der Haltung „Schwamm drüber!“ akzeptieren (▶ Abschn. 3.1). Wir können unsere Aufmerksamkeit auf die unangenehmen Seiten einer Situation richten und diese für die Zukunft im Gedächtnis behalten, oder eher die Aspekte fokussieren, die uns Freude bereitet haben und gelungen sind (▶ Abschn. 3.7). Täglich sind wir Tausenden von Reizen ausgesetzt, machen Erfahrungen und finden uns in den verschiedensten Situationen wieder. Welche Gefühle das in uns auslöst, was wir körperlich spüren und wie wir uns daraufhin verhalten, ist abhängig davon, wie wir das auslösende Ereignis bewerten. Der Weg von einem Erlebnis, einem Reiz oder einer Situation hin zu Gefühlen, Körperempfindungen und Verhaltensweisen ist also kein direkter und automatischer. Es

3

Tab. 3.2 Beispiele für ungünstige und besser geeignete Annahmen bei sozialer Angst

Art des Gedankens	Ungünstig	Besser
Grundannahmen über die eigene Person	„Ich bin nicht liebenswürdig."	„Auch ich habe meine guten Seiten."
	„Ich bin dumm."	„Es gibt Schlauere und Dümmere als mich."
	„Ich bin langweilig."	„Ob ich langweilig bin oder nicht, hängt auch von meinem Gesprächspartner ab."
Annahmen über soziale Situationen und Sicherheitsverhalten	„Meine Rede wird nur gut, wenn sie Wort für Wort gehalten wird, wie ich sie aufgeschrieben habe."	„Eine freie Rede verträgt auch Versprecher."
	„Wenn ich aufgeregt bin, führt das dazu, dass ich versagen werde."	„Aufgeregt zu sein, ist normal – meine Leistung hängt davon ab, dass ich mich auf die Aufgabe konzentriere."
	„Wenn ich aufgeregt bin, sehen das alle und lehnen mich ab."	„Aufregung nehmen andere kaum wahr oder halten sie für nicht relevant – oder sie empfinden sie als der Situation angemessen und sympathisch (da authentisch)."
	„Ich muss immer etwas Interessantes und Kluges sagen."	„Je natürlicher ich mich verhalte, desto angenehmer ist das für mein Gegenüber."
Negative Interpretationen	„Wenn jemand das Thema wechselt, findet er meinen Beitrag nicht interessant."	„Wenn jemand das Thema wechselt, möchte er nicht nur über ein Thema mit mir sprechen."
	„Wenn jemand mich nicht ansieht, mag er mich nicht."	„Wenn jemand mich nicht ansieht, sagt das erstmal gar nichts!" „Wenn jemand mich nicht ansieht, sollte ich mit ihm sprechen, damit sich das ändert!"

ist von unseren Interpretationen eines Ereignisses abhängig, wie wir uns deswegen fühlen.

Gefühle und Gedanken eng verbunden

Menschen mit sozialer Angst nehmen im Hinblick auf soziale Situationen negative Interpretationen vor, sie unterliegen problematischen Vorannahmen darüber, was in sozialen Situationen abläuft und worauf es dabei ankommt, und sie gehen von problematischen Überzeugungen in Bezug auf die eigene Person aus. Viele dieser ungünstigen und negativen Einstellungen sind uns bereits aus früheren Abschnitten vertraut: Über soziale Kompetenz haben wir in ▶ Abschn. 2.9 gesprochen, über übertrieben hohe Standards (Perfektionismus) in ▶ Abschn. 2.10, über das Zuschreiben negativer Eigenschaften zur eigenen Person in ▶ Abschn. 2.12 (Selbstwert und Selbstunsicherheit) und über sichtbare Angstsymptome in ▶ Abschn. 1.3. Im Folgenden geben wir in tabellarischer Form eine Übersicht über diese und weitere Formen von Gedanken, die es in sozialen Situationen schwer machen, und wir formulieren Beispiele für besser geeignete Gedanken (◘ Tab. 3.2).

Die ungünstigen Annahmen über sich selbst und soziale Situationen sowie die Neigung, soziale Kontakte im Zweifelsfall negativ zu interpretieren, halten einige Autoren für den wichtigsten Grund dafür, dass soziale Angst oft chronisch verläuft. Dementsprechend muss die Therapie darauf abzielen, diese Annahmen zu korrigieren. Dabei besteht Einigkeit darüber, dass diese Korrektur allein durch Argumente – und wir hoffen durchaus, wir haben bereits etliche überzeugende Argumente gebracht! – nicht zu erreichen ist, sondern nur durch neue Erfahrungen, die den schlechten Erfahrungen, die in ▶ Abschn. 2.4, ▶ Abschn. 2.5, ▶ Abschn. 2.6, ▶ Abschn. 2.7 und ▶ Abschn. 2.8 genannt wurden, entgegenlaufen. Neue, positive Erfahrungen! Im zweiten Teil dieses Buches geht es deshalb weniger um das Verstehen, sondern mehr um das Verändern, und damit um Ideen für Übungen, mit denen die Annahmen, die die soziale Angst begründen, durch eigene Erfahrung verändert werden können.

Literatur

Alden, L. E., & Wallace, S. T. (1995). Social phobia and social appraisal in successful and unsuccessful social interactions. *Behaviour Research and Therapy, 33*(5), 497–505.

Amir, N., Elias, J., Klumpp, H., & Przeworski, A. (2003). Attentional bias to threat in social phobia: facilitated processing of threat or difficulty disengaging attention from threat? *Behaviour Research and Therapy, 41*, 1325–1335.

Barkhoff, H. & Heiby, E. M. (2004). Differences in self-concept, body-concept, and mood between training champion and competitor type athletes in artistic roller and figure skating. *Athletic Insight, 6*(1), 74–92.

Bradley, B. P., Mogg, K., & Millar, N. H. (2000). Covert and overt orienting of attention to emotional faces in anxiety. *Cognition and Emotion, 14*(6), 789–808.

Buckner, J. D., Maner, J. K., & Schmidt, N. B. (2010). Difficulty disengaging attention from social threat in social anxiety. *Cognitive Therapy and Research, 34*, 99–105.

Csíkszentmihályi, M. (1988). The flow experience and its significance for human psychology. In M. Csíkszentmihályi & I. S. Csíkszentmihályi (Eds.), *Optimal Experience. Psychological Studies of Flow in Consciousness* (pp. 15–35). Cambridge, New York, Victoria: Cambridge University Press.

Csíkszentmihályi, M. (1991). *Das Flow-Erlebnis. Jenseits von Angst und Langeweile: Im Tun aufgehen* (3. Aufl.). Stuttgart: Ernst Klett, S. 61.

Csíkszentmihályi, M. (1999). If we are so rich, why aren't we happy? *American Psychologist, 54*(10), 821–827.

Edelmann, R. J., & Baker, S. R. (2002). Self-reported and actual physiological responses in social phobia. *British Journal of Clinical Psychology, 41*, 1–14.

Foa, E. B., Franklin, M. E., Perry, K. J., & Herbert, J.D. (1996). Cognitive biases in generalized social phobia. *Journal of Abnormal Psychology, 105*(3), 433–439.

3

Gilboa-Schechtman, E., Foa, E. B., & Amir, N. (1999). Attentional biases for facial expressions in social phobia: the face-in-the-crowd paradigm. *Cognition and Emotion*, *13*(3), 305–318.

Hofmann, S. G., & DiBartolo, P. M. (2001). *From Social Anxiety to Social Phobia* (pp. 254–363). Boston: Allyn & Bacon.

Marahrens, L. & Keil, J.-G. (2004). Trainingsweltmeister – Eine Problemanalyse aus der Erlebensperspektive betroffener Leistungssportler. *Zeitschrift für Sportpsychologie*, *11*(3), 112–120.

Mauss, I. B., Wilhelm, F. H., & Gross, J. J. (2004). Is there less to social anxiety than meets the eye? Emotion, expression and bodily responding. *Cognition and Emotion*, *18*(5), 631–662.

McEwan, K. L., & Devins, G. M. (1983). Is Increased Arousal in Social Anxiety Noticed by Others? *Journal of Abnormal Psychology*, *92*(4), 417–421.

Mellings, T. M. B., & Alden, L. E. (2000). Cognitive processes in social anxiety: The effects of self-focus, rumination and anticipatory processing. *Behaviour Research and Therapy*, *38*, 243–257.

O'Regan, J. K., Deubel, H., Clark, J. J., & Rensink, R. A. (2000). Picture changes during blinks: Looking without seeing and seeing without looking. *Visual Cognition*, *7*(1–3), 191–211.

Papageorgiou, C., & Wells, A. (2002). Effects of heart rate information on anxiety, perspective taking, and performance in high and low social-evaluative anxiety. *Behavior Therapy*, *33*, 181–199.

Roth, D., Antony, M. M., & Swinson, R. P. (2001). Interpretations for anxiety symptoms in social phobia. *Behaviour Research and Therapy*, *39*, 129–138.

Saboonchi, F., Lundh, L.-G., & Öst, L.-G. (1999). Perfectionism and self-consciousness in social phobia and panic disorder with agoraphobia. *Behaviour Research and Therapy*, *37*, 799–808.

Simons, D. J. & Chabris, C. F. (1999). Gorillas in our midst: sustained inattenention blindness for dynamic events. *Perception*, *28*, 1059–1074.

Simons, D. J., & Levin, D. T. (1998). Failure to detect changes to people during a real-world interaction. *Psychonomic Bulletin & Review*, *5*(4),644–649.

Stangier, U. & Fydrich, T. (2002). *Soziale Phobie und Soziale Angststörung* (S.157–180). Göttingen: Hogrefe.

Strayer, D. L., & Johnston, W. A. (2003). Cell phone-induced failures of visual attention during simulated driving. *Journal of Experimental Psychology: Applied*, *9*(1), 23–32.

Varakin, D. A., & Levin, D. T. (2006). Change blindness and visual memory: Visual representations get rich and act poor. *British Journal of Psychology*, *97*, 51–77.

Woody, S. (1996). Effects of focus of attention on anxiety levels and social performance of individuals with social phobia. *Journal of Abnormal Psychology*, *105*(1), 61–69.

Woody, S. R., & Rodriguez, B. F. (2000). Self-focused attention and social anxiety in social phobics and normal controls. *Cognitive Therapy and Research*, *24*(4), 473–488.

Soziale Angst verändern

Der zweite Teil dieses Buches zur sozialen Angst beschäftigt sich mit der Veränderung sozialer Ängste. Wir möchten Betroffene informieren und die Motivation erhöhen, Ängste nicht als „gegeben" zu betrachten, sondern sie aktiv anzugehen und zu überwinden. Wir wenden uns nun noch direkter an Sie als Leser, da uns die Form der direkten Anrede am besten geeignet erscheint, Motivationshilfen oder Anweisungen für Übungen zu formulieren. Außerdem werden wir oft von „Patienten" sprechen, da wir unsere Materialien in der Zusammenarbeit mit unseren Patienten entwickelt haben. Auch wenn Sie als Leser kein „Patient" im eigentlichen Sinne sind, ist es leichter, die Erfahrungen und Beschreibungen unserer Patienten wiederzugeben und dabei unsere Patienten eben auch als Patienten zu bezeichnen – und nicht umständlich als „von sozialer Angststörung Betroffene".

Je nach Ausprägung und Stärke von Angst und Vermeidung kann Ihnen mithilfe dieses Buches eine Überwindung Ihrer Ängste vollständig gelingen. Es ist aber auch möglich, dass Sie dieses Ziel nur teilweise oder gar nicht erreichen – dann ist die zusätzliche Unterstützung eines Experten nötig. Das Buch kann Sie dann während der Therapie begleiten und Ihnen bei der Umsetzung der Übungen und Aufgaben helfen. Erzählen Sie Ihrem Therapeuten, dass Sie bereits mithilfe dieses Buches erste Schritte unternommen haben.

Ein großer Teil der Materialien und Texte, die wir Ihnen im Folgenden vorstellen werden, stammt aus wissenschaftlichen Studien mit Hunderten von Patienten. Wir beginnen diesen Teil des Buches mit Überlegungen zu den Zielen der Veränderung sozialer Ängste und stellen Ihnen dann die Prinzipien der Veränderung vor. Ein Lernprogramm führt Sie in acht Schritten durch die Veränderung Ihrer sozialen Angst, wobei Wiederholungen aus dem ersten Teil des Buches gewollt und geplant sind, da der Anwendungsteil auch für diejenigen Leser verständlich sein soll, die den ersten Teil nicht im Detail gelesen haben. Dennoch haben wir versucht, kurz und prägnant zu formulieren und die Übungen und Anwendungen in den Vordergrund zu stellen. Bei Bedarf verweisen wir auf einzelne Abschnitte in der ersten Buchhälfte. Zum Schluss des Buches kommen ehemalige Patienten und Studienteilnehmer zu Wort und berichten über ihre Erfahrungen.

Inhaltsverzeichnis

Was können Sie verändern – und was nicht?

J. Hoyer und S. Härtling, *Soziale Angst verstehen und verändern*,
https://doi.org/10.1007/978-3-662-59076-8_4

In diesem Kapitel stellen wir kurz die wichtigsten drei Behandlungsansätze bei sozialen Ängsten vor: Selbstöffnung und Selbsthilfe, medikamentöse Therapie und psychotherapeutische Behandlung. Weiterhin möchten wir Sie darüber informieren, was das Lesen dieses Buches und das Umsetzen der vorgeschlagenen Übungen leisten kann, wo die Grenzen sind und welche Risiken und Nebenwirkungen dies mit sich bringen kann. Abschließend geben wir einige Hinweise, wie sie am besten mit den vorgeschlagenen Übungen arbeiten können.

4.1 Soziale Ängste verändern – Behandlungsansätze

Vieles kann helfen: Selbstöffnung, Medikamente, Psychotherapie

Aus unserer Sicht gibt es vor allem drei Gruppen von Hilfemöglichkeiten, die wir im Folgenden kurz darstellen möchten: Selbstöffnung und Selbsthilfe, Medikamente (Antidepressiva) und Psychotherapie. Alle drei Methoden versprechen eine merkliche Verbesserung und eine Erweiterung gegenüber den zuvor bestehenden Einschränkungen. Sie schließen sich nicht gegenseitig aus, sondern können sich ergänzen. Es gibt eine entscheidende Gemeinsamkeit aller drei Behandlungsansätze: Sie stehen Menschen zur Verfügung, die durch sozialen Rückzug entstehende Nachteile nicht weiter hinnehmen und etwas dagegen tun wollen. Es ist dringend davon abzuraten, eine soziale Angststörung unbehandelt zu lassen, also nichts zu tun und einfach abzuwarten.

Abwarten reicht nicht aus!

Es handelt sich nicht um ein reines Entwicklungsproblem, das sich von selbst wieder „auswächst". Unbehandelt neigen diese Störungen zu einem chronischen Verlauf. Abzuwarten beinhaltet aber nicht nur das Risiko, dass die Problematik nicht besser wird – vielmehr sind eine Ausweitung der Störung und die in ► Abschn. 1.6 beschriebenen Folgewirkungen möglich und sogar wahrscheinlich.

Wir gehen nun auf die drei Ansätze im Einzelnen ein. Wir orientieren uns dabei an den aktuell gültigen Behandlungsleitlinien für die soziale Angststörung und beginnen mit der Selbsthilfe.

▪▪ Selbsthilfe

Der Versuch, sich mit Büchern zu helfen, die sogenannte Bibliotherapie, hat sich, so zeigen zahlreiche Studien, bewährt. Das Lesen eines Buches kann bereits zu erheblichen Fortschritten führen, vorausgesetzt, Sie setzen die dargestellten Übungen auch gewissenhaft um. Allein mehr zu wissen, also in diesem Buch Teil I zu lesen, wird allerdings ohne praktische Anwendung nicht ausreichen. Warum das so ist, werden wir im Folgenden noch erläutern.

Ferner gibt es erste Indizien dafür, dass eine Selbsttherapie, die über das Internet angeboten wird, gute Erfolge bringen kann. Diese Ansätze werden aktuell noch stetig verbessert und auf ihre Wirksamkeit sowie mögliche Nebenwirkungen hin untersucht. Allerdings scheinen aktuelle Ansätze – z. B. die rein computergestützte Veränderung einer ungünstigen Ausrichtung der Aufmerksamkeit, die für soziale Angst typisch ist und die wir in ► Abschn. 3.3 besprochen haben – trotz nachgewiesener kleiner Effekte für eine breite Anwendung noch nicht weit genug entwickelt zu sein.

Sowohl bei der Selbsttherapie über das Internet als auch mit Büchern ist es nicht nötig, sich einer realen dritten Person gegenüber zu öffnen. Man kann also das Problem „mit sich selbst abmachen"! Wenn Sie Teil I des Buches jedoch aufmerksam gelesen haben, so ist Ihnen sicherlich klar geworden, dass wir genau diesen vermeintlichen Vorteil jedoch als Ausdruck sozialer Angst ansehen und ihn als Sicherheitsverhalten bezeichnen (► Abschn. 3.6). Insofern sind Selbsthilfegruppen, die es in vielfältiger Form gibt, eine echte Alternative, weil sie voraussetzen, dass man sich anderen gegenüber öffnet und eine gewisse Selbstverpflichtung eingeht, dies auch regelmäßig zu tun. Ein kreatives Beispiel für Selbsthilfe sind die sogenannten offenen Bühnen. Mit dem folgenden Text wirbt die „Offene Bühne Dresden" für das Mitmachen:

> » Habt Ihr Lust, eigene oder fremde Gedichte, Texte oder Musik vorzustellen? Dann kommt einfach vor der Veranstaltung zu uns … (► http://www.offene-buehne-dresden.de/mitmachen/; Stand: 6.5.2016)

Selbsthilfe kann in diesem Sinne auch bedeuten, eine Plattform zu finden, um sich auszuprobieren. Für das Ziel, sich hinsichtlich der eigenen sozialen Ängste zu erproben, ist eine „Offene Bühne" sicher eine der besten und herausforderndsten Möglichkeiten, gerade für diejenigen, die mit Lampenfieber und Auftrittsangst zu kämpfen haben.

Selbsthilfegruppe oder Veränderung?

Das Ziel von Selbsthilfegruppen ist häufig, über die Angst zu informieren und über die mit der Angst verbundenen Leiden soziale Unterstützung und Austausch anzubieten. Eher selten besteht das Ziel darin, die Ängste zu überwinden – insofern können Selbsthilfegruppen keine professionelle Therapie ersetzen. Aus wissenschaftlicher Sicht muss einschränkend auch gesagt werden, dass es aktuell keine Studien gibt, die die Frage untersucht haben, ob sich eine regelmäßige Unterstützung durch Betroffene mit gleicher/ähnlicher Problematik positiv oder negativ auf die Bewältigung sozialer Ängste auswirkt. Im besten Fall hilft die Selbsthilfegruppe bei der Überwindung eigener Ängste, im schlechtesten Fall fördert sie Sicherheits- und Vermeidungsverhalten. Dies hängt sicher im Einzelfall auch von der Zusammensetzung, Zielsetzung und Leitung der Selbsthilfegruppe ab. Dass es keine Studien zur Wirksamkeit von Selbsthilfegruppen gibt, bedeutet aber nicht, dass diese nicht wirksam und hilfreich sein können – es bedeutet lediglich, dass dies bisher noch nicht untersucht wurde. Einen Überblick über verschiedene Selbsthilfegruppen bietet der Selbsthilfeverband für Soziale Phobie e.V. (VSSP) (▶ http://www.vssp.de; Stand: 6.5.2016).

▪ Medikamente

Es sind vor allem zwei Gruppen von Medikamenten, die für Patienten mit sozialer Angststörung verschrieben werden: Antidepressiva und angstlösende Medikamente, sogenannte Benzodiazepine.

Moderne Antidepressiva aus der Gruppe der selektiven Serotonin-Wiederaufnahmehemmer (SSRI) bzw. Serotonin-Noradrenalin-Wiederaufnahmehemmer (SRNI), sind die Mittel der ersten Wahl bei der medikamentösen Behandlung der Angsterkrankungen. Diese Antidepressiva machen nicht abhängig und haben meist akzeptable Nebenwirkungen. Vor allem zu Beginn der Behandlung können jedoch Unruhe, Nervosität, Zunahme der Ängste und Schlaflosigkeit verstärkt als Nebenwirkungen auftreten. Zugleich tritt der erwünschte, angstlösende Effekt häufig erst nach einer Einnahmezeit von zwei bis vier Wochen ein, was Patienten oft verunsichert und zu einem vorzeitigen Absetzen der Medikamente führt. Mehrere Studien haben darüber hinaus die Wirksamkeit von Antidepressiva aus der Gruppe der reversiblen Monoaminooxidase-A-(MAO)-Hemmer gezeigt, allerdings gibt es auch Studien mit widersprüchlichen Ergebnissen, weshalb bevorzugt SSRI- bzw. SNRI-Antidepressiva verschrieben werden.

Vorsicht: Abhängigkeit

Die Gabe von Benzodiazepinen ist äußerst umstritten. Prinzipiell haben zahlreiche Studien die Wirksamkeit nachgewiesen. Bei der Behandlung können allerdings schwere Nebenwirkungen wie Sedierung, Schwindel, verlängerte Reaktionszeit u. Ä. auftreten, die kognitive Funktionen und Fahrtüchtigkeit beeinträchtigen können. Das Hauptproblem ist, dass Benzodiazepine bereits nach wenigen Wochen zu einer Abhängigkeit führen können, weshalb aktuelle Behandlungsleitlinien den Einsatz von Benzodiazepinen nur empfehlen, wenn andere Behandlungsmöglichkeiten nicht wirksam waren oder nicht toleriert wurden.

Generell gilt: Medikamente dürfen nur von Ärzten verschrieben werden. Obwohl auch Hausärzte diese Medikamente verschreiben dürfen, wird ein Termin bei einem Facharzt (Psychiater, Neurologe, Ärztlicher Psychotherapeut) empfohlen, da vor jeder Therapie eine ausführliche Diagnostik und Aufklärung erfolgen sollte.

Eigene Vorliebe wichtig

Ob eine medikamentöse Behandlung oder eine Psychotherapie *kurzfristig* besser gegen soziale Angst wirkt, lässt sich nicht abschließend bewerten. Es liegen nicht ausreichend Studien vor, die die in Deutschland zugelassenen Wirkstoffe mit gängigen psychotherapeutischen Verfahren vergleichen. Deshalb wird empfohlen, dass ein Patient die Therapiemethode zunächst nach persönlicher Vorliebe selbst wählt und dass sie gewechselt wird, falls sich kein Therapieerfolg einstellt oder unerwünschte Nebenwirkungen auftreten.

Aus psychotherapeutischer Sicht sind Medikamente bei Angststörungen durchaus kritisch zu betrachten. Sie haben den großen Vorteil, dass sie relativ schnell verfügbar sind, was insbesondere in solchen Fällen wichtig ist, in denen eine lange Wartezeit auf die Psychotherapie nicht zu vermeiden ist. Andererseits können sie in manchen Fällen als Sicherheitssignal genutzt werden: Betroffene gehen davon aus, dass sie soziale Situationen dank der Medikamente erfolgreich bewältigen, und schreiben es den Medikamenten zu, wenn ihre Befürchtungen in sozialen Situationen nicht eintreten. Zum Beispiel: „Dank des Medikaments gelingt es mir, einen Vortrag zu halten, ohne von meinen Zuhörern wegen meiner ungeschickten Art ausgelacht zu werden." Aber vielleicht wäre der Betroffene auch ohne das Medikament nicht ausgelacht worden?

▪ Psychotherapie

In Deutschland werden die Kosten von zwei Psychotherapieverfahren von den Krankenkassen übernommen, nämlich die für (kognitive) Verhaltenstherapie und für tiefenpsychologische Verfahren (einschließlich Psychoanalyse). Probestunden sind auch ohne besonderen Antrag kostenlos.

Psychotherapie ist Kassenleistung

Die kognitive Verhaltenstherapie entspricht dabei weitgehend dem, was wir Ihnen im Folgenden zeigen werden: ein Therapieverfahren, das auf einen selbstständigen und aufgeklärten Patienten setzt, der bereit ist, umzudenken, Neues zu lernen und dafür zu üben. Diese Therapieverfahren haben sich laut wissenschaftlichen Studien außergewöhnlich gut bewährt. Die Erfolgsraten liegen bei etwa 50–75% der Patienten, die das Therapieprogramm vollständig durchlaufen haben. Diese Patienten erlebten wesentliche Verbesserungen und konnten in vielen Bereichen, die sie zuvor vermieden hatten, wieder am sozialen Leben teilnehmen. Die Zufriedenheitsraten liegen sogar noch höher (bei unseren Patienten bei 90%), was anzeigt, dass nicht wenige Patienten der Meinung sind, die Therapie habe ihnen etwas gebracht (z. B. Entlastung oder ein besseres Verständnis ihrer Probleme), selbst wenn die Störung noch nicht oder zumindest nicht deutlich besser geworden ist. Wirklich „störungsfrei", also vollkommen gesund, werden gut ein Drittel der Patienten im Lauf der Therapie. Es gibt aber Hinweise, wonach diese Rate nach Ende der Therapiezeit noch weiter steigt. Darin spiegelt sich wider, dass gerade bei schweren, ausgeprägten sozialen Angststörungen ein langfristiges Bemühen um eine Verbesserung nötig ist, das sich nicht nur auf den Zeitraum der eigentlichen Therapie beschränkt. Der wichtigste Faktor, um den Erfolg einer Therapie vorherzusagen, ist übrigens der Schweregrad der Störung selbst: Bei leichteren Fällen sind die Erfolgswahrscheinlichkeiten höher, bei sehr schweren, verfestigten und ausgeweiteten Fällen eher geringer.

Die tiefenpsychologischen Verfahren umfassen die psychodynamische Kurzzeittherapie und die Psychoanalyse, wobei nur der Erfolg der psychodynamischen Kurzzeittherapie bei der sozialen Angststörung wissenschaftlich belegt ist. Tiefenpsychologische Verfahren beleuchten unbewusste Wünsche, Motive und Konflikte, Einflüsse der Kindheit und Jugend sowie Besonderheiten in zwischenmenschlichen Beziehungen. Eine Klärung der Beschwerden soll durch Offenlegen zugrundeliegender Ursachen erreicht werden. In einer 2013 von Leichsenring und Kollegen publizierten, weltweit beachteten Vergleichsstudie mit sehr strengen methodischen Kriterien lagen die Erfolgsraten für kognitive Verhaltenstherapie bei 60% und für psychodynamische Kurzzeittherapie bei 52% (bezogen auf alle, die überhaupt nach einer Behandlung nachfragten). Insgesamt aber liegen zur tiefenpsychologischen Behandlung vergleichsweise wenige Studien vor. Die Behandlungsleitlinien empfehlen, Patienten mit sozialer Angststörung eine psychodynamische Psychotherapie dann anzubieten, wenn sich eine kognitive Verhaltenstherapie nicht als ausreichend wirksam erwiesen hat, nicht verfügbar ist oder der Patient diese Therapieform explizit wünscht. Andernfalls ist eine kognitive Verhaltenstherapie zu wählen.

■ Fazit

Psychotherapie ist der wissenschaftlich am besten bewährte Weg aus der sozialen Angst. Das gilt insbesondere für die Verhaltenstherapie. Bis zu Dreiviertel der Patienten erzielen hier deutliche Verbesserungen.

Therapie erweitert Spielraum

Charakter und Temperament eines Menschen sind durch Psychotherapie nicht zu verändern. Aus jemandem, der sein Leben lang vermieden hat, auf Partys zu gehen, und der Geselligkeit nicht mag, wird auch durch eine erfolgreiche Psychotherapie kein Vorbild an Kontaktfreude. Psychotherapie kann aber dazu beitragen, das, was sich die Person vorher schon – oft nur insgeheim – gewünscht hat, zu verwirklichen. Nach einer erfolgreichen Psychotherapie können Sie also auf diejenigen Partys gehen, zu denen sie wirklich gehen wollen und dabei auch Spaß haben. Dass sie eher schüchtern sind, wenn es darum geht, auf andere zuzugehen, das wird in der Tendenz so bleiben, aber Ihnen stehen dann mehr Wahlmöglichkeiten offen. Eine weitere Einschränkung gilt in Hinsicht auf „Rückfälle".

Therapie = kontinuierliche Arbeit

Wenn Sie einmal oder auch mehrfach Dinge geschafft haben, die Sie sich vorher nicht getraut hätten, dann heißt das nicht, dass Sie damit für immer über dem Berg sind und sich in Zukunft nicht mehr bemühen müssen. Es können schlechtere Zeiten kommen, in denen Sie unter persönlichen Krisen leiden, und in diesen Krisenzeiten ist es möglich, dass die alten, sozial-ängstlichen Verhaltensmuster wiederkehren. Das Gleiche gilt, wenn die Umstände eine Situation schaffen, in der ungewöhnlich viel soziale Angst ausgelöst wird, also die ungewöhnlich schwierig ist. Dann gilt es, nicht zu vergessen, was Sie gelernt haben, und es sobald wie möglich wieder anzuwenden.

4.2 „Gebrauchsanleitung" zum Lernprogramm

Leider können wir Ihnen nicht versprechen, dass es leicht und problemlos sein wird, Ihre sozialen Ängste zu überwinden – denn wenn es so wäre, hätten Sie das schon längst geschafft. Wir können Ihnen aber einen Weg aufzeigen, wie Sie sich Ihrer Angst stellen können, damit Sie Ihr Leben so leben und erleben können, wie Sie es sich wünschen, ohne sich ständig der Angst unterwerfen zu müssen. Aber – metaphorisch gesprochen – der Weg ist lang und manchmal steinig, und man erreicht den Gipfel nur in kleinen Schritten. In den folgenden Kapiteln werden Sie unterschiedliche verhaltenstherapeutische Techniken kennenlernen und ausprobieren.

Verschiedene Techniken ausprobieren!

Erfahrungsgemäß profitieren verschiedene Leute von den verschiedenen Techniken unterschiedlich intensiv – lassen Sie sich also nicht entmutigen, wenn Sie eine der Techniken als wenig hilfreich empfinden. Unsere beiden Schwerpunkt-Techniken sind das **Aufmerksamkeitstraining** und die **Reduktion von Sicherheitsverhalten.** Beide Techniken können gut zusammen erarbeitet werden. Aus didaktischen Gründen stellen wir sie aber getrennt voneinander vor. Unsere Forschungsarbeit hat gezeigt, dass es gleichgültig ist, in welcher Reihenfolge beide Techniken erlernt werden. Wenn Sie also mit dem Aufmerksamkeitstraining beginnen und bemerken sollten, dass dieses für Sie nur bedingt relevant ist, lassen Sie sich dadurch nicht entmutigen, sondern gehen Sie gleich zum nächsten Schritt, der Identifikation und Reduktion von Sicherheitsverhalten.

Es ist wichtig, dass Sie alle Techniken zuerst verstanden haben müssen, bevor Sie sie einüben. Von Bedeutung ist auch, dass Sie die Übungen regelmäßig aktiv umsetzen. Ihre Angst wird sich nicht von selbst verringern, sondern nur, wenn Sie konsequent und regelmäßig an sich arbeiten. Das Verstandene Ihren eigenen Zielen entsprechend anzuwenden und dabei über Grenzen zu gehen, die bisher die Angst gesetzt hat, ist erfahrungsgemäß der schwierigste Schritt. Lassen Sie sich dabei helfen – informieren Sie Freunde, Bekannte oder Kollegen über Ihre geplanten Übungen, und bitten Sie sie um Unterstützung. Oder nehmen Sie fachliche Hilfe und Beratung bei Selbsthilfegruppen, Beratungsstellen, Ihrem Hausarzt, einem Psychiater oder einem Psychologen bzw. Psychotherapeuten in Anspruch. Geeignete Adressen und Zugangsmöglichkeiten finden Sie in ► Kap. 7.

Richtig üben

1. Lesen Sie jeweils den ganzen Abschnitt durch, bevor Sie üben.
2. Beginnen Sie mit Übungen, die Sie sich zutrauen, und wiederholen Sie sie so oft wie möglich.
3. Gehen Sie in kleinen Schritten vor, und überfordern Sie sich nicht.
4. Wenn Sie merken, dass Sie sich zu viel vorgenommen haben, gehen Sie wieder einen Schritt zurück.
5. Seien Sie ehrlich zu sich selbst, und holen Sie sich so viel Rückmeldung wie möglich von anderen Personen. Auch Videos, Fotos etc. können eine hilfreiche Unterstützung sein.
6. Bleiben Sie dran, und lassen Sie sich von Rückschlägen oder Misserfolgen nicht entmutigen.
7. Werten Sie eine Übung erst aus, wenn Sie sie mehrfach wiederholt haben.
8. Belohnen Sie sich regelmäßig für Ihre Anstrengungen.

Probieren geht über Studieren!

Wir möchten Ihnen raten: Bleiben Sie mutig und neugierig auf das, was auf Sie zukommt. Seien Sie nicht verbissen, wenn etwas nicht beim ersten Mal klappt, sondern analysieren Sie, was schiefgelaufen ist – und unternehmen Sie dann einen neuen Anlauf.

Literatur

Ahrens-Eipper, S., & Hoyer, J. (2006). Applying the Clark-Wells model of social phobia to children: The case of a dictation phobia. *Behavioural and Cognitive Psychotherapy*, *34*(1), 103–106.

Bandelow, B., & Linden. M. (2016). Angsterkrankungen – Panikstörung, soziale und generalisierte Angststörung. In U. Voderholzer & F. Hohagen (Hrsg.), *Therapie psychischer Erkrankungen – State of the Art*. (11. Aufl., S. 211–227). München: Urban & Fischer, Elsevier.

Bandelow, B., Wiltink, J., Alpers, G. W., Benecke, C., Deckert, J., Eckardt-Henn, A. et al. (2014). *Deutsche S3-Leitlinie Behandlung von Angststörungen*. http://www.awmf.org/leitlinie.html [Stand: 6.5.2016].

Benkert, O., & Hippius, H. (2013). *Kompendium der Psychiatrischen Pharmakotherapie* (9. Aufl.). Berlin, Heidelberg: Springer.

Chaker, S., Hofmann, S. G., & Hoyer, J. (2010). Can a one-weekend group therapy reduce fear of blushing? Results of an open trial. *Anxiety, Stress, and Coping*, *23*(3), 303–318. DOI: https://doi.org/10.1080/10615800903075132.

Clark, D. M., Ehlers, A., McManus, F., Hackman, A., Fennell, M., Campbell, H., et al. (2003). Cognitive therapy versus Fluoxetine in generalized social phobia: A randomized placebo-controlled trial. *Journal of Consulting and Clinical Psychology*, *71*(6), 1058–1067.

Grahlmann, K., & Linden, M. (2005). Bibliotherapie. *Verhaltenstherapie*, *15*, 88–93.

Härtling. S., Klotsche, J., Heinrich, A., & Hoyer, J. (2015, online). Cognitive therapy and task concentration training applied as intensified group therapies for social anxiety disorder with fear of blushing – a randomized controlled trial. *Clinical Psychology & Psychotherapy*. DOI: https://doi.org/10.1002/cpp.1975.

Heeren, A., Mogoaşeb, C., Philippota, P., & McNally, R. C. (2015). Attention bias modification for social anxiety: A systematic review and meta-analysis. *Clinical Psychology Review*. Advance online publication. DOI: https://doi.org/10.1016/j.cpr.2015.06.001.

Heinrichs, N., Stangier, U., Gerlach. A. L., Willutzki, U., & Fydrich, T. (2010). *Evidenzbasierte Leitlinie zur Psychotherapie der Sozialen Angststörung*. Göttingen: Hofgrefe.

Hoyer, J., Bräuer, D., Crawcour, S., Klumbies, E., & Kirschbaum, C. (2013). Depersonalisation/derealisation during acute social stress in social phobia. *Journal of Anxiety Disorders*, *27*, 178–187.

Leichsenring, F., Salzer S., Beutel, M., Herpertz, St., Hiller, W., Hoyer, J., et al. (2013). Psychodynamic therapy and cognitive-behavioral therapy in social anxiety disorder: A multicenter randomized controlled trial. *American Journal of Psychiatry*, *170*(7), 759–767.

Leichsenring, F., Salzer S., Beutel, M. E., Herpertz, S., Hiller, W., Hoyer, J., et al. (2014). Long-Term outcome of psychodynamic therapy and cognitive-behavioral therapy in social anxiety disorder. *American Journal of Psychiatry*, *171*(10), 1074–1082.

Stavemann, H. H. (2011). … *und ständig tickt die Selbstwertbombe*. Weinheim: PVU Beltz.

Veränderungen wagen: Jetzt geht es los!

J. Hoyer und S. Härtling, *Soziale Angst verstehen und verändern*,
https://doi.org/10.1007/978-3-662-59076-8_5

In diesem Kapitel stellen wir verschiedene Übungen vor, die helfen sollen, Befürchtungen über die Reaktionen anderer Menschen abzubauen und das eigene Handeln offener und freier zu gestalten. Die Übungen tragen dazu bei, Annahmen, die die soziale Angst begründen, durch eigene Erfahrung zu verändern und die soziale Angst Schritt für Schritt zu überwinden. Es handelt sich dabei um folgende Übungen: Schwierigkeitstreppe, Modell zur Aufrechterhaltung sozialer Ängste, Lenkung der Aufmerksamkeit (Aufmerksamkeitstraining), Analyse und Reduktion des eigenen Sicherheitsverhaltens („Verhaltensexperimente") und Gedankentagebuch.

Hoffentlich sind Sie neugierig und gespannt, was Sie erwartet. Vielleicht haben Sie aber auch Angst, weil der „Berg so groß" sein könnte. Beides ist sicherlich berechtigt. Im Umgang mit der sozialen Angst ist es erfahrungsgemäß wie beim Bergsteigen: Einerseits ist der Weg das Ziel, und andererseits wird der Berg in kleinen Schritten und Etappen bestiegen.

Kleine Erfolge motivieren!

Bevor Sie sich an die ersten Übungen wagen, sollen Sie deshalb eine sogenannte Angsthierarchie oder Schwierigkeitstreppe erstellen, damit Sie diejenigen Schritte und Etappen üben, die Sie sich zutrauen, und nicht, um im Bild zu bleiben, mitten am Berg abbrechen müssen. Sie finden im Buch nun immer zuerst ein ausgefülltes Beispielarbeitsblatt und danach ein leeres Arbeitsblatt zum Selbstausfüllen. Es ist sinnvoll, wenn Sie sich die Arbeitsblätter kopieren, damit Sie immer wieder eins ausfüllen können.

Beispiel

■ Abb. 5.1 zeigt die Schwierigkeitstreppe von Herrn M., 45 Jahre, Angestellter in einer mittelgroßen IT-Firma. Herr M. gab als Behandlungsanlass an, „sich immer wegzuducken", wenn es um Vorträge oder Leitungsfunktionen auf der Arbeit oder um privaten Streit gehe. Er bemerke zunehmend, wie er bei Beförderungen übergangen werde, obwohl er inhaltlich gut arbeite und von vielen Kollegen geschätzt würde.

Schritt für Schritt zum Ziel

Eine Schwierigkeitstreppe ist eine Liste all der sozialen Situationen, die für Sie schwierig sind und die Ihnen Angst und Unbehagen bereiten. Beginnen Sie zunächst, indem Sie eben solche Situationen sammeln: Schreiben Sie auf einen Zettel zuerst alle Situationen auf, die für Sie schwer sind oder denen Sie aus dem Weg gehen (würden). Überlegen Sie:

- Welche sozialen Situationen wollten Sie schon lange (wieder einmal) aufsuchen?
- Welche Gelegenheiten vermeiden Sie, obwohl Sie eigentlich – wenn nur die Angst nicht wäre – schon Lust hätten, daran teilzunehmen?
- Wann verstecken Sie sich lieber oder kämpfen sich alleine durch?

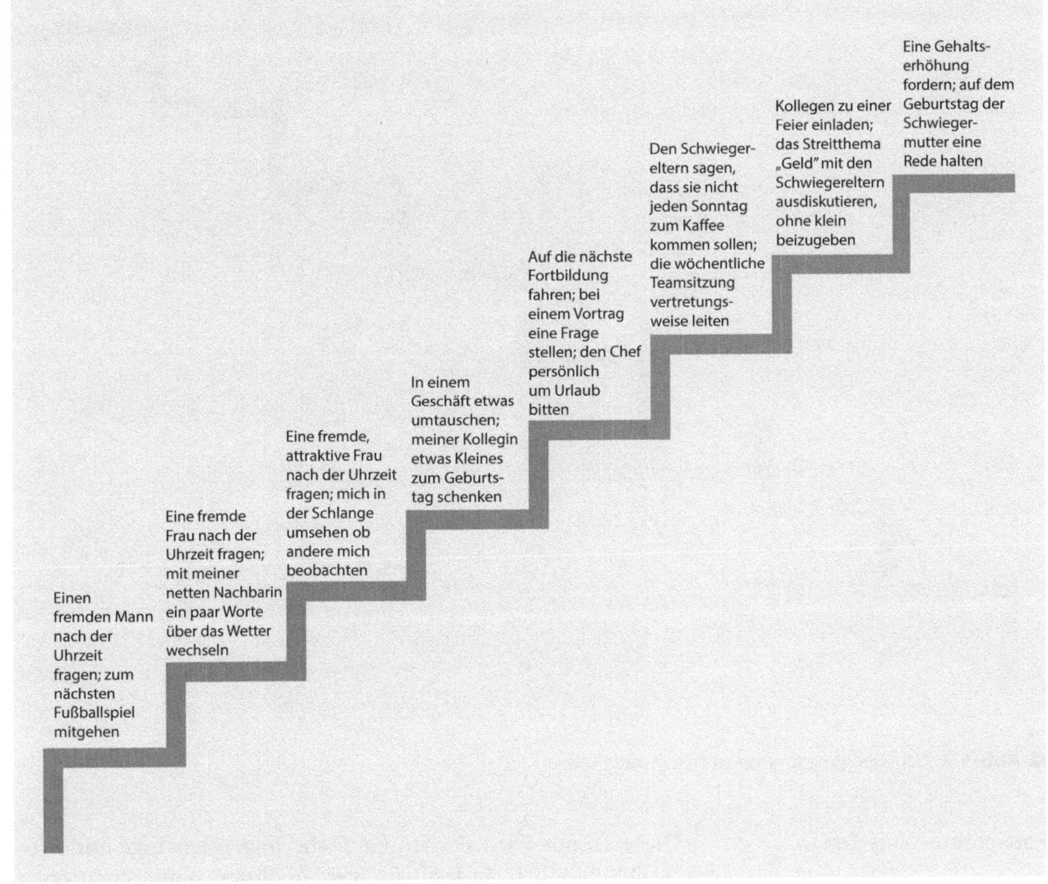

Abb. 5.1 Schwierigkeitstreppe von Herrn M.

- Was würden Sie auf alle Fälle tun, wenn eine gute Fee Ihnen über Nacht Ihre sozialen Ängste wegzaubern würde?

Ordnen Sie in einem zweiten Schritt die Situationen nach ihrem Schwierigkeitsgrad. Nutzen Sie dazu die leere Schwierigkeitstreppe (Abb. 5.2). Beginnen Sie mit den unteren Stufen, denen Sie die leichteren Situationen zuordnen. Steigen Sie von Stufe zu Stufe höher hinauf zu den schwierigeren Situationen.

Wenn es Ihnen schwerfällt, verschiedene Situationen zu finden, können Sie auch danach suchen, ob Sie Abstufungen innerhalb der gleichen Situation finden. Dieselbe Situation kann unter verschiedenen Umständen unterschiedlich schwer sein, z. B. kann die Aufgabe, sich bei einer Besprechung zu äußern, für Sie schwieriger werden, wenn mehr als zehn Personen im Raum sind oder wenn bestimmte Personen, wie der Vorgesetzte, dabei sind.

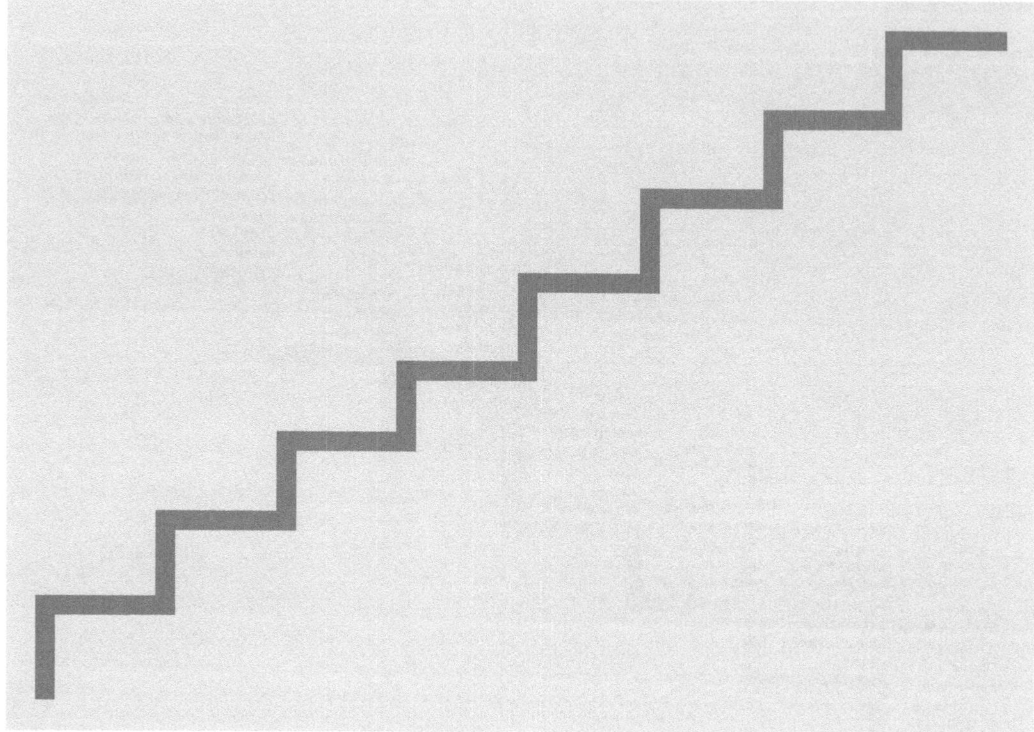

Abb. 5.2 Schwierigkeitstreppe zum Selbstausfüllen

Fortschritte bemerken

Diese Treppe wird sich im Laufe der folgenden Tage und Woche wahrscheinlich ändern. Es werden Ihnen neue Situationen einfallen, andere Situationen werden sich als gar nicht so schwierig wie gedacht herausstellen. Legen Sie immer mal wieder eine neue, angepasste Schwierigkeitstreppe an. Heben Sie die alten Versionen aber unbedingt auf, manchmal ist es eine gute Motivationshilfe, wenn Sie den Weg betrachten können, den Sie seit Erstellung der ersten Variante schon geschafft haben.

5.1 Schritt 1: Warum verschwindet die soziale Angst nicht von allein? Ein Erklärungsmodell

Die Frage danach, warum soziale Ängste entstehen, ist nicht eindeutig zu beantworten. Wesentliche Bestandteile einer Antwort finden Sie im ersten Teil dieses Buches, vor allem in ▶ Kap. 2. Wir möchten uns hier vielmehr der Frage widmen, warum soziale Ängste denn nicht wieder verschwinden, wenn sie einmal entstanden sind, uns also der Aufrechterhaltung widmen. Dazu erarbeiten wir in der Therapie gemeinsam mit unseren Patienten ein sogenanntes Aufrechterhaltungsmodell.

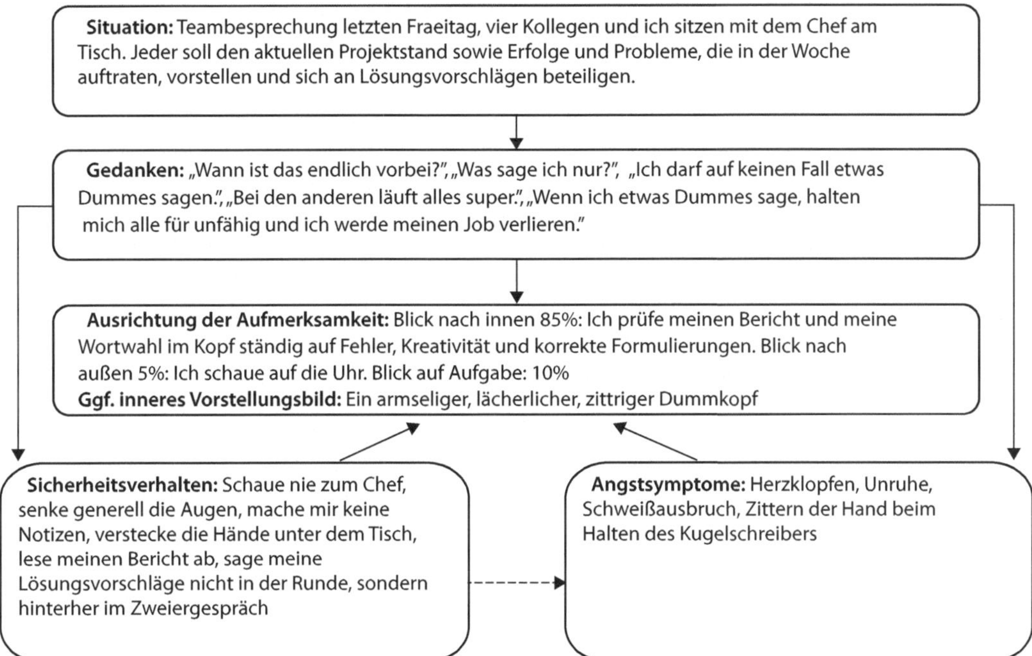

Abb. 5.3 Modell zur Aufrechterhaltung sozialer Ängste – Beispiel Teambesprechung

Wissen schafft Entlastung

Das Verständnis dieses Modells ist zentrale Voraussetzung für die folgenden Übungen. Bitte nehmen Sie sich zuerst Zeit, diesen Abschnitt zu lesen. Die Erklärung des Modells gelingt am besten anhand eines Beispiels (Abb. 5.3). Wir haben hier wieder auf Herrn M. zurückgegriffen, der eine Teambesprechung schildert. Sehen Sie sich zuerst das Modell an, und lesen Sie dann die Erläuterungen dazu, bevor Sie ein eigenes Beispiel erarbeiten.

Situation

Was war los?

Die Situation *sollte ganz konkret sein* und ist mit einigen Stichpunkten bereits ausreichend beschrieben. Herr M schildert: „Teambesprechung letzten Freitag: Chef, vier Kollegen und ich sitzen mit dem Chef am Tisch. Jeder soll den aktuellen Projektstand sowie Erfolge und Probleme, die in der Woche auftraten, vorstellen und sich an Lösungsvorschläge beteiligen." Für Ihr eigenes Modell überlegen Sie: Wer machte was vor/mit wem, in welchem Zustand? Wer war noch dabei? Beschreiben Sie zuerst einmal nur das, was von außen beobachtbar gewesen ist, *so als würden Sie eine Filmsequenz für jemanden beschreiben, der den Film nicht gesehen hat*. Am besten suchen Sie sich dabei eine Situation, an die Sie sich gut erinnern können, die vielleicht erst vor Kurzem passiert ist oder die besonders prägnant war.

Gedanken

Was ging mir durch den Kopf?

Wenn wir uns nun in der Situation befinden, folgen meistens relativ automatisch irgendwelche Gedanken, die wir über die Situation haben. Versuchen Sie sich zu erinnern, was Ihnen als Allererstes durch den Kopf gegangen ist. Manchmal sind unsere Gedanken schwer zu fassen, denn in der Regel denken wir so schnell, dass wir nicht alle Gedanken abspeichern und somit erinnerbar machen können.

Automatische Gedanken erfassen

Dies gilt besonders für Gedanken, die wir häufig haben und die wie automatisch in den Kopf kommen, z. B.: „Wann ist das endlich vorbei?" oder „Was sage ich nur?". Überlegen Sie auch, wie es dann in Gedanken weiterging. Wenn Sie – wie im Beispiel – denken: „Ich darf auf keinen Fall etwas Dummes sagen", so fragen Sie sich: „Was wäre so schlimm daran?" Auf diese Weise finden Sie *den* Aspekt der Angst, der die meisten und stärksten Symptome auslöst (und diesem Aspekt wollen wir in Zukunft entgegensteuern!). Im Beispiel ist das „Wenn ich etwas Dummes sage, halten mich alle für unfähig, und ich verliere meinen Job".

Gedanken wie „Andere halten mich für inkompetent", „Andere werden denken, ich bin merkwürdig", „Ich werde versagen", „Mir fallen bestimmt nur langweilige Themen ein" sind nur manchmal direkt in der Situation präsent; oft ergeben sie sich auch erst hinterher, wenn wir ernsthaft darüber nachdenken, was denn so schlimm daran wäre, wenn die erste, intuitive Befürchtung eintreten würde. Hilfreiche Fragen sind: Was hätte schlimmstenfalls geschehen können? Was könnten andere Leute von Ihnen sehen, und was würden Sie schlimmstenfalls darüber denken? Ein Tipp für Ihre Suche: Oft löst ein Gedanke die meiste Angst aus, der beinhaltet,

- dass Sie von anderen abgelehnt werden,
- dass andere auf Sie herabblicken,
- dass etwas furchtbar Peinliches passiert und andere sie deswegen nicht mehr mögen.

Nehmen Sie sich Zeit für die Sammlung Ihrer Gedanken und Befürchtungen, das ist häufig ein schwieriger Teil bei der Modellerstellung.

Angstsymptome

Was habe ich körperlich gespürt?

Gehen Sie als Nächstes zum Kasten „Angstsymptome". Diese werden von vielen Patienten als stark erlebt und können oft gut berichtet werden. Es gibt jedoch auch Menschen, die wenige oder nur leichte Körpersymptome in sozialen Situationen erleben. Um sich ins Bewusstsein zu rufen, welche Symptome es sind, ist es nötig, sich die obige Situation genau vor dem inneren Auge vorzustellen. Sie werden dann merken, ob Sie Symptome wie Herzklopfen, Schwitzen, Zittern, Erröten, weiche Knie, zittrige Stimme, nasse Hände, Bauchgrummeln oder Ähnliches erlebt haben.

Das typische Kerngefühl ist natürlich die Angst, aber auch Symptome wie Gedankenrasen, schlechte Stimmung, Verzweiflung oder Fluchtgedanken können auftreten.

Signale des Körpers

Fallbeispiel: „Neben sich stehen", einen „Blackout" haben: Wenn der Faden reißt …

Viele kennen das Phänomen, dass man während einer Prüfung „neben sich steht". Unter dieser ungenauen Formulierung des Alltagssprachgebrauchs verbergen sich wahrscheinlich sehr unterschiedliche Phänomene und Erlebnisse. Dieses „Neben-sich-Stehen", ein sogenanntes Depersonalisationssymptom, bedeutet, dass der Zugriff auf das Selbstgefühl und die normale Konzentration nicht mehr vorhanden sind. In einer eigenen Studie konnten wir zeigen, dass derartige Phänomene auch während Episoden sozialer Angst auftreten. Unsere Versuchspersonen mussten vor drei Versuchsleitern und bei laufender Kamera eine unvorbereitete Rede halten. Die Versuchsleiter blicken betont neutral oder desinteressiert. Es ist bekannt, dass diese Bedingungen bei allen Menschen sozialen Stress fördern. Unsere Studie belegt, dass auch bei Gesunden ca. 50 % der Teilnehmer zumindest leichte Depersonalisationssymptome erlebten; bei Teilnehmern mit sozialer Angststörung waren es sogar über 90 %. Wenn Sie also Symptome wie „Mir reißt der Faden, und ich kann mich an einfachste Dinge nicht mehr erinnern" erleben, dann gilt: Damit sind Sie nicht allein. Diese Symptome sind oft nur (mitunter harmloser) Ausdruck von Angst, Aufregung oder nur Verblüffung. Wir empfehlen, diese Symptome innerhalb unseres Modells unter dem Kasten „Angstsymptome" einzutragen. (Gleichzeitig ist in diesem Moment die Aufmerksamkeit meist 100 % nach innen gerichtet, das wird uns ebenfalls beschäftigen.)

„Angstverheimlicher" finden

Gehen Sie als Nächstes zum Kasten „Sicherheitsverhalten". Das Sicherheitsverhalten trägt diesen Namen deshalb, da es natürlich ist, dass wir in schwierigen Situationen alles versuchen, um uns sicherer zu fühlen. Überlegen Sie: Was hat Ihnen in Ihrer ängstigenden Situation, in der Sie auch ängstigende Gedanken und vielleicht auch körperliche Angstsymptome hatten, geholfen, sich etwas besser und sicherer zu fühlen? Haben Sie etwas getan, um sich zu stärken? Haben Sie sich gut zugeredet? Haben Sie etwas getan, um Ihre Körpersymptome zu verbergen? In unserem Beispiel hat die Person vermieden, den Kugelschreiber in die Hand zu nehmen, weil sie befürchtete, dass andere das Zittern der Hände sehen könnten („Mache mir keine Notizen, verstecke die Hände unter dem Tisch"). Auch hat sie versucht, sich Sicherheit zu verschaffen, in dem sie den Projektbericht schriftlich ausformuliert und abgelesen hat („Lese meinen Bericht ab"). Um der Möglichkeit, etwas Dummes zu sagen, vorzubeugen, hat die Person schließlich entschieden, sich an der aktiven Diskussion und Problemlösung gar nicht zu beteiligen und ihre eigenen Ideen im Anschluss an die Besprechung mit den Kollegen einzeln im Zweiergespräch zu besprechen („Sage meine Lösungsvorschläge nicht in der Besprechung, sondern hinterher im Zweiergespräch"). Haben Sie etwas getan, um die Situation ganz zu vermeiden, schneller zu beenden oder anderweitig teilweise zu vermeiden? Häufige Varianten dafür wären eine Notlüge oder Ausrede zu erfinden, um nicht an der Besprechung teilnehmen zu müssen, sich krank zu melden, sich besonders weit von Personen wegzusetzen, deren Rückmeldung befürchtet wird, oder besonders knappe Wortmeldungen. Ein häufiges Sicherheitsverhalten ist auch das Vermeiden von Blickkontakt, um nicht wahrnehmen zu müssen, wie andere einen mustern/anstarren. Überlegen Sie auch: Haben Sie schon im Vorfeld etwas unternommen, um sich zu beruhigen oder um einen guten Eindruck zu hinterlassen? Haben Sie etwas getan, um sich „unsichtbar" zu machen und zu verhindern, dass andere ihre Aufmerksamkeit auf Sie lenken? Haben Sie sich auf die Situation irgendwie vorbereitet, z. B. durch Einüben bestimmter Sätze oder Gesten?

Fallbeispiel: Sicherheitsverhalten (in Anlehnung an Ahrens-Eipper & Hoyer, 2006)

Tom, ein elfjähriger, neugieriger Schüler, erlebt seit dem Wechsel der Klassenlehrerin starke Ängste, in Diktaten zu versagen. Obwohl er bisher gute Schulleistungen erbracht hat, sind seine Leistungen, insbesondere im Fach Deutsch, in den letzten Monaten drastisch gesunken. Tom berichtet, sich schon im Vorfeld der Diktate ängstlich, unsicher und aufgeregt zu fühlen. Er habe Gedanken zu versagen und viele Fehler zu machen, was zu Anspannung und Konzentrationsschwierigkeiten führe. Da er sich während des Diktates von diesen Gedanken gestört und abgelenkt fühle, halte er seinen Füller extrem fest in der Hand, sodass ihm danach oft die Finger, die Hand und der Unterarm schmerzten. Ferner sage er sich immer wieder „Konzentrier dich!". Weiterhin prüfe er die zuletzt geschriebenen Worte auf Fehler. Trotz dieser Anstrengungen seien die Diktatleistungen weiterhin schlecht.

Als Sicherheitsverhalten sind hier zu werten: Das extreme Festklammern am Füller, Selbstgespräch „Konzentrier Dich!", Überprüfung der zuletzt geschriebenen Worte auf Fehler. Sicherlich sind die letzten beiden Strategien diskussionswürdig, denn, wenn sie nur einmalig angewendet würden, könnten Sie tatsächlich hilfreich sein. Da Tom aber berichtet, durch das ständige Selbstgespräch „Konzentrier Dich!" vom Diktat abgelenkt zu sein und teilweise durch die Nachkontrolle der letzten Wörter den Weitergang des Diktats zu verpassen, werden diese Strategien für Tom als Sicherheitsverhalten bewertet.

Sie sehen, dass Sicherheitsverhalten sehr vielfältig und von Situation zu Situation verschieden sein kann. Beispiele für Sicherheitsverhalten sind:

- Blickkontakt vermeiden.
- Andere nicht grüßen.
- Vermeiden, jemanden anzusprechen.
- Telefonate vor sich herschieben.
- Sätze im Kopf proben.
- Sprechpausen vermeiden.
- An etwas „herumfummeln" (an Haaren oder am Bart „spielen").
- Mehr reden, um bestimmte Themen zu vermeiden.
- Versuchen, sich betont normal zu verhalten.
- Vorwände/Entschuldigungen ausdenken, um näheren Kontakt zu vermeiden.
- „Smalltalk" vermeiden.
- Nie über Belangloses reden.
- In der Vorstellung genau überprüfen, wie man auf andere wirkt.
- Tassen oder Gläser krampfhaft festhalten.
- Sich so setzen, dass man nicht bemerkt wird.
- Intensiv hoffen, dass man „nicht dran kommt".
- Im Hintergrund bleiben.
- Alkohol trinken oder beruhigende Medikamente einnehmen.
- Versuchen, keine Aufmerksamkeit auf sich zu ziehen.
- Ein Gespräch möglichst kurz halten.
- Überprüfen, ob man auch gut wirkt.
- Nur das Nötigste reden.
- Anderen den Vortritt lassen (nicht aus Höflichkeit).
- Keine Fragen stellen.
- Langwierig überprüfen, ob es angemessen ist, bevor man etwas sagt.
- Geistig wegdriften oder abschalten.
- Vermeiden, über sich selbst zu reden.
- Sich so wenig wie möglich bewegen.
- Dem Gegenüber viele Fragen stellen.
- Versuchen, Zittern zu kontrollieren.
- Kleidung wählen, die Schwitzen überdeckt.
- Kleidung tragen oder Make-up benutzen, um Erröten weniger sichtbar zu machen.

Wenn Sie unsicher sind, wie bei Ihnen Sicherheitsverhalten aussieht, können Sie auch andere Leute fragen, ob ihnen an Ihrem Verhalten etwas auffalle.

▪▪ Ausrichtung der Aufmerksamkeit

Was habe ich mitbekommen?

Überlegen Sie dann als Nächstes, was Sie genau in der Situation mitbekommen haben. Oder anders gefragt: Worauf haben Sie Ihre Aufmerksamkeit gerichtet? Waren Sie eher bei der Sache/der Situation, also z. B. bei Ihrem Gesprächspartner und/oder dem Inhalt des Gespräches, oder waren Sie eher mit sich, Ihren Gedanken, Körpersymptomen und/oder Ihrem Sicherheitsverhalten beschäftigt?

Bei der Sache bleiben

Versuchen Sie in Prozent anzugeben, wie sich Ihre Aufmerksamkeit verteilt hat (% Blick nach innen, % Blick nach außen, % Blick auf Aufgabe; hierzu auch ► Abschn. 5.2). Im Beispiel: Blick nach innen 85 %: „Ich prüfe meinen Bericht und meine Wortwahl im Kopf ständig auf Fehler, Kreativität und korrekte Formulierungen. Blick nach außen 5 %: „Ich schaue auf die Uhr." Blick auf Aufgabe: 10 %. Als Nächstes überlegen Sie bitte, ob Sie in der Situation ein sogenanntes Vorstellungsbild von sich hatten: Haben Sie sich, wie von außen betrachtet, in der Situation selbst gesehen? Welches Bild hatten Sie in der Situation von sich selbst? Manche unserer Patienten berichten, ein Bild von sich vor Augen zu haben, das recht realistisch erscheint und ihnen gleichzeitig unangenehm ist, z. B.: „Ich stehe da, und mir fließt der Schweiß nur so von der Stirn" oder „Ich stehe gebeugt, jämmerlich, wie ein Waschlappen im Gespräch". Andere Patienten haben kein richtiges Bild, sondern eher eine vage Vorstellung, wie auch in unserem Beispiel: „ein armseliger, lächerlicher Dummkopf". Wiederum andere Patienten haben sogar ein bestimmtes Wort für dieses Vorstellungsbild, z. B. Mauerblümchen oder Ampelmännchen. Manche Patienten berichten auch, gar kein Vorstellungsbild zu haben.

■■ Verknüpfungen

Das Wechselspiel von Gedanken, Symptomen und Aufmerksamkeit verstehen

Nun müssen Sie die einzelnen Kästen des Modells noch sinnvoll miteinander in Beziehung setzen. Wie wirken sich die verschiedenen Faktoren gegenseitig aufeinander aus? Dass Sie in der Situation bestimmte angstauslösende Gedanken haben, darf als gegeben angenommen werden, sonst hätten Sie die Situation nicht ausgewählt. Wenn eine Person Angstgedanken hat, löst der Körper auch quasi automatisch die Kampf- oder Fluchtreaktion aus, auch die Körpersymptome ergeben sich also häufig von selbst, ebenso wie die begleitenden Angstgefühle. Was glauben Sie, was die Körpersymptome mit Ihrer Aufmerksamkeit machen? Gelingt es Ihnen besser, bei der Sache/sozialen Situation zu bleiben, oder nehmen Sie sich selbst intensiver wahr? Bei einigen Patienten tritt Letzteres auf: Sie spüren z. B. ihr Herz schnell schlagen oder sehen ihre Hände zittern. Dadurch sind sie so abgelenkt, dass sie sich nicht mehr gut auf die Situation konzentrieren können, teilweise nicht gut mitbekommen, was andere sagen oder fragen und dadurch dann auch nicht gut reagieren können. Im Extremfall kann es zu einem sogenannten Blackout kommen, dass man also gar nicht mehr weiß, was eigentlich los ist und was man sagen wollte.

Körpersymptome
Körpersymptome können zu einer erhöhten selbstbezogenen Aufmerksamkeit führen. Dadurch, dass man sich selbst und seine Körpersymptome mehr beachtet, nimmt man diese schneller und intensiver wahr. Dadurch, dass man die Körpersymptome mehr wahrnimmt, steigt die Angst, was wiederum zu mehr Symptomen führt, die man dann wieder intensiver spürt – ein Teufelskreis kann entstehen.

Hilft Sicherheitsverhalten?

Überlegen Sie weiter: Sie führen das Sicherheitsverhalten aus, um entweder Ihre Symptome zu überspielen/vertuschen/verhindern oder um sich Sicherheit zu geben. Dies zeigt der gestrichelte Pfeil im Modell an. Überprüfen Sie: Klappt das? Hilft das? Können Sie mithilfe Ihres Sicherheitsverhaltens tatsächlich besser und kompetenter die Situation bewältigen? Können Sie Ihre Symptome verbergen? Bitte bedenken Sie: Manchmal hilft das Sicherheitsverhalten durchaus, aber oft nur kurzfristig. Beantworten Sie dann auch die Frage: Hilft es über die gesamte Situation hinweg? Lässt sich die Wirkung eines Sicherheitsverhaltens nicht eindeutig festlegen, so können Sie den entsprechenden Pfeil auch mit einem +/- versehen.

Lassen Sie uns dafür ein Beispiel mit Errötungsangst heranziehen: Nehmen wir an, es gäbe die Befürchtung, der Nachbar könnte aufgrund des Errötens denken, die Person sei merkwürdig oder hätte ein Problem mit ihm und wolle ihn meiden. Was glauben Sie: Wie wirkt die Person im Gespräch auf den Nachbarn, wenn sie (um das Erröten nicht zu zeigen) ihn nicht anschaut, sich wegdreht, sich die Nase putzt und sich schnell verabschiedet? Wäre ein solches Sicherheitsverhalten wirklich hilfreich? Kann sich die Person dadurch besser auf die Situation einstellen und sich besser verhalten? Oder ist sie dadurch mit der Aufmerksamkeit mehr bei sich selbst, bei ihren Befürchtungen und ihrem Sicherheitsverhalten? Hilft das Sicherheitsverhalten wirklich, das Erröten zu reduzieren oder zu verbergen? Wohl kaum!

Sicherheitsverhalten
1. Das Sicherheitsverhalten hilft nur scheinbar, führt aber häufig dazu, dass die Befürchtung tatsächlich eintritt („Wenn ich während einer dienstlichen Besprechung nichts sage, halten die Kollegen und der Chef mich vielleicht tatsächlich für inkompetent und schlecht vorbereitet – allerdings nicht wegen des Inhalts meiner Beiträge, sondern wegen ihres Fehlens!").

2. Das Sicherheitsverhalten lenkt unsere eigene Aufmerksamkeit häufig von der sozialen Situation weg zu uns selbst. Wir kontrollieren, wie wir wirken, welche Symptome wir haben und ob unser Sicherheitsverhalten funktioniert, statt wirklich an der Situation teilzunehmen.
3. Das Sicherheitsverhalten hilft meistens auch nicht gegen die Symptome – wenn die Kampf-Flucht-Reaktion (Angst) ausgelöst wurde, läuft sie quasi automatisch ab.
4. Das Sicherheitsverhalten verhindert eine Überprüfung der Befürchtungen („Wenn ich denke, dass alle mich wegen meines Errötens ablehnen, und deshalb immer nur mit einer dicken Make-up-Schicht im Gesicht das Haus verlasse, kann ich nicht herausbekommen, ob die anderen mich wirklich ablehnen würden – ich bleibe in meiner Befürchtung gefangen – und wehe es kommt der Tag, an welchem morgens kein Make-up verfügbar ist … ".

Aufmerksamkeit ist kostbar!

Betrachten wir nun den Kasten „Ausrichtung der Aufmerksamkeit/Vorstellungsbild" genauer. Es sollte bisher klar geworden sein, dass die gefühlsmäßigen Symptome und die Körpersymptome dazu führen können, dass die Aufmerksamkeit sich verstärkt den inneren Prozessen zuwendet. Zugleich kann *auch das Sicherheitsverhalten* dazu führen, dass die Aufmerksamkeit nach innen gerichtet ist. Dadurch wird die Aufmerksamkeit, die wir ja nur begrenzt zur Verfügung haben, von der eigentlichen sozialen Situation abgelenkt. Zwischen Aufmerksamkeit und Körpersymptomen bzw. Aufmerksamkeit und Sicherheitsverhalten bestehen also wechselseitige Beziehungen. Auch hier liegt es auf der Hand: Wenn wir nicht bei der Sache sind, können wir uns nicht gut verhalten. Das innere Vorstellungsbild sorgt außerdem häufig für einen Fehlschluss im Sinne von „So wie ich mich selbst sehe bzw. fühle, sehen mich auch die anderen" (Stichwort „emotionale Beweisführung", ▶ Abschn. 3.5). Besonders für Körpersymptome gilt aber: Wir selbst nehmen unsere Körperprozesse viel intensiver wahr, als andere Menschen sie tatsächlich sehen. Könnten Sie aus dem Stand sagen, wann Ihr Nachbar das letzte Mal errötet ist? Wann er sichtbar geschwitzt hat? Könnten Sie sagen, wann Sie selbst zum letzten Mal errötet sind oder Ihnen sichtbar der Schweiß hinunterlief? Vermutlich können Sie das für sich selbst besser benennen als für andere – und das bedeutet *nicht*, dass Sie mehr schwitzen oder erröten als Ihr Nachbar, sondern dass Sie es bei sich selbst besser wahrnehmen. Die nach innen gerichtete Aufmerksamkeit hat allerdings noch einen weiteren Nebeneffekt: Sie verstärkt nämlich auch die Befürchtungen und Gedanken, die wir haben. Wenn Tom (siehe obiges Beispiel) während des

Diktats also denkt: „Konzentrier dich, du darfst keine Fehler machen“, und dadurch abgelenkt ist, wird er mehr Fehler machen – und so wird seine Befürchtung bestätigt. Dies kann sogar im Sinne einer „selbsterfüllenden Prophezeiung“ so verlaufen, dass Gedanken und selbstbezogene Aufmerksamkeit die Befürchtung erst auslösen. Es gibt also zwischen Gedanken und Aufmerksamkeit/Vorstellungsbild eine enge, wechselseitige Beziehung.

Wenn wir das Beispielmodell aus ◘ Abb. 5.3 noch einmal heranziehen, so ist Folgendes zusammenzufassen.

Wie nochmal?

Mechanismen, die eine soziale Angststörung aufrechterhalten

Im Modell gibt es zwei zentrale Mechanismen, welche die soziale Angststörung aufrechterhalten. Der erste Mechanismus funktioniert über die Aufmerksamkeit bzw. das Vorstellungsbild. Wie aus dem Modell ersichtlich wird, ist die Aufmerksamkeit oft auf das innere Fühlen und Erleben ausgerichtet. Angst, Unsicherheit, Körpersymptome und kleine Fehler werden so schneller und intensiver wahrgenommen. Zugleich führt die Konzentration auf das innere Fühlen dazu, dass wenig Aufmerksamkeit für die aktuelle Situation übrig bleibt. Konkret kann dies zu Blackouts, dem Verlust des Gesprächsfadens oder dem Verpassen von sozialen Signalen führen. Der zweite aufrechterhaltende Mechanismus funktioniert über das Sicherheitsverhalten. Vermeintlich soll es der Reduktion der Angstsymptome dienen, tatsächlich aber verstärkt es die Aufmerksamkeit auf die Symptome und trägt seinerseits dazu bei, nicht auf die aktuelle Situation konzentriert zu sein. Weiterhin führt es dazu, dass die erwarteten Katastrophen/Ablehnungen/Befürchtungen nicht an der Realität geprüft werden können, denn das Sicherheitsverhalten soll diese Katastrophen ja verhindern.

Erscheint Ihnen das logisch und nachvollziehbar? Wenn nicht, legen Sie das Buch beiseite und lesen Sie morgen nochmals dieses Kapitel. Versuchen Sie, mit jemanden darüber zu sprechen, bis Sie das Modell verstanden haben.

Ist alles klar, so sind Sie jetzt mit einem eigenen Beispiel dran (◘ Abb. 5.4). Dieses wählen Sie am besten aus, indem Sie Ihre Schwierigkeitstreppe nutzen: Von den dort eingetragenen Situationen ziehen Sie eine heran, die typisch ist, die oft wiederkehrt und die Sie mindestens mittelgradig belastet. Wir leiten Sie mit einigen Fragen durch das Ausfüllen des Arbeitsblattes.

Nun Sie!

Damit Sie das Modell möglichst gut nachvollziehen können, sind im Folgenden die wichtigsten Fragen zusammengefasst (◘ Tab. 5.1), die bei der Erstellung des Modells helfen können. Fertigen Sie doch gleich noch ein weiteres Modell an, und überprüfen

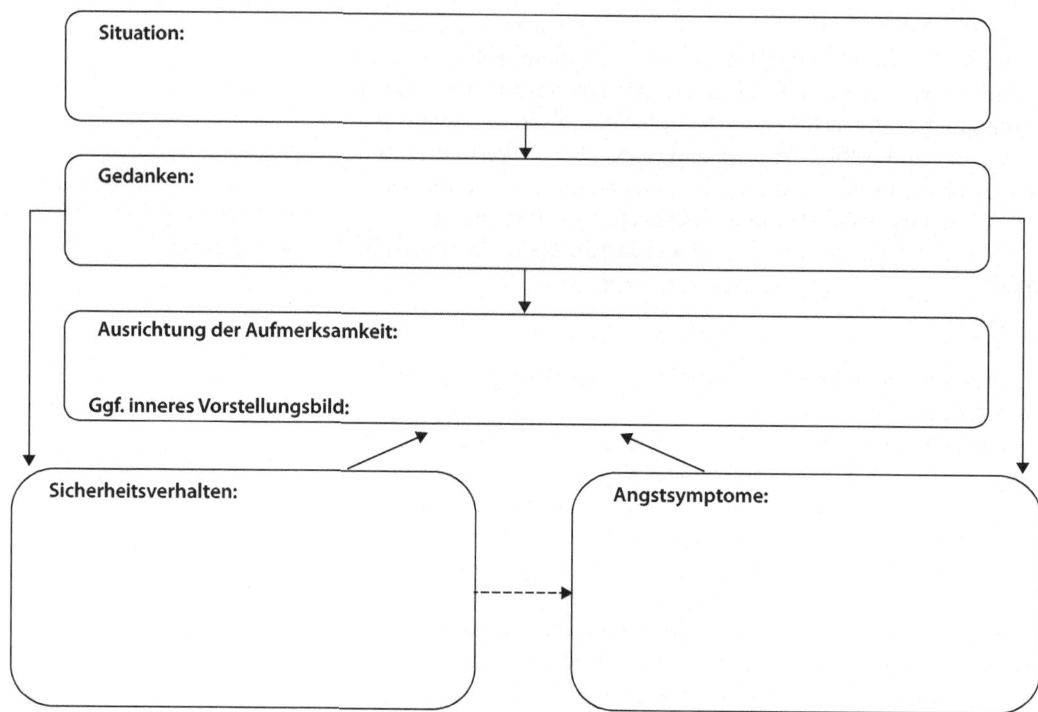

Abb. 5.4 Modell zur Aufrechterhaltung sozialer Ängste zum Selbstausfüllen

Sie alle Zusammenhänge noch einmal in diesem neuen Modell! Je besser Sie die Aufrechterhaltung der sozialen Ängste verstehen, desto besser können Sie dann auch dagegen angehen!

Wenn Sie aufgrund einer Situation nicht alle Kästchen ausfüllen können, dann nehmen Sie noch eine andere Situation hinzu. Es kann passieren, dass man mehrere Situationen analysieren muss, bevor alle Kästchen gefüllt und alle Verbindungspfeile logisch sind. Manchmal ist es schwierig, die Gedanken anzugeben, welche man in der Situation hatte. Wenn Ihnen dazu nichts einfällt, versuchen Sie bei der nächsten Gelegenheit, bei der Sie soziale Ängste wahrnehmen, bewusst darauf zu achten. Vielleicht hilft es Ihnen auch, mehrere Modelle auszufüllen, um dann Gemeinsamkeiten in verschiedenen Situationen erkennen zu können. Viele Betroffene erleben es als hilfreich zu erkennen, dass verschiedenen Situationen mit verschiedenen sozialen Ängsten dennoch häufig ein ähnliches Muster zugrunde liegt.

Tab. 5.1 Zusammenfassung der Fragen zur Modellableitung

Frage/Anleitung	Im Arbeitsblatt eintragen
Beschreiben Sie eine typische Situation, in der Sie Ihre sozialen Ängste gespürt haben. Beschreiben Sie die Situation möglichst objektiv, wie für ein Filmdrehbuch.	Bei „Situation"
Welche negativen Gedanken gingen Ihnen durch den Kopf? Was haben Sie erwartet, was als Schlimmstes passieren werde? Was denkt die andere Person schlimmstenfalls? Wie bewertet sie Sie daraufhin?	Bei „Gedanken"
Welche körperlichen Symptome haben Sie bemerkt, als Sie sich in der Situation befanden? Wie auffällig sind Ihrer Meinung nach Ihre Angstsymptome?	Bei „Angstsymptome"
Was haben Sie getan, um Ihre Angst/Ihre Symptome zu verstecken oder zu verhindern? Was taten Sie, um einen guten Eindruck zu hinterlassen? Was taten Sie, um zu verhindern, dass andere ihre Aufmerksamkeit auf Sie lenken?	Bei „Sicherheitsverhalten"
Wo lag Ihre Aufmerksamkeit? Haben Sie mitbekommen, was andere gesagt/getan haben? Welche Bilder oder Fantasien bezüglich Ihres Auftretens hatten Sie? Was glaubten Sie, wie sie aussahen?	Bei „Ausrichtung der Aufmerksamkeit" und „inneres Vorstellungsbild"
Überdenken Sie abschließend die Pfeilrichtungen: – Hilft das Sicherheitsverhalten, die Angstsymptome zu reduzieren? – Wenn Sie versuchen, durch Ihr Sicherheitsverhalten die befürchtete Blamage abzuwenden: Wie wirkt sich das auf Ihre Aufmerksamkeit aus? – Wenn Sie Angstsymptome empfinden: Wie beeinflusst das Ihre Aufmerksamkeit und Ihre Vorstellungsbilder? Beeinflusst Ihre Aufmerksamkeit auch Ihre Angstsymptome?	

5.2 Schritt 2: Wo leuchte ich mit meinem Scheinwerfer hin? – Aufmerksamkeitstraining

Stellen Sie sich eine Theaterbühne vor, die von einem einzigen Scheinwerfer hell beleuchtet wird. Alles, was die Zuschauer darauf sehen können, ist ein runder Kreis am Boden – genau dort, wo das Licht hinstrahlt. Alles, was sich außerhalb dieses Kreises befindet, liegt im Dunkeln. Wenn jetzt nach und nach mehr Scheinwerfer angehen, wird die gesamte Bühne langsam sichtbar, und bald ist sie so hell ausgestrahlt, dass einzelne Scheinwerfer gar nicht mehr auszumachen sind.

Ähnliches können wir mit unserer Aufmerksamkeit erreichen. Wenn wir uns nur auf eine Sache konzentrieren, nehmen wir ausschließlich diese eine Sache war. Alles, was sich sonst um uns befindet, bleibt „im Dunkeln". Sie kennen das vielleicht: ein spannender Film oder ein fesselndes Buch, eine schwierige Matheaufgabe, spielende Kinder – und die Welt ringsum scheint vergessen. Wenn wir nach einer Weile dann unsere Aufmerksamkeit wieder auf andere Dinge lenken, nehmen wir auf einmal wieder sehr viel mehr wahr – das Wetter draußen, Hungergefühle, eine verspannte Körperhaltung – oder eben alles auf einmal.

In Angstsituationen können wir diesen Aufmerksamkeitsscheinwerfer gut gebrauchen. Sicherlich kennen Sie es, nachts von irgendeinem Geräusch geweckt zu werden und danach „die Ohren zu spitzen". Um herauszubekommen, ob eine Gefahr droht, müssen wir unsere Aufmerksamkeit bündeln und uns ausschließlich auf unser Gehör konzentrieren. Erst nach einer Weile, wenn wir sicher sind, dass die Situation ungefährlich ist, bemerken wir das Hämmern unseres Herzens oder die Dämmerung im Zimmer, denn erst dann widmen wir auch anderen Sinnesinformationen wieder unsere Aufmerksamkeit.

▪▪ Die Rolle der Aufmerksamkeit bei sozialen Ängsten verstehen

Aufmerksamkeit bei sozialer Angst

Eine Besonderheit der sozialen Angst ist, dass Betroffene häufig mit ihrem Aufmerksamkeitsscheinwerfer in sich selbst hineinleuchten. Sie beobachten sich ganz genau, spüren, ob Hände oder Knie zittern, horchen, ob die Stimme fest ist, fühlen die Gesichtstemperatur, kontrollieren genau, was sie sagen, bemerken jeden Versprecher und jede Sprechpause und vieles mehr. Dieses Verhalten hat jedoch mehrere Nachteile: Erstens nehmen wir das, was wir ausleuchten, intensiver wahr. Das bedeutet: Wenn wir darauf achten, bloß nicht zu zittern und ständig unsere Muskelanspannung beobachten, werden wir eine kleine Veränderung schneller wahrnehmen – und das wird Angst auslösen. Zweitens haben wir durch die intensive Konzentration nach innen manchmal gar keine Möglichkeit mehr, von außen kommende Informationen zu verarbeiten. Wir bekommen nicht oder nur schlecht mit, was das Gegenüber sagt oder fragt, und können dann auch nicht gut antworten – das wiederum könnte in fragenden Blicken enden, was wiederum Angst auslöst. Drittens fühlen wir uns manchmal auch von anderen beobachtet – das ist häufig eine Täuschung, die sich aus der intensiven Selbstbeobachtung ergibt. Kennen Sie es, dass Sie in der Schlange an der Kasse anstehen und das Gefühl haben, dass alle beobachten, wie schnell Sie Ihren Einkaufswagen aus- und wieder einräumen? Nutzen Sie einfach die nächste Gelegenheit, und beobachten Sie, ob die anderen wirklich schauen – und ob sie es so intensiv tun, wie es sich anfühlt. Häufig führt die intensive Beschäftigung mit sich selbst nämlich zu dem Irrtum, dass andere sich genauso intensiv mit einem selbst beschäftigen würden. In der Realität sind die anderen aber häufig genauso intensiv mit sich selbst beschäftigt und würdigen uns nur gelegentlicher Blicke. Meistens bekommen wir in sozialen Situationen keine eindeutige Rückmeldung von anderen.

Aufmerksamkeit ist trainierbar!

Der springende Punkt: Kann man sich dazu bringen, die eigene Aufmerksamkeit bewusst anders auszurichten? Viele Menschen mit sozialen Ängsten haben Schwierigkeiten, Ihre Aufmerksamkeit in sozialen Situationen bewusst zu steuern. Häufig ist es sehr automatisiert, dass sie mit ihrer Aufmerksamkeit bei sich selbst sind und eher auf sich selbst achten als auf die Situation. In den 1990er-Jahren wurde in den Niederlanden von Bögels und Kollegen ein spezielles Aufmerksamkeitstraining entwickelt. Dieses hat zum Ziel, den übertriebenen Blick nach innen durch *einen flexiblen Blick* mit Schwerpunkt auf die soziale Situation und die anstehende Aufgabe zu ersetzen.

Wir unterscheiden drei „Blickrichtungen" der Aufmerksamkeit, also quasi drei Orte, die wir mit dem Scheinwerfer anleuchten können.

Drei Blickrichtungen der Aufmerksamkeit:

- **Blick nach innen** : Aufmerksamkeit liegt auf körpereigenen Prozessen, Gedanken, Gefühlen, Erinnerungen. Zum Beispiel: „Mein Gesicht ist warm", „Ich habe Hunger", „Ich bin angespannt", „Ich träume vom nächsten Urlaub", „Ich habe Muskelkater", „Ich bin fröhlich", ...
- **Blick nach außen:** Aufmerksamkeit liegt auf der Umwelt. Zum Beispiel: „Ich blicke aus dem Fenster", „Wie sieht mein Gegenüber aus?", „Ich höre Stimmen auf dem Gang", ...
- **Blick auf die Aufgabe:** Aufmerksamkeit liegt auf der Tätigkeit/Aufgabe, die ich im Moment ausführe. Zum Beispiel: „Ich lesen diesen Text und denke dabei mit", „Ich stelle eine Frage", „Ich halte einen Vortrag", ...

Flexibel die Aufmerksamkeit ausrichten können: eine unterschätzte Kompetenz

Die menschliche Aufmerksamkeit ist begrenzt, sodass wir den Hauptteil unserer Aufmerksamkeit meist nur auf eine Blickrichtung wenden können. Wir können unsere Aufmerksamkeit bewusst steuern und beeinflussen – und eben auch trainieren. Mit einiger Übung können wir unsere Aufmerksamkeit schnell zwischen den drei Blickrichtungen hin- und herschalten, sodass wir aus allen drei Blickrichtungen einen Eindruck bekommen. Das Ziel des Aufmerksamkeitstrainings ist es, dass der Großteil der Aufmerksamkeit bei der Aufgabe liegt – was auch immer die Aufgabe sein mag. Das kann nicht nur von Situation zu Situation verschieden sein, sondern sich auch innerhalb einer Situation ändern. Das Beispiel im Kasten veranschaulicht, wie schnell sich die Blickrichtungen der Aufmerksamkeit innerhalb einer Situation verändern können.

Beispiel

Stellen Sie sich einmal einen guten Redner vor. Er hat Karteikarten mit Stichpunkten dabei, wirft kurz einen Blick darauf *(Blick auf Aufgabe)* und beginnt mit einem Blick in die Runde *(Blick nach außen)*. Hat er das Gefühl *(Blick nach innen)*, dass die Zuhörer jetzt bereit sind, ihm zu lauschen *(Blick nach außen)*, beginnt er zu sprechen *(Blick auf Aufgabe)*. Sein Blick wechselt zwischen seinen Notizen *(Blick auf Aufgabe)* und dem Publikum *(Blick nach außen)* hin und her. So bekommt der Redner mit, ob das Publikum mitdenkt, gelangweilt ist oder kritisch die Stirn runzelt *(Blick nach außen)*, und er kann zugleich immer wieder in seinen Aufzeichnungen prüfen, ob er alles in der richtigen Reihenfolge erzählt *(Blick auf Aufgabe)*. Wenn er nun nach einigen Minuten einen trockenen Mund verspürt *(Blick nach innen)*, so prüft er kurz, ob ein Glas Wasser für ihn bereitsteht *(Blick nach außen)*. Wenn ja, wird er in seinen Notizen nach einer passenden Stelle suchen *(Blick auf Aufgabe)*, um eine kurze Pause für einen Schluck Wasser einzulegen *(Blick nach innen)* und danach mit gestärkter Stimme weitersprechen *(Blick auf Aufgabe)* usw.

Erscheinen Ihnen diese Zuordnungen logisch? Oder sind Sie manchmal anderer Meinung? Das ist kein Problem, denn was Blick auf Aufgabe, nach außen und nach innen ist, hängt von Ihrer persönlichen Definition ab. So könnte man z. B. die Reaktion der Zuschauer im obigen Beispiel auch als Blick auf die Aufgabe bewerten, wenn die Reaktion der Zuschauer die eigene Rede beeinflusst.

Alle Blickrichtungen sind sinnvoll

Das Ziel des Aufmerksamkeitstrainings ist es, diesen übertriebenen Blick nach innen durch einen flexiblen Blick mit Schwerpunkt „Blick auf die Aufgabe" zu ersetzen. Der Blick nach innen ist ein wichtiger Bestandteil unseres Lebens, der das Leben erst intensiv und einzigartig macht. Es geht also nicht darum, möglichst nie wieder Aufmerksamkeit auf sich selbst zu richten, sondern in sozialen Situationen den übertriebenen und unflexiblen Blick nach innen zu reduzieren. Es ist dieser dauerhafte Blick nach innen, der verhindert, dass wir in sozialen Situationen auf andere und auf unsere Aufgabe achten und stattdessen bei unseren Ängsten, Körpersymptomen und Vorstellungsbildern „hängen bleiben" und dadurch Konzentrationsschwierigkeiten bis hin zu Blackouts erleben.

▪▪ Aufmerksamkeitslenkung als „Trockenübung": Das Aufmerksamkeitstraining beginnt

Ziel: Konzentration auf die Aufgabe

Ziel dieses Übungsschrittes ist es, die eigene Aufmerksamkeitssteuerung zu üben und die Blickrichtung der Aufmerksamkeit willentlich auf die Aufgabe zu lenken. Suchen Sie sich einige Situationen, in denen Sie eine feste Aufgabe haben, und versuchen Sie dann, mehrere Minuten lang nur bei dieser Aufgabe zu bleiben. Wenn Ihre Aufmerksamkeit doch fortwandert, kehren Sie so rasch wie möglich wieder zu Ihrer Aufgabe zurück. Durchforsten Sie Ihren Alltag – Sie werden erstaunt sein, wie viele Übungsmöglichkeiten Sie haben! Um den Start zu erleichtern, hier einige Beispiele für Übungen zur Aufmerksamkeitssteuerung, die Sie täglich ausprobieren können:

- Versuchen Sie, für zwei bis drei Minuten zehn Geräusche/Gerüche/Farben/etc. wahrzunehmen. Sie werden feststellen: Je länger und intensiver Sie sich konzentrieren, desto mehr Dinge können Sie bemerken.
- Achten Sie beim Essen intensiv auf den Geschmack des Essens.
- Verfolgen Sie im Radio den Text eines Liedes oder die Melodie eines bestimmten Instruments.
- Achten Sie beim Fernsehen einmal nur auf die Musik/Geräuschkulisse.
- Lesen Sie einen Absatz ganz konzentriert.
- Eine weitere gute Übungsmöglichkeit bietet sich beim Telefonieren, wenn Ihnen das keine Angst macht. Bemühen Sie sich, für einige Minuten ganz bewusst zuzuhören oder zu erzählen und mit der Aufmerksamkeit immer wieder ganz intensiv zum Gespräch zurückzukehren.
- Egal, was Sie tun – Schminken, Lesen, Zähne putzen, Kochen, Sport treiben – Sie können überall üben. Seien Sie kreativ, Aufmerksamkeit brauchen Sie bei allem, was Sie tun. Diese Übungen sind für den Anfang etwas anstrengend, aber sie werden schnell merken, dass Sie mit einiger Übung Ihre Aufmerksamkeit besser, schnell und länger bei der Aufgabe halten können.
- Eine kleine Hilfe bieten Ihnen für dieses Übungsstadium bunte Klebepunkte, die Sie in jedem Schreibwarenladen kaufen können. Verteilen Sie diese in Ihrer Wohnung und am Arbeitsplatz, so haben Sie eine unauffällige Erinnerungshilfe für den „Blick auf die Aufgabe".

▪ Übungsdurchführung

Achten Sie mindestens fünfmal pro Tag für zwei bis fünf Minuten ganz genau auf Ihre jeweilige Aufgabe, und lenken Sie Ihre volle Aufmerksamkeit dorthin. Achten Sie so oft wie möglich am Tag ganz bewusst darauf, Ihre Aufmerksamkeit auf die Aufgabe zu lenken! Wenn Sie abschweifen, nehmen Sie das wahr und kehren sofort wieder zur Aufgabe zurück. Versuchen Sie, nicht in innere Monologe wie „Ach, jetzt war ich schon wieder nicht bei meiner Aufgabe, ich kann aber auch gar nichts … " zu verfallen, sondern kehren Sie einfach wieder zur Aufgabe zurück. Es ist normal, dass Sie mit der Aufmerksamkeit abschweifen werden und sich zurückrufen müssen.

Kleine, aber regelmäßige Übungen sind ausreichend

▪▪ Mögliche Schwierigkeiten – und mögliche Lösungswege

- Sie finden im Alltag nicht genügend Zeit für Übungen? Das ist kein Argument! Die Übungen dauern maximal einige Minuten. Üben Sie an Dingen, die Sie sowieso erledigen, wie Zähne putzen, Kaffee kochen, Radio hören, am PC tippen etc.
- Sie vergessen das Üben? Tragen Sie sich die Übungen als Termin jeweils für einen Tag im Voraus in Ihren Kalender ein. Verteilen Sie die bunten Klebepunkte, und schreiben Sie sich Erin-

nerungszettel. Stellen Sie einen Wecker, der Sie an die Übungen erinnert.

- Ihnen fallen keine Übungen ein? Dann üben Sie immer wieder die Dinge, die wir Ihnen vorgeschlagen haben, das reicht für den Anfang.
- Die Übungen klappen nicht? Üben Sie vielleicht schon in sozialen Situationen? Dann überfordern Sie sich möglicherweise, kein Wunder, dass es nicht klappt. Suchen Sie sich zu Beginn ruhige Minuten, in denen Sie alleine und wirklich angstfrei sind, um die Übungen durchzuführen. Wenn es trotzdem nicht klappt: Vielleicht fällt Ihnen auch das Üben in sozialen Situation etwas leichter, da dort die Aufgabe meist klarer ist. Probieren Sie das aus, indem Sie eine leichte Übung vom nächsten Übungsschritt umsetzen. Wenn Sie dabei ein gutes Gefühl haben, üben Sie in einfachen sozialen Situationen weiter.
- Sie können sich nicht ausreichend motivieren? Ziehen Sie jemanden ins Vertrauen. Lassen Sie sich regelmäßig anrufen und fragen, ob Sie die Übungen gemacht haben. Denken Sie daran, sich für Ihre Übungen zu belohnen. Überlegen Sie, worüber Sie sich im Alltag freuen, dies kann z. B. eine schöne Tasse Tee oder ein Stück Schokolade direkt nach jeder Übung sein oder ein schönes Entspannungsbad am Abend, wenn Sie bis dahin alle Übungen geschafft haben. Haben Sie eine Übung vergessen, verbieten Sie sich Ihre Belohnung. Das mag zwar etwas kindisch wirken, ist aber sehr effektiv. Stellen Sie sich weiterhin möglichst lebhaft vor, was Sie langfristig erreichen werden, wenn Sie die Übungen weiterführen, und wie schön das dann wäre!

Nicht vorschnell weitergehen

Ganz wichtig ist es, dass Sie diese „Trockenübungen" lange genug durchführen. Sie sollten mindestens eine Woche dafür einplanen. Wenn Sie sich danach noch nicht ganz sicher sind, ob der Wechsel der Blickrichtung schon zuverlässig klappt, bleiben Sie noch einige Zeit bei diesen Übungen. Wiederholen Sie die Theorie noch einmal, und achten Sie so oft wie möglich am Tag ganz bewusst darauf, Ihre Aufmerksamkeit auf die Aufgabe zu lenken.

Wenn Sie merken, dass es Ihnen keine Probleme bereitet, Ihre Aufmerksamkeit willentlich zu fokussieren und bei der Aufgabe zu bleiben, dann können Sie anfangen zu beobachten, ob das in sozialen/ängstigenden Situationen auch so ist.

▪▪ Aufmerksamkeitslenkung in sozialen Situationen

Wenn Sie die „Trockenübungen" gut umgesetzt haben und sich dabei sicher fühlen, können Sie jetzt mit der Anwendung des Aufmerksamkeitstrainings in sozialen, ängstigenden Situationen beginnen. Ziel dieses Übungsschrittes ist es, nun auch in sozialen Situationen den Blick nach innen flexibel durch den Blick auf die Aufgabe zu ersetzen.

■ Übungsdurchführung

Langsam steigern

Beginnen Sie in eher leichten sozialen Situationen, denn wenn die Angst sehr stark ist, wird die Aufmerksamkeitssteuerung auch schwieriger. Achten Sie in Ihren sozialen Kontakten darauf, bei der Sache zu sein und immer wieder mit der Aufmerksamkeit zur Aufgabe zurückzukehren, wenn Sie nach innen abgeschweift sind. Es ist nicht das Ziel der Übungen, sich immer durchzusetzen oder angstfrei an Situationen heranzugehen, sondern den Blick auf die Aufgabe zu halten und ihn bei einer Ablenkung durch den Blick nach innen schnell wieder zurück zur Aufgabe zu lenken. War eine Übung erfolgreich, so belohnen Sie sich zuerst und planen dann am besten gleich eine Wiederholung dieser Übung ein.

Folgende Übungsbeispiele sollen Sie zur Nachahmung anregen; beachten Sie jedoch, dass Sie zuerst mit Situationen beginnen sollten, die Ihnen machbar erscheinen (■ Abb. 5.1 und ■ Abb. 5.2 „Schwierigkeitstreppe“).

■ ■ Übungsvorschläge

- Zahlen Sie an der Kasse mit Kleingeld
- Geben Sie an der Kasse vor, Ihr Geld vergessen zu haben.
- Lassen Sie in einem Geschäft oder Restaurant etwas fallen.
- Lassen Sie sich intensiv beraten, und kaufen Sie dann nichts.
- Kaufen Sie etwas, und bringen Sie es dann kurz darauf zurück.
- Rufen Sie auf der Straße laut nach jemandem.
- Singen Sie laut vor sich hin.
- Sprechen Sie Ihre Nachbarn an.
- Plaudern Sie mit Fremden übers Wetter.
- Melden Sie sich in Besprechungen zu Wort, bringen Sie Ihre Meinung ein.
- Bitten Sie um Gespräche beim Chef.
- Sprechen Sie mit Freunden über Ihre Ängste.
- Laden Sie Freunde zum Essen ein.
- Fragen Sie Bekannte, ob sie Lust auf eine gemeinsame Unternehmung haben.

Jeden Kontakt nutzen

Im Prinzip können Sie in allen sozialen Situationen üben. Wann immer Sie im Kontakt mit anderen Menschen sind, konzentrieren Sie sich auf das, was gerade ansteht. Überlegen Sie auch, welche Arten von Kontakten Sie bisher vermieden haben. Denken Sie daran, dass das Ziel der Übungen ist, nach einem ablenkenden Blick nach innen schnell zum Blick auf die Aufgabe zurückzukehren.

Kleine Fortschritte festhalten

Wichtig ist dabei, dass nur Sie festlegen, was die Aufgabe ist. Die Aufgabe kann zum Beispiel sein: „Ich möchte mit Kleingeld zahlen und dabei in freundlichem Kontakt mit der Kassiererin bleiben“. Dazu müssten Sie aktiv ausblenden, ob sich hinter Ihnen eine Schlange bildet oder nicht; ob die Leute unruhig werden oder nicht; ob die Leute etwas sagen oder nicht. Das ist nicht Ihr Problem! Es geht also nicht darum, das Geld genervt oder gestresst zu

Tab. 5.2 Beispielprotokoll Aufmerksamkeitsübungen

Situation	Aufgabe	Angst (0–10)	Blick auf Aufgabe in %	Rest der Aufmerksamkeit	Sonstiges
Telefon klingelt auf Arbeit	Ich melde mich freundlich und kompetent	0	70 %	Blick nach außen: Lese nebenbei E-Mails	–
Werde zum Chef gerufen	Gespräch mit Chef führen	7	30 %	Blick nach innen: Angst, Knie zittern, Stimme flattrig 60 % Blick nach außen: aus dem Fenster gestarrt 10 %	Konnte nicht so gut auf das Gespräch achten, habe mir nicht alle Anweisungen gemerkt, hätte einen Zettel mitnehmen sollen

bezahlen, sondern genau so, als hätten Sie nichts anderes zu tun, als zu zahlen und freundlich zu sein. Sie merken: Allein die Art, wie Sie die Aufgabe festlegen, kann schon eine Menge verändern!

Zur besseren Übersicht über Ihre Übungen und Fortschritte schlagen wir Ihnen vor, mithilfe eines Arbeitsblattes Ihre Aufmerksamkeitsübungen zu protokollieren (Tab. 5.2, Tab. 5.3). Gerade im Bereich der Aufmerksamkeit sind Verbesserungen nur schwer festzustellen. Wenn Sie nach jeder Übung sofort Ihr Arbeitsblatt ausfüllen, haben Sie nach einiger Zeit eine gute Übersicht darüber, was Sie geübt haben, was sich eventuell als schwierig gestaltet hat und wo sie erfolgreich waren. Wichtig ist, dass Sie das Arbeitsblatt – so oft es geht – unmittelbar nach der Übung ausfüllen. Denken Sie bitte auch daran, sich das Arbeitsblatt zu kopieren.

Wenn Sie von sich wissen, dass Sie nicht gerne Arbeitsblätter ausfüllen, dann probieren Sie, für jede Übung einen Strich in ihrem Terminkalender zu machen, so haben Sie eine minimale Übersicht darüber, ob und wie oft Sie geübt haben.

Tab. 5.3 Arbeitsblatt „Aufmerksamkeitsübungen protokollieren“

Situation	Aufgabe	Angst (0–10)	Blick auf Aufgabe in %	Rest der Aufmerksamkeit	Sonstiges
______ ______					
______ ______ ______					

▪▪ Mögliche Schwierigkeiten – und mögliche Lösungswege

Für die häufigsten Schwierigkeiten in Bezug auf Zeit, Vergesslichkeit, Motivation und Erfolg sei hier auf die vorherige Auflistung zu den „Trockenübungen" verwiesen. Hier führen wir nun weitere Ideen auf:

- Die Übungssituationen lassen sich nicht herstellen? Bitten Sie gute Freunde um Zeit und Unterstützung: Überlegen Sie sich, ob Sie die Übung als Rollenspiel mit Freunden umsetzen können, da haben Sie viele Gestaltungsmöglichkeiten, z. B. ein Bewerbungsgespräch mit einem netten, strengen, gelangweilten oder ärgerlichen Personaler. Denken Sie sich neue Übungen aus, die einen ähnlichen Schwierigkeitsgrad haben und sich auch umsetzen lassen. Überlegen Sie, was Sie beitragen können, um die Situationen herzustellen – z. B. schon länger vermiedene Situationen aktiv herbeiführen: Sie werden nicht zu einem Fest eingeladen – dann geben Sie doch eins.
- Die Übungen klappen nicht, und Sie fühlen sich unter Druck? Gehen Sie wieder einen Schritt zurück. Überlegen Sie, was Sie unter Druck setzt. Bauen Sie wieder vermehrt „Trockenübungen" in Ihren Alltag ein, um Ihre Aufmerksamkeit erneut zu trainieren. Gönnen Sie sich evtl. eine Übungsauszeit von ein oder zwei Wochen, und packen Sie das Ganze dann erneut an. Vielleicht hilft auf ein Gespräch mit einer vertrauten Person?
- Sie haben während der Übungen starke Angst? Das ist normal, denn Ihr Körper ist es gewohnt, seit Jahren so zu reagieren und kann sich nicht von jetzt auf gleich eine neue Reaktionsweise angewöhnen. Seien Sie geduldig! Üben Sie weiter, auch wenn Sie manchmal das Gefühl haben, Ihrem Ziel nicht näherzukommen. Machen Sie sich klar, seit wie langer Zeit Ihre sozialen Ängste Sie schon begleiten und seit wie kurzer Zeit Sie erst an der Aufmerksamkeit arbeiten.
- Die Übungen bringen nichts? Seien Sie geduldig! Wiederholen Sie anhand der Arbeitsblätter Ihre Übungen, und analysieren Sie Ihre letzten Übungen erneut. Überlegen Sie aber auch, ob die Aufmerksamkeitslenkung überhaupt ihr zentrales Problem ist – falls nicht, lesen Sie im nächsten Kapitel weiter.

5.3 Schritt 3: Was tun Sie alles, um nicht aufzufallen? – Sicherheitsverhalten erkennen

Sicherheitsverhalten – im Modell (▶ Abschn. 5.1) haben wir es abgeleitet mit den Fragen: Was haben Sie getan, um Ihre Angst/Ihre Symptome zu verstecken oder zu verhindern? Was taten Sie, um einen guten Eindruck zu hinterlassen? Was taten Sie, um zu verhindern, dass andere ihre Aufmerksamkeit auf Sie lenken? Zugleich sollte aus der Modellableitung deutlich geworden sein, dass das Sicherheitsverhalten nur vermeintlich hilft – tatsächlich verhindert oder verbirgt es in den wenigsten Fällen die Befürchtungen und hilft meistens auch nicht, die Befürchtungen zu widerlegen – im Gegenteil, manchmal ist das Sicherheitsverhalten sogar auffälliger (z. B. wenn Sie den Blickkontakt vermeiden) als das eigentlich Befürchtete (z. B. nicht kompetent zu wirken). Zum Sicherheitsverhalten gehört auch das Vermeiden von Situationen – egal, ob teilweise oder komplett.

Sicherheitsverhalten schadet!

Gleich zu Anfang möchten wir noch einmal betonen, dass die meisten Menschen in geringem Maße Sicherheitsverhalten zeigen. Wir wenden Sicherheitsverhalten an, weil es uns vermeintlich Sicherheit gibt. Tatsächlich ist es aber so, dass das Sicherheitsverhalten viele negative Effekte hat. Einige Beispiele:

- Wenn Sie Blickkontakt vermeiden und nach unten sehen, ist das für andere auffällig und wird mit großer Wahrscheinlichkeit bemerkt.
- Wenn Sie eine Situation ganz meiden oder verlassen, finden Sie erstens nie heraus, was wirklich passiert wäre, und zweitens ist eine „unkoordinierte Flucht“ oft auffällig.
- Wenn Sie aus Angst immer kurz angebunden sind, kann es sein, dass andere Sie als arrogant erleben.
- Wenn Sie z. B. einen Rollkragenpullover tragen (damit niemand die hektischen Flecken an ihrem Hals sieht), ist Ihnen mit größerer Wahrscheinlichkeit heiß, und Sie erröten und schwitzen.
- Wenn Sie innerliche Monologe führen, wie z. B. „Konzentrier dich!“, lenkt Sie das von Ihrer sozialen Aufgabe und Ihrem Gegenüber ab.
- Wenn Sie Ihre Muskeln anspannen, um ein mögliches Zittern zu verhindern, zittern ihre Muskeln vor Anspannung tatsächlich, und Sie sehen dann evtl. auch angespannt aus.
- Wenn Sie Einladungen von Freunden oder Arbeitskollegen immer ablehnen, da Sie meinen, es könne Sie sowieso keiner leiden, werden Sie in Zukunft nicht mehr eingeladen (da Sie ja sowieso immer absagen) und das führt dazu, dass Sie dann erst recht denken: „Mich kann keiner leiden, ich werde nie eingeladen.“

Sicherheitsverhalten raubt Kraft

Ein weiterer negativer Aspekt des Sicherheitsverhaltens ist, dass es sehr viel Zeit und Mühe in Anspruch nehmen kann. Sich ständig perfekt auf alle (Un-)Möglichkeiten vorzubereiten, erfordert akribische Planung und kostet Zeit und Nerven. Zugleich bleibt auch ständig die Angst und Unsicherheit, ob man auch wirklich an alles gedacht hat und auf jede Eventualität ausreichend vorbereitet ist. Sie merken sicher schon beim Lesen – das kann gar nicht (gut) gehen. Zugleich macht uns das Sicherheitsverhalten in gewisser Weise auch abhängig. Vielleicht kennen Sie das von Kindern: Wenn das Lieblingskuscheltier zum Einschlafen fehlt, ist die Anspannung gleich so hoch, dass an Ruhe und Schlaf gar nicht zu denken ist. So ähnlich geht es auch Erwachsenen: Wenn wir uns z. B. auf einen Vortrag mit schriftlichen Aufzeichnungen vorbereitet haben und diese ablesen wollen, kommen wir spätestens dann in Bedrängnis – oder verfallen in Panik – wenn wir merken, dass wir unsere Aufzeichnungen im Zug vergessen haben. Der nun stattfindende Vortrag – bei dem eine gewisse Aufregung auch normal ist – wird vermutlich von dem Gedanken „Oh je, jetzt hören mich alle stottern und stammeln und denken, wie inkompetent ich doch bin" überschattet. Eine denkbar schlechte Ausgangslage, um sein Wissen und Können zu präsentieren. Wir sind also abhängig von unserem Sicherheitsverhalten und lernen, schwierige Situationen nur mithilfe des Sicherheitsverhaltens durchstehen zu können. Dadurch bleiben wir aber in unseren Befürchtungen gefangen. Was damit gemeint ist, lässt sich am besten an Beispielen erläutern.

Fallbeispiele

(Zu) teuer erkaufte kurzfristige Vorteile

Eine junge Frau, nennen wir sie Lisa, hat die Befürchtung, für gleichaltrige Personen uninteressant und unattraktiv zu sein.

Beispiel 1: Lisas Sicherheitsverhalten ist, nichts zu sagen, da die anderen sonst bemerken könnten, wie wenig sie zu erzählen habe. Lisa ist auf eine Feier eingeladen und überwindet sich trotz vieler Bedenken hinzugehen. Dort sitzt sie mit einem Getränk in der dunkelsten Ecke und hofft, dass niemand sie anspricht. Da die anderen Gäste sie durch die versteckte Sitzposition tatsächlich kaum wahrnehmen, wird sie nicht angesprochen. Lisa geht deprimiert nach Hause und schlussfolgert aus dem Abend: Niemand hat mich angesprochen, ich bin also tatsächlich für andere Leute total langweilig und unattraktiv.

Therapeutisch würden wir nun fragen: Wurde Lisa nicht angesprochen, weil sie tatsächlich langweilig und unattraktiv ist oder weil sie in ihrem Versteck (= Sicherheitsverhalten) nicht gesehen wurde?

Beispiel 2: Bei der nächsten Gelegenheit möchte Lisa es besser machen und überlegt sich ein paar Themen, über die sie mit den anderen Gästen sprechen könnte. Sie hat sich dazu eine kurze Zusammenfassung eines aktuellen Kinofilms zurechtgelegt. Auf der Feier bleibt Lisa, obwohl es ihr total schwerfällt, unter den anderen Gästen stehen und wird auch angesprochen. Sie schafft es, das Gespräch auf das Thema Kino zu lenken und berichtet die vorbereitete Zusammenfassung des Kinofilms. Auch die anderen Gäste haben den Film teilweise gesehen und es entsteht ein lebhaftes Gespräch, an dem sich Lisa dann aber kaum noch beteiligt. Sie geht nach Hause und schlussfolgert: Wenn ich mich genau vorbereite, kann ich mit Leuten ins Gespräch kommen, ohne dass diese sofort merken, wie uninteressant ich bin. Gut, dass aber keiner noch mehr nachgefragt hat, sonst hätten sie es sofort bemerkt, dass ich eigentlich gar nichts Spannendes zu erzählen habe.

Therapeutisch würden wir nun fragen: Was glauben Sie, wie attraktiv wirkt eine auswendig gelernte Zusammenfassung eines Kinofilms im Vergleich zu einer unvollständigen Wiedergabe der eigenen Eindrücke zum Film? Möchten Sie sich ihr Leben lang mit Filmkritiken auf soziale Kontakte vorbereiten? Was machen Sie, wenn niemand sonst den Film kennt? Können Sie jemals wirklich Freundschaften schließen, wenn Sie auswendig gelernte Kritiken präsentieren? Zusätzlich kommt dazu: Was hat Lisa aus der erfolgreich gemeisterten Situation gelernt? Dass sie nicht langweilig ist? Oder dass das Sicherheitsverhalten „intensive Vorbereitung" ihre vermeintliche Fadheit überdeckt?

Da Lisa vermutlich Letzteres lernt, wird sie sich langfristig nicht besser fühlen, ihre Angst wird nicht geringer, und sie wird auch nicht besonders stolz auf sich sein, denn schnell werden Zweifel an ihr „nagen" – in Form von „War das wirklich gut, oder habe ich mich nur geschickt verstellt? Das wäre ja dann der beste Beweis für meine unerträgliche Fadheit … "

Erleben, was wirklich passiert

Wenn wir mit unserem Sicherheitsverhalten in unseren Befürchtungen gefangen bleiben, bedeutet das: Wir können nie erleben, was tatsächlich passiert. Da wir so keine neuen, vielleicht sogar positiveren Erfahrungen machen können, halten wir unsere Befürchtungen aufrecht. In der sozialen Situation müssen wir weiterhin auf unser Sicherheitsverhalten achten und können uns schlechter auf unser Gegenüber konzentrieren.

Was folgt nun daraus? Brauchen Sie mehr oder besseres Sicherheitsverhalten? Eines, das wirklich immer zu hundert Prozent funktioniert? Oder sollten Sie es mal ohne jegliches Sicherheitsnetz versuchen?

Letzteres ist sicherlich eine ganz schön schwierige Vorstellung: ohne die üblichen, zum Teil automatisierten Strategien, in eine soziale Situation zu gehen und sich so zu zeigen, wie man ist.

Der wichtigste, dauerhafte Ausweg aus der sozialen Angst: Versuchen Sie, das Sicherheits- und Vermeidungsverhalten fallen zu lassen und sich immer wieder darin zu üben, es in sozialen Situationen zu reduzieren.

Damit Sie sich besser vorstellen können, wie das aussehen könnte, hier einige Beispiele aus unserer Praxis.

Fallbeispiele

Herr M., der Ihnen von der Schwierigkeitstreppe und der Modellableitung her noch bekannt ist, hat in einer Teamsitzung zuerst versucht, den Blickkontakt zu halten, Chef und Kollegen anzusehen und zu beobachten. Dabei fiel ihm auf, dass auch andere Kollegen beim Sprechen Anzeichen von Nervosität zeigen. Das war ihm neu. Später äußerte er seine Vorschläge und Ideen nicht mehr hinterher im

Zweiergespräch, sondern traute sich, diese in die Runde einzubringen. Entgegen seiner Annahme, dass ihn alle für inkompetent halten, wurden seine Vorschläge aufgegriffen und diskutiert, einer wurde sogar direkt umgesetzt.

Lisa, aus dem obigen Fallbeispiel, überwand ihr Sicherheitsverhalten, sich zu verstecken, indem sie mehr ausging, Einladungen annahm und auch selbst zu gemeinsamen Aktivitäten einlud. Dies machte es ihr leichter, an Gesprächen teilzunehmen, weil sie tatsächlich mehr Kinofilme gesehen hatte, über die sie berichten konnte. Wenn Gesprächsthemen aufkamen, zu denen sie nichts wusste, die sie aber interessierten, stellte sie Fragen. Durch das Nachfragen gelang es ihr, sich ins Gespräch einzubringen, statt nur still dabeizustehen, ohne in den Druck zu geraten, immer selbst alles wissen zu müssen oder selbst reden zu müssen. Diese Erfahrung, auch als fragender Gesprächspartner ein guter Gesprächspartner zu sein, war für sie sehr entlastend. Wenn sie die Themen nicht interessierten, ging sie nach einer kurzen Weile weiter zu anderen Grüppchen oder Gästen.

Wie verstecken Sie sich?

Im ersten Übungsschritt geht es nun darum, dass Sie sich Ihr eigenes Bild über Ihr Sicherheits- und Vermeidungsverhalten machen und sich über dessen Nachteile bewusst werden. Überlegen Sie in Ihren Modellen noch einmal, wie genau Ihr Sicherheits- oder Vermeidungsverhalten aussah und welche Vor- bzw. Nachteile es in den konkreten Situationen mit sich gebracht hat. Überlegen Sie dann ganz allgemein auch noch einmal, was Ihr typisches Sicherheitsverhalten sein kann. Hilfreiche Fragen können sein:

- Was machen Sie in Vorbereitung auf schwierige Situationen?
- Was tun Sie während dieser schwierigen Situationen?
- Was versuchen Sie, um Körpersymptome zu verhindern, zu verbergen oder zu verstecken?
- Welche Aktivitäten/Situationen/Personen vermeiden Sie ganz?
- Wie versuchen Sie, Situationen zu vermeiden oder zu verlassen?
- Was tun Sie nach diesen schwierigen Situationen?
- Wie reagieren andere auf Ihr Sicherheitsverhalten?
- Wie versuchen Sie, einen guten Eindruck zu hinterlassen?

Wichtig zu wissen ist dabei noch: Sicherheitsverhalten ist nicht durch ein Verhalten an sich definiert, sondern durch die **Funktion** des Verhaltens. Wenn ich also gerne rote Pullover trage, weil ich finde, dass Rot eine tolle Farbe ist, die mir gut steht, dann ist das kein Sicherheitsverhalten. Wenn ich aber rote Pullover trage, weil ich hoffe, das würde von meiner Gesichtsröte ablenken, dann ist dies ein Sicherheitsverhalten. In diesem Fall ist das Tragen des roten Pullovers ein aufrechterhaltender Mechanismus, was zur Konsequenz hat, dass der rote Pullover (vorerst oder sogar für immer) im Schrank bleiben muss.

Wenn Sie unsicher sind, ob ein bestimmtes Verhalten Sicherheitsverhalten ist, können Sie sich also fragen: „Warum mache ich das?" Wenn die Antwort ist, um irgendetwas zu verhindern, zu verbergen oder zu vermeiden, ist das Verhalten ein Sicherheitsverhalten und sollte vielleicht reduziert bzw. ganz aufgegeben werden. Bei manchen Verhaltensweisen kann nicht eindeutig beantwortet werden, ob es sich dabei um Sicherheitsverhalten handelt oder nicht. Sich z. B. im Beruf besonders anzustrengen, kann ein Sicherheitsverhalten sein, wenn dahinter die Befürchtung steckt, sonst in irgendeiner Form nicht gut genug zu sein. Wenn Sie sich besonders anstrengen, weil Sie eine Beförderung erhalten möchten, ist das eher kein Sicherheitsverhalten.

Lob als Motivation

Seien Sie allerdings auch nicht zu streng zu sich! Für alle Menschen ist es wichtig, einen guten Eindruck bei anderen zu hinterlassen sowie Lob und Anerkennung zu erhalten. Wenn Sie also Dinge tun, um etwas im positiven Sinne zu erreichen, also z. B., um besonders hübsch auszusehen, gelobt zu werden oder eine Beförderung zu erhalten, dann handelt es sich dabei nicht unbedingt um Sicherheitsverhalten.

Überlegen Sie sich nun noch einmal genaue Vor- und Nachteile Ihres Sicherheits- und Vermeidungsverhaltens. Denken Sie dabei an kurzfristige und langfristige Konsequenzen!

- Was passiert mit meiner Aufmerksamkeit? Wird meine Angst dadurch geringer?
- Wenn ich mein Sicherheitsverhalten nicht angewendet hätte, wie wäre ich von anderen bewertet worden? Ist das meine Befürchtung oder die Realität?
- Wie wirke ich auf andere, wenn ich versuche, meine Angst zu verbergen?
- Wie wirke ich, wenn ich versuche, Situationen zu vermeiden oder zu verlassen?

Sicherheitsverhalten hilft, wenn überhaupt, nur kurzfristig die Angst zu reduzieren. Langfristig wird die Angst durch Vermeidung und Sicherheitsverhalten aufrechterhalten. Deswegen ist es für eine langfristige Reduktion Ihrer Ängste unabdingbar, auf Dauer alle Sicherheitsstrategien abzulegen!

Sicherheitsverhalten

Sicherheits- und Vermeidungsverhalten soll dazu dienen, befürchtete Katastrophen zu verhindern. Tatsächlich verhindert es aber eine realistische Überprüfung, ob die befürchtete Katastrophe überhaupt eintritt. Sicherheitsverhalten verstärkt den Blick nach innen, denn es muss laufend kontrolliert werden, ob das Sicherheitsverhalten auch funktioniert. Manchmal führt Sicherheitsverhalten auch dazu, dass man als unfreundlich und arrogant empfunden wird. Schließlich kann es dazu führen, dass andere ihre Aufmerksamkeit auf einen selbst lenken.

5.4 Schritt 4: Was Sie in Zukunft alles tun, um aufzufallen: Sicherheitsverhalten bannen

Wenn Sie erkannt haben, dass Ihnen das Sicherheitsverhalten langfristig nicht hilft, ist die nächste Frage natürlich – was nun? Reduzieren und weglassen – das hört sich einfacher an, als es ist. Dieses Kapitel möchte Sie durch die praktischen Übungen zur Reduktion des Sicherheitsverhaltens begleiten. Diese Übungen heißen Verhaltensexperimente, weil Sie damit ein neues oder verändertes Verhalten ausprobieren sollen.

Befürchtungen überprüfen

Ziel dieses Übungsschrittes ist es, durch gezielte Übungen und Verhaltensexperimente zu erfahren, was passiert, wenn Sie Ihr Sicherheits- und Vermeidungsverhalten aufgeben. Es ist dabei jedoch nicht beabsichtigt, sich immer durchzusetzen oder immer angstfrei an soziale Situationen heranzugehen. Das Ziel besteht darin, das Sicherheitsverhalten zu reduzieren, im besten Fall ganz aufzugeben und zu überprüfen, ob Ihre Befürchtungen überhaupt eintreten. Dies soll ganz ergebnisoffen geschehen – quasi nach dem Motto: „Mal sehen, was passiert." Sie dürfen dabei gerne ein wenig Forscherneugier entwickeln. Wenn Sie wie ein Wissenschaftler ein gutes Experiment durchführen möchten, ist dafür ein geplanter und strukturierter Ablauf nötig. Zur Veranschaulichung ein Beispiel.

▪▪ Beispiel: Entdecker werden

Frau Müller leidet sehr darunter, die Mittagspause, in der ihre Arbeitskollegen in der Regel gemeinsam in eine nahegelegene Kantine gehen, alleine am Arbeitsplatz zu verbringen.

▪ Theorie

Frau Müllers Theorie über sich und die Welt beinhaltet viele Gedanken, die sie als unfähig und wenig liebenswert zeigen. Frau Müller glaubt, aufgrund ihrer starken Kurzsichtigkeit ungeschickter als andere zu sein und deshalb nicht gemocht zu werden. Diese Erfahrung hat sie in ihrer Kindheit und Jugend oft gemacht, wo sie als „Brillenschlange" gehänselt wurde und ihre Handarbeiten im Unterricht als „Lachnummer" präsentiert wurden. Ihre Hypothesen – jeweils mit Wahrscheinlichkeit des Eintretens:

- Wenn ich mit den Kollegen mitgehe, werden sie staunen, da ich ja noch nie mit war, und ich werde im Mittelpunkt stehen" (Wahrscheinlichkeit: 100 %).

- Die Stärke meiner Angst wird (auf einer Skala von 0–100) 100 sein (Wahrscheinlichkeit: 100 %).
- Mir wird beim Essen übel und schlecht (Wahrscheinlichkeit: 80 %), und ich könnte mich übergeben (Wahrscheinlichkeit: 50 %).
- Da ich so aufgeregt bin, werde ich mich beim Essen bekleckern (Wahrscheinlichkeit: 80 %), und alle werden lachen (Wahrscheinlichkeit: 100 %).
- Am nächsten Tag werde ich nicht gefragt, ob ich wieder mitkommen möchte (Wahrscheinlichkeit: 85 %).

■ Ausprobieren

Da Frau Müller schon lange mit den Kollegen zusammenarbeitete und noch nie beim Mittagessen dabei war, wurde sie auch nicht mehr gefragt, ob sie mitkommen wolle. Ihr Sicherheitsverhalten war das Mitbringen eigenen Essens. Da Frau Müller sich nicht zutraute, die Kollegen direkt zu fragen, ob sie zum Essen mitkommen dürfe, hatte sie geplant, ihr Essen „zu Hause zu vergessen" und im Büro so zu tun, als falle ihr dies gerade erst auf, in der Hoffnung, dass eine Kollegin vorschlagen werde, doch einfach mit zum Mittagessen zu gehen. Da Frau Müller sehr starke Angst hatte, wählte sie als ersten Versuch einen Dienstag, an dem sie wusste, dass der als besonders streng wahrgenommener Kollege Ralf einen Termin außer Haus hatte. Ohne dieses Restsicherheitsverhalten hätte sich Frau Müller nicht an die Aufgabe getraut, sodass dies für den ersten Schritt zugelassen wurde mit der Absprache, nach den ersten Tagen bzw. wenn der Kollege wieder zurück sei, weiterhin mit zum Mittagessen zu gehen.

■ Durchführung

Frau Müller hat jeden Tag schriftlich protokolliert, wie es ihr ergangen ist:

- **Dienstag, 15.06.:** Morgens beim Auspacken meiner Tasche schimpfte ich über mein vergessenes Essen, sodass Nina aufmerksam wurde. Sie fragte mich, ob ich mitkommen wolle, und ich war erleichtert und ängstlich zugleich. Erster Schritt geschafft, jetzt gab es kein Zurück mehr. Ganzen Vormittag angespannt und ängstlich (30). Zu den Hypothesen: Die Kollegen staunten nicht schlecht, als ich mittags auch meine Jacke holte und mitging. Aber nach einer kurzen Erklärung (Essen vergessen), liefen sie in drei kleinen Grüppchen los und unterhielten sich. Ich lief mit meinen beiden Tischkolleginnen Nina und Elisabeth (Befürchtung eingetreten, dass die Kollegen staunen: 60 %; im Mittelpunkt stehen: 20 %). Ich zitterte die ganze Strecke, mir war übel, die Knie schlotterten, die Stärke meiner Angst lag wirklich bei 100, es war furchtbar. Obwohl mir so schlecht war, bestellte ich einen kleinen Salat. Mir war beim Essen übel und schlecht (30), aber ich musste mich nicht übergeben (0). Erstaunlicherweise konnte ich auch den ganzen Salat essen, ohne mich zu bekleckern (0): Das Stück Tomate, das mir von der Gabel fiel, landete glücklicherweise auf dem Tisch. Nur Astrid, die neue Kollegin, die mir gegenüber saß, hat kurz geschaut und dann gelächelt. Alle haben sich ganz locker unterhalten, jemand hat von seinem Kind erzählt, andere haben dann auch etwas Privates erzählt. Ich habe nichts gesagt, sondern nur ab und zu genickt oder mitgelacht. Auf dem Rückweg merkte ich meine Erleichterung, es nun endlich hinter mir zu haben. Astrid kam zu mir, und wir haben uns sehr nett unterhalten, sie hat auch einen Hund. Im Büro fragte sie, ob ich morgen wieder mitkommen wolle. Ich habe vor Freude gleich zugesagt. Leider fiel mir erst danach wieder ein, dass Ralf morgen wieder da sein wird. Ich bekam Bauchweh.

- **Mittwoch, 16.06.:** Ich hatte schlecht geschlafen vor Sorge und mir tausend Ausreden überlegt, aber mein Mann sagte mir beim Frühstück, dass es doch gut gelaufen sei und dass ich wieder mitgehen müsse. Gegen Mittag steigerte sich meine Angst wieder bis auf 100, ich war völlig fertig und mir war schlecht. Astrid kam gleich auf dem Hinweg zu mir, und es ging mir besser. Ein wenig freute ich mich sogar. Wir setzen uns nebeneinander, und ich habe mir ein richtiges Essen geholt (gestern hatte ich nachmittags Hunger). Ralf saß weit weg, worüber ich froh war. Es war mir weniger übel (so 20 vielleicht), und ich musste mich nicht übergeben (0). Allerdings habe ich Soße auf meinen Pullover gekleckert, aber es hat mich niemand darauf angesprochen. Ob die anderen es nicht gesehen haben oder zu höflich waren, weiß ich nicht. Wir haben uns zu dritt oder zu viert unterhalten, und ich habe sogar ein bisschen was gesagt. Ich habe mich wohlgefühlt und zwischendrin ganz vergessen, dass Ralf noch dabei ist – das hätte ich nicht gedacht.
- **Donnerstag, 17.06.:** Heute wurde ich nicht gefragt, ob ich mitkommen wolle. Ich habe kurz mit mir gerungen und dann einfach wie die anderen meine Jacke genommen. Plötzlich war die Angst riesig (100). Habe ich was Falsches gesagt, haben sie mein Kleckern doch gesehen? All das schwirrte mir durch den Kopf. Und dann kam noch Ralf zu mir und fragte, seit wann ich denn mit Essen gehe – wie peinlich – ich brachte kein Wort heraus. Glücklicherweise sprang mir Astrid zu Hilfe und sagte irgendwas. Ich konnte keinen klaren Gedanken fassen und zitterte am ganzen Körper, ich musste erstmal aufs Klo gehen, um mich zu beruhigen. Als ich wieder herauskam, waren fast alle schon weg, nur Nina und Astrid hatten auf mich gewartet und fragten, ob mir nicht gut sei. Ich habe irgendwas von Kreislauf gemurmelt und gesagt, dass es schon gehe. Den ganzen Weg habe ich kein Wort herausgebracht, mir war so elend. Ich musste mich zwingen zu essen, ganz übel, klein und elend

fühlte ich mich. Ich konnte nichts sagen und wollte nur weit weg. Warum tue ich mir das an?

- **Freitag, 18.06.:** Mir ging es so schlecht, dass ich mir wieder mein Brot mitgebracht habe. Morgens kam dann Astrid zu mir und sagte, dass ich heute wieder besser aussehe und ob ich wieder mitkommen wolle –sie war so freundlich, ich konnte nicht Nein sagen. Keiner hat irgendwie reagiert, als ich mittags meine Jacke holte und mitging, alle waren wie immer. Am Tisch haben reihum alle erzählt, was sie am Wochenende vorhaben. Ralf besucht seine kranke Mutter – das hat mich umgehauen, dass jemand, der so ätzend auf der Arbeit ist, seine Wochenenden bei seiner Mutter verbringt. Ich habe nur kurz gesagt, dass ich nichts Besonderes vorhabe. Beim Essen hatte ich weniger Angst, außer, als ich erzählen musste und alle zu mir schauten. Das war aber schnell vorbei. Gekleckert habe ich auch nicht. Auf dem Rückweg war ich irgendwie total glücklich, dass die Woche vorbei war, und froh, dass ich mit zum Essen gegangen war.

▪ Ergebnis und Schlussfolgerung

Wenn ich mir jetzt nach dieser Woche meine Hypothesen durchlese, habe ich sehr gemischte Gefühle. Überrascht bin ich, dass meine Kollegen so entspannt reagiert haben. Es war kein Problem, nach so langer Zeit zum ersten Mal mitzugehen, und sogar als ich mich bekleckert habe, ist nichts passiert. Die Angst war allerdings sehr, sehr groß und extrem belastend. Ich habe immer vormittags schlecht arbeiten können, weil mir schon schlecht war – ob das besser wird? Die Übelkeit ist da, aber ich glaube nicht mehr, dass ich mich übergeben muss – so schlimm ist es nicht. Ich bin froh, dass Astrid so auf mich zugekommen ist, sonst hätte ich es wahrscheinlich nicht geschafft. Es ist schön, von den Kollegen auch etwas Persönliches zu erfahren, ich wusste nicht, dass Nina zwei erwachsene Kinder hat, und das mit Ralf beschäftigt mich immer noch. Nächste Woche gehe ich wieder mit! Meine Befürchtungen waren zum Teil übertrieben. Die Angst ist stark, aber ändert sich und schwankt. Ich bin *nicht* der Mittelpunkt der Welt – auch nicht meiner Kolleginnen und Kollegen. Als Erwachsene werde ich wegen eines Missgeschicks nicht automatisch ausgelacht und gehänselt. Astrid hat mir zugelächelt. P.S.: Zur „Belohnung" hat mich mein Mann zum Essen eingeladen …

▪▪ Arbeitsblätter zur Planung und Durchführung eines Verhaltensexperiments

Genaue Planung unerlässlich

Als Hilfestellung zur Planung und Durchführung von Verhaltensexperimenten haben wir Arbeitsblätter entwickelt, die Sie durch die wichtigsten Phasen leiten (▫ Tab. 5.4, ▫ Tab. 5.5). Je genauer Sie die Übungen planen, desto besser können Sie Ihr Vorgehen danach überprüfen. Dies wird am Anfang viel Zeit in Anspruch nehmen,

Tab. 5.4 Arbeitsblatt zur Planung von Verhaltensexperimenten

Übungsplanung	Notizen
Situation: ______ ______	
Meine Aufgabe/Mein Verhalten: ______ ______	
Meine Befürchtungen: ______ ______	
Mein typisches Sicherheitsverhalten in dieser Situation: ______ ______	
Mögliche Schwierigkeiten: ______ ______	

Tab. 5.5 Arbeitsblatt zur Durchführung von Verhaltensexperimenten

Datum	Angst (0–10)	Blick auf Aufgabe (%)	Rest der Aufmerksamkeit	Sicherheitsverhalten	Schwierigkeiten
______					
______					
______					
______ ______					
Fazit: ______ ______					

aber Sie werden sehen, dass die Planung und Vorbereitung nach den ersten Übungen weniger wird und sich quasi automatisiert. Deshalb ist eine sorgfältige Planung bei den ersten Übungen besonders wichtig.

In der folgenden Übersicht finden Sie Fragen und Denkanstöße, die für einzelne Punkte der Arbeitsblätter hilfreich sein können.

Zusammenfassung von Fragen zur Übungsplanung und -durchführung

- **Planung und Vorbereitung:**
  - **Situation:** Welche Situation (der Schwierigkeitstreppe) üben Sie? Wie sieht die Situation konkret aus? Müssen Sie die Situation irgendwie herstellen, oder erleben Sie sie sowieso in Ihrem Alltag? Wäre es sinnvoll, jemanden über das Experiment zu informieren, der Sie dabei begleitet und Mut macht? Muss das Experiment zu einer bestimmten Zeit an einem bestimmten Ort oder mit bestimmten Personen durchgeführt werden? Wie stellen Sie sicher, dass alle relevanten Personen dabei sind? Wann genau üben Sie?
  - **Aufgabe/Verhalten:** Was ist Ihre konkrete Aufgabe? Was tun Sie? Worauf achten Sie mit Ihrer Aufmerksamkeit? Welches Ziel haben Sie in der Situation?
  - **Befürchtung:** Bennen Sie Ihre Befürchtungen möglichst konkret und anhand vieler Details. Was wird passieren, wenn Sie in diese Situation ohne Ihr Sicherheits- und Vermeidungsverhalten hineingehen? Was erwarten Sie? Was könnten andere denken oder tun? Wie groß wird Ihre Angst sein? Versuchen Sie, für Ihre Befürchtungen auf einer Skala von 0 = „gar keine Angst" bis 100 = „sehr starke Angst" einzuschätzen, wie überzeugt Sie von Ihren Befürchtungen sind.
  - **Sicherheitsverhalten:** Wie sieht das typische Sicherheitsverhalten aus, das Sie jetzt reduzieren/weglassen möchten?
  - **Schwierigkeiten:** Welche Hürden könnten sich stellen? Lassen sich diese irgendwie ausräumen, z. B. durch alternative Termine oder Handlungen?
- **Durchführung:** Notieren Sie für alle Übungen und Übungswiederholungen Tag und Uhrzeit, die Stärke der Angst, Ihren Blick auf die Aufmerksamkeit, den Rest der Aufmerksamkeit, noch vorhandenes Sicherheitsverhalten, mögliche Schwierigkeiten und die Befürchtungen. Schätzen Sie ein, zu wieviel Prozent Ihre Befürchtungen eingetreten sind und wie überzeugt Sie nun von Ihren Befürchtungen sind. Planen Sie von Beginn an eine Übungswiederholung ein!
- **Fazit:** Nach mehreren Wiederholungen können Sie ein Fazit ziehen. Wie klappt es mit der Aufmerksamkeit und mit der Reduktion des Sicherheitsverhaltens? Ist vielleicht neues Sicherheitsverhalten aufgetreten? Wie groß war Ihre Angst tatsächlich? Wie steht es mit Ihren Befürchtungen? Welche sind korrekt, welche sind verändert oder hinfällig? Haben

sich neue Sichtweisen ergeben? Und schließlich: Was haben Sie durch die Durchführung des Experiments gelernt? Was sehen Sie jetzt evtl. anders als vorher? Welche Befürchtung hat sich bewahrheitet, welche nicht? Können Sie damit leben? Was lernen Sie daraus? Wie geht es mit dem neuen Wissen weiter?

Übrigens können Sie auch für die Übungsplanung wieder Ihre Schwierigkeitstreppe heranziehen, denn es bringt nichts, wenn Sie mit zu schwierigen oder zu angstbesetzten Übungen beginnen und danach frustriert das Handtuch werfen. Gehen Sie lieber langsam und dafür konsequent vor. Auch das mehrfache Wiederholen von bereits erfolgreich gemeisterten Situationen hilft Ihnen, alte Gewohnheiten abzulegen und sich sicherer zu fühlen.

Experimente gezielt durchführen

Viele gut geeignete Übungssituationen können Sie bewusst herstellen und planen. Dies ist vor allem zu Beginn der Übungen hilfreich. Überlegen Sie, wann Sie in Ihrem Alltag Kontakt zu anderen Menschen haben und ob Sie dort Sicherheitsverhalten zeigen. Dann überlegen Sie, wie Sie eine Übungssituation herstellen und Ihr Sicherheitsverhalten reduzieren können. Sie können und sollten versuchen, Aufmerksamkeit bewusst auf sich zu ziehen. Gut geeignete Situationen sind auch schon im vorherigen Abschnitt bei den Aufmerksamkeitsübungen in sozialen Situationen aufgeführt. Weitere Vorschläge sind z. B.:

- Geben Sie vor, Sie seien Journalist, und machen Sie unter Fremden eine Umfrage zum Thema Erröten/Zittern/Schwitzen/Schüchternheit.
- Melden Sie sich in Besprechungen zu Wort.
- Bringen Sie Ihre Meinung ein.
- Sprechen Sie mit Freunden/Familienangehörigen über Ihre Ängste.
- Halten Sie Vorträge, und bitten Sie danach explizit um Feedback; bitten Sie vertrauenswürdige Kollegen auch um persönliches Feedback.
- Verteilen Sie Lob und Komplimente.
- Sagen Sie direkt, was Ihnen durch den Kopf geht.
- Machen Sie einen kleinen Fehler mit Absicht, verhaspeln Sie sich, schauen Sie, was passiert.
- Machen Sie sich mit Wasser deutlich sichtbare Schweißflecken unter die Arme; lassen Sie sich anschließend in einem Bekleidungsfachgeschäft beraten, oder fahren Sie mit einem Bus/einer Bahn, und halten Sie sich im Stehen an den Handschlaufen fest – es soll ja jeder sehen, dass Sie „schwitzen". Beobachten Sie, wie die Leute reagieren.
- Bestellen Sie sich eine Suppe, und essen Sie mit zittriger Hand.

- Verschütten Sie ein Getränk, weil Sie so zittern.
- Zahlen Sie mit Karte, und unterschreiben Sie den Kassenbon.

Soziale Kontakte anstoßen

Sie können jeden Kontakt, den Sie haben, zum Üben nutzen! Überlegen Sie auch, welche Arten von Kontakt Sie bisher vermieden haben – laden Sie Freunde zum Essen ein, oder fragen Sie Bekannte, ob sie Lust auf eine gemeinsame Unternehmung haben. Andere Übungsmöglichkeiten ergeben sich oft spontan, z. B. wenn ein Kollege auf Sie zukommt oder Sie unverhofft jemanden treffen. Solche Situationen sind nicht planbar. Überlegen Sie dann innerhalb dieser Situation kurz, ob Sie gerade Sicherheitsverhalten zeigen, und falls ja, lassen Sie es sofort weg. Suchen Sie auch hier bewusst Kontakt, gehen Sie auf Leute zu, stellen Sie am Ende der Unterhaltung noch eine Frage, dehnen Sie die Situation etwas aus, und unterlassen Sie jedes Sicherheitsverhalten, das Ihnen auffällt. Wann immer Sie die Möglichkeit haben, holen Sie sich Feedback ein. Denken Sie dabei immer daran, dass es nicht darum geht, dass jede Situation ein voller Erfolg ist und dass Sie sich in jeder Situation schon wohlfühlen, sondern dass Sie sich frei von Sicherheitsverhalten verhalten und Ihre Befürchtungen überprüfen können. Das Wohlfühlen stellt sich oft erst ein, nachdem Sie einige Zeit geübt haben, denn dann fühlen Sie sich sicherer.

▪▪ Mögliche Schwierigkeiten – und mögliche Lösungswege

- Ihre Schwierigkeitstreppe erscheint Ihnen nicht mehr passend? Erstellen Sie eine neue! Es ist normal, dass sich die Einschätzung der Schwierigkeit von Situationen im Laufe der Zeit verändert.
- Sie können sich nicht ausreichend motivieren? Ziehen Sie jemanden ins Vertrauen. Halten Sie regelmäßig Kontakt, und besprechen Sie Ihre Übungen. Überlegen Sie sich, welches Ziel Sie durch das Üben erreichen wollen. Es geht darum, Verhaltensmuster zu verändern, die Sie schon sehr lange zeigen. Die Veränderung braucht viel Zeit und Training und geht manchmal nicht so schnell, wie wir uns das wünschen. Führen Sie regelmäßig Protokoll, und machen Sie sich Ihre Fortschritte bewusst. Belohnen Sie sich auch für das Erreichen von Zwischenzielen. Überlegen Sie auch, ob es in Ihrem Alltag bereits erste positive Veränderungen gibt. Häufig führt die Reduktion von Sicherheitsverhalten dazu, dass der Alltag weniger geplant werden muss und somit als weniger stressig erlebt wird. Machen Sie sich auch solche Fortschritte immer wieder bewusst.
- Sie bekommen negatives Feedback? Überlegen Sie sich, worauf das Feedback sich bezog. Gab es doch noch Sicherheitsverhalten? Überlegen Sie auch, ob negative Rückmeldungen nicht zum normalen Leben gehören. Überlegen Sie, was Sie das nächste Mal besser machen könnten – und versuchen Sie es

erneut. Einmal eine schlechte Rückmeldung zu erhalten, sollte nicht die komplette Herangehensweise infrage stellen! Denken Sie an die experimentelle Komponente – die Realität ist nicht vorhersagbar, wir müssen immer wieder ausprobieren, was passiert!

- Die Übungen bringen nichts? Seien Sie geduldig! Wiederholen Sie mithilfe der Arbeitsblätter die Übungen, und analysieren Sie Ihre letzten Übungen erneut. Oft findet man noch Sicherheitsverhalten, welches die Überprüfung der Realität verhindert!

Unterstützung suchen

Aus unserer Arbeit wissen wir, dass es zu Beginn hilfreich sein kann, wenn die Übungen nicht alleine durchgeführt werden müssen – da ist die Versuchung, doch wieder Vermeidungsverhalten zu zeigen, einfach zu groß. In einer Therapie begleiten wir unsere Patienten daher oft bei den ersten Übungen, um die nötige Motivation zu stärken, und teils auch, um eine geeignete Situation aufzuzeigen. Wenn sich jemand z. B. gar nicht vorstellen kann, mit „Schweißflecken" im Café zu sitzen und die Arme hinter dem Kopf zu verschränken, machen wir Therapeuten das vor, und unsere Patienten können in der ersten Zeit dann in Ruhe die Reaktionen der anderen Leute beobachten und mit ihren Befürchtungen abgleichen. Nach einer ersten Besprechung wechseln wir das Lokal – und dann sind unsere Patienten an der Reihe. Überlegen Sie, ob Sie jemanden bitten können, der Sie bei den ersten Übungen begleitet, Ihnen Mut macht und Ihnen guttut. Wenn Sie niemanden haben, der Sie begleiten kann, können Sie auch einem Bekannten am Telefon oder im Internet davon erzählen und dann später einen „Ergebnisbericht" liefern, auch das schafft manchmal den nötigen Anreiz, die Ängste zu überwinden.

Die Welt mit anderen Augen sehen

Was wir häufig beobachtet haben: Vielen Patienten machen – nach der Überwindung der anfänglichen Angst – die Verhaltensexperimente sogar Spaß, denn sie entdecken dabei oft sich selbst und ihre Umwelt neu, trauen sich Dinge zu, die vorher undenkbar waren, und erleben so die Welt und sich selbst mit anderen Augen. Eine Patientin sagte einmal: „Früher kannte ich in Dresden vor allem die Gehwegbeschaffenheit auswendig. Ich wusste genau, wo ein Kaugummi auf dem Asphalt klebte. Immer habe ich nur nach unten auf die Straße gestarrt bei dem Versuch, mich möglichst unsichtbar zu machen. Jetzt genieße ich es, meine Mitmenschen zu betrachten, anzusehen und ihnen zuzusehen. Dies ist mir neulich aufgefallen, als ich aus der Straßenbahn gestiegen bin und nach unten gesehen habe und mir dachte: ‚Oh, da klebt ja ein Kaugummi – keine Ahnung wie lange schon.' Vor ein paar Wochen hätte ich Ihnen genau sagen können, ab wann der Kaugummi dort klebte. Jetzt betrachte ich lieber die Menschen um mich herum."

Sie können sich aber sicher gut vorstellen, dass solche Einsichten und Veränderungen langfristiger Gewohnheiten nicht von jetzt auf gleich, auch nicht von heute auf morgen und auch nicht nach den ersten drei Verhaltensexperimenten vonstattengehen. Stattdessen ist viel Fleiß, Mühe und Geduld zu investieren und oft auch der eine oder andere Rückschlag zu verkraften, nach dem Sie sich wieder nach vorne kämpfen müssen. Solche Veränderungen brauchen Zeit – Wochen und Monate –, regelmäßiges Üben und Reflektieren.

5.5 Schritt 5: Alle sehen meine zittrigen Knie: Falsche Voraussetzungen hinterfragen

Wenn Sie bisher schon einige Verhaltensexperimente durchgeführt haben, haben Sie sicherlich bereits bemerkt: Viele Ihrer Befürchtungen sind nur teilweise wahr, übertrieben oder haben sich sogar als völlig haltlos erwiesen. Vielleicht gab es aber auch Befürchtungen, die sich ganz oder teilweise bewahrheitet haben. In diesem Abschnitt geht es nun darum, Befürchtungen und Erwartungen genauer zu hinterfragen: „Alle sehen meine zittrigen Knie" – woher wissen Sie, dass wirklich *alle* das sehen? Was würde es denn bedeuten, wenn andere Ihre zittrigen Knie sehen würden – wirklich einen Weltuntergang? Würden wirklich alle denken: „Boah, ist die/der inkompetent?" Oder denken manche Menschen darüber gar nicht nach? Andere denken vielleicht: „Oh, das kenne ich auch." Und einige überlegen: „Aha, aufgeregt, oder?"

Andere denken anders!

Die Art, wie wir die Welt sehen und erleben, ist individuell verschieden und immer einzigartig. Dennoch gehen wir alle mehr oder weniger bewusst davon aus, dass erstens alle Menschen die Welt so sehen wie wir selbst und dass zweitens, falls es doch Unterschiede gibt, wir mit unserer eigenen Art die Welt zu sehen, recht haben. Wenn ich Zittern peinlich finde, dann denke ich, dass auch alle anderen Menschen es peinlich finden – und dann will ich nicht derjenige sein, der zitternd dasteht. An dieser Stelle möchten wir nachfragen: Woher wissen Sie das? Haben Sie schon andere Menschen dazu befragt? Könnte es vielleicht sein, dass es irgendjemanden auf der Welt gibt, dem (Ihr) Zittern egal ist?

Grübele nicht, handele!

Sie können sich also auch gedanklich mit den sozialen Ängsten auseinandersetzen, indem Sie Ihre Befürchtungen und Erwartungen sowie Ihre Weltsicht hinterfragen und versuchen, neue Ansichten in ihr Weltbild zu integrieren. Was uns dabei besonders wichtig ist: Die Frage, ob andere Menschen Zittern peinlich finden, kann man theoretisch stundenlang diskutieren, ohne zu einer sicheren Antwort zu kommen, ohne eine Lösung des Problems Angst vor dem Zittern zu finden und ohne zu einer Reduktion der Ängste zu kommen. Denn – in der Theorie ist alles denkbar. Damit Sie sich nicht in theoretischen Disputen verlieren, empfehlen wir Ihnen, mit den verhaltensorientierten Übungen zur Aufmerksamkeitslenkung und der Reduktion des Sicherheitsverhaltens zu beginnen und erst im Anschluss daran (oder parallel dazu) die eigenen Befürchtungen zu hinterfragen. Manchmal „erledigen" sich Befürchtungen durch die Verhaltensexperimente auch von selbst. Wenn Sie beispielsweise denken, dass alle Leute Sie anstarren, wenn Sie beim Bezahlen an der Kasse bummeln, dann können Sie das durch ein Verhaltensexperiment überprüfen, indem Sie besonders lange und langsam mit Kleingeld bezahlen und dabei die Leute in der Schlange hinter sich beobachten. Wenn nicht alle die ganze Zeit zu Ihnen hinstarren, sondern eher in den Raum oder auf die eigenen Einkäufe schauen, und eben auch ab und zu mal zu Ihnen, dann hat sich Ihre Befürchtung dadurch mit großer Wahrscheinlichkeit erledigt – zumindest, wenn Sie das Verhaltensexperiment mehrmals mit ähnlichem Resultat durchgeführt haben. Hingegen könnten Sie über die Befürchtung, dass alle Sie anstarren, wochenlang nachdenken, ohne zu einer überzeugenden Schlussfolgerung zu gelangen. Beginnen Sie also nach Möglichkeit immer zuerst mit Verhaltensexperimenten, um eine Befürchtung zu überprüfen!

Auf zur Preisverleihung!

Wenn Sie danach auf der gedanklichen Ebene an Ihren Befürchtungen weiterarbeiten wollen, können Sie dazu ein sogenanntes Gedankentagebuch zu Hilfe nehmen. Wie das funktioniert, möchten wir gerne an einem Beispiel erläutern: Stellen Sie sich vor, Sie sind für einen Preis nominiert worden, sitzen nun bei der Preisverleihung ganz aufgeregt in der ersten Reihe und sind gespannt, ob Sie gewonnen haben. Eine Dankesrede haben Sie für diesen Fall bereits vorbereitet und eingesteckt. Wie fühlen Sie sich in dieser Situation? Was spüren Sie körperlich? Was tun Sie? Sind Sie eher erwartungsvoll, „angenehm-aufgeregt", angespannt oder ängstlich? Haben Sie Herzklopfen oder gar Herzrasen, zittrige Knie, oder sind Sie die Ruhe selbst? Wollen Sie nur vor auf die Bühne, um Ihre Rede halten zu können, oder wären Sie am liebsten ganz weit weg und vor allem ganz allein? Ist es denkbar, dass jemand anders ganz anders fühlt? Andere Symptome hat? Wie kann das sein? In ◘ Tab. 5.6 haben wir zwei (von unendlich vielen) mögliche Arten zu denken und zu fühlen aufgelistet.

Wie kann es nun aber sein, dass ein und dieselbe Situation zu so verschiedenen Gefühlen, Körperzuständen und Verhaltensweisen führen kann? Wovon hängt es ab, ob Sie Vorfreude spüren oder panisch sind? An der Situation kann ja wohl nicht liegen, den diese ist ja dieselbe!

Die Bewertung macht den Unterschied!

Wie jemand eine Situation *bewertet*, also wie er über sie denkt, bestimmt maßgeblich, wie er sich in der Situation fühlt und verhält. Nicht die Situation, im obigen Beispiel die Preisverleihung, macht also Angst oder Freude, sondern die Art und Weise, wie *ich* über die Preisverleihung denke. Erwarte ich, stockend und unsicher auf der Bühne meine Dankesrede vortragen zu müssen, erlebe ich Angst – mit den zugehörigen Körpersymptomen wie Zittern

Tab. 5.6 Beispiel: Gedanken zur Preisverleihung

Situation	Gedanken	Gefühle (0–10)
Ich sitze bei der Preisverleihung in der ersten Reihe und bin gespannt, ob ich gewonnen habe.	Ich stehe bestimmt stockend und unsicher auf der Bühne. Es wird ein Desaster. Alle fragen sich: Wie konnte *die/der* diesen Preis gewinnen? Mir ist übel, ich bin jetzt schon knallrot und zittere.	Angst (9) Scham (5)
Ich sitze bei der Preisverleihung in der ersten Reihe und bin gespannt, ob ich gewonnen habe.	Hoffentlich hat es geklappt, ich habe so hart dafür gearbeitet. Und das Team freut sich bestimmt auch wahnsinnig. Mir ist schon ganz heiß, ich bin knallrot und zittere.	Aufregung (9) Vorfreude (6) Unsicherheit (6)

oder Schwitzen – und hege intensive Fluchtgedanken. Erwarte ich, mich endlich auf der Bühne für meine gelungene Arbeit belohnen lassen zu können oder meinem erfolgreichen Team Dank aussprechen zu dürfen, erlebe ich Vorfreude und Aufregung – mit den zughörigen Körpersymptomen wie Kribbeln im Bauch und Unruhe.

Bewertung → Gefühl → Verhalten

Ihre Aufgabe bei diesem Schritt ist es also, zuerst einmal herauszubekommen, wie Ihre gedanklichen Bewertungen in sozialen Situationen sind und was Ihnen durch den Kopf geht, wenn Sie sich ängstlich und unsicher fühlen. Nutzen Sie dafür auf dem Arbeitsblatt „Gedankentagebuch" (Tab. 5.7) zuerst den linken, hellen Bereich. Wann immer Sie Angst vor einer Situation haben oder eine Situation vermieden haben, nehmen Sie sich einen Moment Zeit, um sich Ihrer Gedanken bewusst zu werden. Notieren Sie diese in der Spalte „Gedanken". Überlegen Sie, was Ihnen zuerst durch den Kopf ging, welche weiteren Gedanken folgten. Wovor haben Sie Angst? Was könnten die anderen denken, sagen oder tun, das Sie ängstigt? Welche eigenen Ansprüche oder Regeln fürchten Sie zu verletzen? Überlegen Sie im nächsten Schritt, welche Gefühle und Handlungsimpulse diese Gedanken in Ihnen auslösen. Notieren Sie dies ebenfalls. Das Bewusstwerden der häufig automatischen, schnellen Gedanken ist zwar schwierig, aber ein ganz zentraler Schritt. Wenn Sie nicht wissen, was Sie in einer Situation denken, können sie Ihre Bewertungen auch schlecht verändern.

Den eigenen Bewertungen auf die Spur kommen

Wenn es Ihnen in der Situation schwerfällt, Ihre Gedanken zu erfassen, können Sie auch hinterher die ganze Situation vor ihrem geistigen Auge noch einmal vorbeiziehen lassen. Halten Sie Ihre Erinnerung – wie einen Videofilm – immer wieder an, und überlegen Sie, was Ihnen in der Situation durch den Kopf ging und was Ihnen jetzt dazu gerade durch den Kopf geht. Je mehr Gedanken Ihnen einfallen, umso besser. Überlegen Sie auch, welche Gefühle durch diese Gedanken hervorgerufen werden. Häufig empfinden wir ja nicht nur ein einziges Gefühl, sondern mehrere vermischt. Dahinter stecken dann auch mehrere Gedanken.

Tab. 5.7 Arbeitsblatt „Gedankentagebuch"

Situation	Gedanken	Gefühle (0–10)	Alternative Gedanken	Gefühle (0–10)
_____ _____ _____ _____ _____				
_____ _____ _____ _____ _____				

Wenn Sie Ihre Gedanken gut erfasst haben, überlegen Sie sich, ob Ihre Gedanken hilfreich, zielführend, angemessen und realistisch waren. Wenn nicht, nutzen Sie den rechten, grauen Bereich des Arbeitsblattes, um alternative Gedanken zu notieren. Ein Beispiel hierzu ist in Tab. 5.8 aufgeführt.

Wir reden hier nicht über die Möglichkeit, dass Sie negativ denken (zum Beispiel im Falle einer Prüfung: „Ich werde die Prüfung nicht schaffen"), weil Sie sehr schlecht vorbereitet sind. In diesem Fall wären die negativen Gedanken *realistisch* und *ange-*

Tab. 5.8 Gedankentagebuch: Beispiel Preisverleihung mit alternativen Gedanken

Situation	Gedanken	Gefühle (0–10)	Alternative Gedanken	Gefühle (0–10)
Ich sitze bei der Preisverleihung in der ersten Reihe und warte darauf, als Gewinner auf die Bühne gerufen zu werden.	Ich stehe bestimmt stockend und unsicher auf der Bühne. Es wird ein Desaster. Alle fragen sich: Wie konnte *die/der* diesen Preis gewinnen. Mir ist übel, ich bin jetzt schon knallrot und zittere.	Angst (9) Scham (5)	Ich habe mich gut vorbereitet, das wird schon. Wenn ich einen Hänger habe, ist das nicht so schlimm. Mir ist übel, weil ich aufgeregt bin. Mein Erröten und mein Zittern sind normal und nicht so deutlich sichtbar, wie ich es spüre.	Angst (6) Scham (2) *Neu:* Neugier (2)
Ich sitze bei der Preisverleihung in der ersten Reihe und warte darauf, als Gewinner auf die Bühne gerufen zu werden.	Hoffentlich hat es geklappt, ich habe so hart dafür gearbeitet. Und das Team freut sich bestimmt auch wahnsinnig. Mir ist schon ganz heiß, ich bin knallrot und zittere.	Aufregung (9) Vorfreude (6) Unsicherheit (6)	Ich warte am besten einfach ab!	Aufregung (8) Vorfreude (6) Unsicherheit (5)

messen, und Sie müssten sich einfach besser vorbereiten! Es geht uns vielmehr darum aufzuzeigen, dass Sie *negativ denken, obwohl nichts wirklich dafür spricht* und Sie zum Beispiel wissen, dass Sie über das für die Prüfungen benötigte Wissen verfügen.

Perspektive wechseln

Ziel ist es, an dieser Stelle alternative Gedanken zu finden und in den rechten, grau unterlegten Bereich einzutragen. Dafür ist es hilfreich, wenn die eigentliche Situation schon ein paar Stunden/Tage zurückliegt und die zuerst empfundenen Gefühle wieder abgeklungen sind. Da es erfahrungsgemäß sehr schwierig ist, aus seiner eigenen Denkweise auszubrechen, hier ein paar hilfreiche Fragen:

- Denken Sie an einen lieben Menschen: Wäre diese Person in derselben Situation wie Sie vorher, was hätte sie vielleicht gedacht? Was hätte sie sich vorgestellt?
- Stellen Sie sich vor, Ihr Kind oder ein guter Freund berichtet Ihnen von der Situation und schildert dabei seine Gedanken, also z. B.: Ihr Sohn erzählt von der Preisverleihung und sagt, er hätte starke Angst zu versagen, sehe sich stockend und zittern auf der Bühne stehen. Was würden Sie zu ihm sagen? Was würden Sie ihm raten? Sicherlich nicht: „Du hast recht, bereite dich ruhig auf die Katastrophe vor!" Oder? Nein, Sie würden ihn sicherlich beruhigen wollen, ihn daran erinnern, dass er sich den Preis verdient hat, dass Sie stolz auf ihn sind usw. Wie wäre es, wenn Sie diese Gedanken auch zu sich selbst sagen würden? Notieren Sie Ihre Ideen.
- Überlegen Sie: Wenn Sie in dieser Situation diese Gedanken haben, helfen Sie Ihnen weiter? Sind sie zuträglich, um mit weniger Angst in die Situation zu gehen? Überlegen Sie sich, welche Gedanken mehr zu Ihrer Beruhigung beitragen könnten. Schreiben Sie diese Gedanken auf.
- Manchmal hilft es auch, sich die eigenen Gedanken mit etwas Abstand, also einige Stunden oder Tage später, nochmal anzuschauen und zu überlegen, ob sie gerechtfertigt und hilfreich waren. Mit Abstand fällt es oft leichter, alternative Gedanken zu finden.

Im letzten Schritt überlegen Sie, welche Auswirkungen die neuen Gedanken auf Ihr Befinden in der Situation haben. Wie verändert sich Ihre Angst? Verändern sich auch Ihre Körpersymptome oder Ihr Verhalten? Kommen neue Gefühle hinzu? Wie fühlen Sie sich mit dem neuen Gedanken? Fühlt es sich besser oder leichter an?

Die Kraft angemessener Gedanken nutzen!

Wichtig ist: Die neuen Gedanken müssen realistisch sein. Von „Ich schaffe das nie, die Rede zu halten" zu „Ich bin der beste Redner aller Zeiten, das wird ein Klacks" dürfte der Sprung für die meisten Menschen wohl etwas zu groß sein, und es fällt schwer, dem neuen Gedanken Glauben zu schenken. Aber wie wäre es mit „Ich habe mich gut vorbereitet, das wird schon" oder „Wenn ich einen kleinen Hänger habe, ist das auch nicht so schlimm, das passiert anderen ja auch" oder „Ich bin froh, wenn es vorbei ist, aber ich werde es schaffen"? Hört sich das nicht viel besser an? Diese Gedanken sind häufig günstiger und vor allem glaubhafter, da sie das Problem nicht „schönreden". Die Kunst ist also, einen Gedanken zu finden, der etwas positiver ist als der alte Gedanke, den Sie selbst aber dennoch glaubhaft finden. Für viele ist es nicht nur eine rein logische Angelegenheit, dass ein Gedanke angemessener ist, sondern Sie spüren es auf einer gefühlsmäßigen Ebene: *Dieser* (neue) Gedanke ist eigentlich viel passender als der frühere Angstgedanke, der nur unnötig Stress erzeugte.

Perspektivwechsel ist erlernbar!

Lesen Sie Ihre Arbeitsblätter mit den neuen, alternativen Gedanken möglichst oft durch. Manchmal kann es auch hilfreich sein, sich die alternativen Gedanken auf einem Blatt Papier zu notieren und das Blatt so aufzuhängen oder bei sich zu tragen, dass Sie es in schwierigen Situationen griffbereit haben. Mit großer Wahrscheinlichkeit sind die alternativen Gedanken in der nächsten schwierigen Situation noch nicht gleich parat, sondern Ihre üblichen Angstgedanken kommen wieder zum Vorschein. Jetzt hilft es, eine Gedankenstütze zu haben und sich die neuen Gedanken ganz bewusst ins Gedächtnis zu rufen.

Fallbeispiel

Eine Patientin, die starke Ängste erlebte, wenn sie im Büro vor ihren Kollegen telefonieren musste, befürchtete, dass alle im Büro zuhören und bewerten würden, wie sie am Telefon agiere. Sie führte zwei Tage lang Verhaltensexperimente durch: Zuerst beobachtete sie, wie sie selbst über die Telefonate ihrer Kollegen urteilte. Das Ergebnis: Sie bewertete diese Gespräche gar nicht, da sie keine Zeit hatte, ständig den Kollegen zuzuhören. Anschließend legte sie sich als Erinnerung daran, dass die Kollegen mit großer Wahrscheinlichkeit ihren Telefonaten gar nicht zuhören konnten, ein paar Ohrstöpsel neben das Telefon. Bei jedem Klingeln des Telefons wurde sie so daran erinnert, dass vermutlich keiner wirklich zuhören würde, und konnte deutlich (angst-)freier sprechen. Ihre Befürchtung „Alle bewerten meine Telefonate" wurde durch die Alternativgedanken „Jeder macht seine Arbeit, es hat niemand Zeit, mir ständig zuzuhören" und „Ich bin beim Telefonieren nicht der Mittelpunkt des Büros" abgelöst.

Wenn Sie mehrere Arbeitsblätter ausgefüllt haben, können Sie nach allgemeinen Aussagen oder Regeln in Ihren Gedankenprotokollen suchen. Bewerten Sie sich selbst anders/strenger als andere? Denken Sie über sich schlechter als über andere? Erwarten Sie von sich mehr oder eine bessere Leistung als von anderen? Überlegen Sie auch, welche Bedeutung es hat, wie Sie über sich und wie Sie über andere denken. Wenn Sie eine allgemeine Regel entdecken und anschließend verändern, wird dies Auswirkungen auf viele Situationen haben.

5.6 Schritt 6: Negative Vorahnungen und Nachbewertungen überwinden!

In ▶ Abschn. 2.10 haben wir über hohe Ansprüche und hohe Erwartungen an das eigene Verhalten berichtet, welche häufig auch mit ängstigenden Gedanken wie „Ich darf keinen Fehler machen" oder „Andere werden jede Schwäche sofort ausnutzen" einhergehen. Eng damit verwandt ist auch die in ▶ Abschn. 3.5 beschriebene emotionale Beweisführung, die uns dazu verleitet, Gefühle als Tatsachen zu betrachten und so beispielsweise aus dem Gefühl der Angst zu schlussfolgern, dass wir der anstehenden Aufgabe nicht gewachsen sind. Diese Gedanken werden bereits vor sozialen Situationen von Betroffenen häufig in Form von negativen Vorahnungen durchgespielt oder durchlebt, teils unbewusst oder aus Gewohnheit, teils aber auch als vermeintlich hilfreiche Strategie, um sich auf das „Schlimmstmögliche" vorzubereiten.

Machen Sie dazu ein kleines Experiment: Wenn Sie diesen Abschnitt zu Ende gelesen haben, schließen Sie die Augen, und stellen Sie sich vor Ihrem inneren Auge eine schöne, reife gelbe Zitrone vor. Schauen Sie sich in der Vorstellung die Zitrone ganz genau an, betrachten Sie die Poren der Haut, riechen Sie daran, drücken Sie einen Fingernagel in die Schale und atmen Sie das Aroma ein. Wenn Sie das Bild gut vor Augen haben, stellen Sie sich vor, wie Sie die Zitrone anschneiden, wie der Saft herausläuft, wie frisch und zitronig das ganze Zimmer duftet. Schneiden Sie sich eine Scheibe ab, riechen Sie daran, und beißen Sie herzhaft hinein. Stellen Sie sich den Geschmack, die Säure, den Geruch ganz intensiv vor. Was fühlen Sie dabei? Was spüren Sie körperlich? Horchen Sie intensiv in sich hinein. Haben Sie Speichelfluss gemerkt? Ist Ihnen das Wasser im Munde zusammengelaufen?

Vorstellungen wirken auf Körper und Geist!

Mit dieser kleinen Übung können Sie gut nachempfinden, welche Auswirkungen innere Vorstellungen auf uns und unseren Körper haben. Wenn Sie sich intensiv eine Zitrone vorstellen, bekommen Sie vielleicht Appetit, und das Wasser läuft Ihnen im Munde zusammen. Was, glauben Sie, bewirkt es, wenn Sie sich vor einem Vortrag vorstellen, wie Sie stammelnd und stotternd vorne stehen? Mit Sicherheit löst diese Vorstellung auch körperlich Angst, Anspannung und Unruhe aus, und Sie gehen mit gesteigerter Angst und Anspannung in die Situation – und mit größerer Wahrscheinlichkeit wird Ihre Aufmerksamkeit wieder auf die Angst gelenkt, Sie nutzen Sicherheitsverhalten, und die Situation wird schwieriger, da Sie sich ängstlich fühlen. Dieser Teufelskreis beginnt bereits, noch bevor die eigentliche Situation begonnen hat. Glücklicherweise findet das negative Vorgrübeln und Ausmalen nur in Ihrem Kopf statt, Sie sind dem also nicht hilflos ausgeliefert, sondern in der Lage, die Situation zu verbessern, indem Sie auf diese negativen Gedanken und Bilder verzichten.

Erfolgserlebnisse ausmalen, hilft!

Auch nach sozialen Situationen neigen Betroffene dazu, sich die Situation in allen Details, besonders in den weniger gelungenen, noch einmal zu vergegenwärtigen und sie hinterher noch mehrfach, teils tagelang, nachzuerleben. In ▶ Abschn. 3.7 haben wir das Problem des negativen Nachgrübelns über soziale Situationen vorgestellt und gezeigt, dass Patienten mit sozialen Ängsten oft nur die negativen Aspekte einer Situation erinnern und Erfolge nicht ausreichend beachten. Dadurch entsteht mit der Zeit eine Veränderung des Gedächtnisses dahingehend, dass die positiven Aspekte der Situation vergessen und nur die negativen Aspekte erinnert werden. Die Situation wird als Misserfolg gespeichert – und bildet damit eine ängstigende Grundlage/Erinnerung für zukünftige Situationen.

Diese Strategien, also das negative Vorahnen und Vorgrübeln, die emotionale Beweisführung sowie das negative Nachgrübeln und Herauspicken einzelner, schlechter Erfahrungen, sind ebenfalls mit dafür verantwortlich, dass sich soziale Ängste verfestigen. Auch daran sollten Sie arbeiten, wenn Sie Ihre sozialen Ängste loswerden wollen.

Die gute Nachricht an dieser Stelle: Sie brauchen dafür keine neuen Techniken erlernen, sondern können die bereits vorgestellten Techniken verwenden. Die Umsetzung möchten wir an einem Beispiel erläutern.

Fallbeispiel: Negative Vorahnungen und emotionale Beweisführung

Yasmin, eine 16-jährige Gymnasiastin, leidet unter starken Ängsten, in der Schule aufgerufen oder abgefragt zu werden. Obwohl sie im Durchschnitt gute Noten hat, ist sie bereits mehrfach bei mündlichen Abfragen durchgefallen. Sie beschreibt die letzte Situation so: „Bereits am Morgen war mir übel, da ich befürchtete, in Mathe dranzukommen. Herr Meier hat am Vortag, als er die Hausaufgaben aufgab und sagte, dass diese abgeprüft werden, so direkt in meine Richtung gestarrt. Ich konnte zum Frühstück nichts essen, mein Magen war ein kleiner harter Klumpen, niemals hätte da etwas hineingepasst. Den ganzen Tag schossen mir immer wieder Gedanken an Mathe durch den Kopf. Zwar hatte ich die Hausaufgabe gründlich gemacht und auch verstanden, aber ich sah mich immer wieder stotternd da stehen und kein Wort herausbringen. Wenn ich schon Stunden vorher so aufgeregt bin, kann das ja nichts werden, wie soll ich mich konzentrieren können? In Gedanken hörte ich schon die ganze Klasse stöhnen, wenn mein Name aufgerufen würde, denn alle wussten, was kommt: Gestotter und Gestammel, peinliche Pausen und dann doch nach einer endlosen Weile endlich das erlösende „Durchgefallen, setzen!", woraufhin jemand anders mit Leichtigkeit den richtigen Rechenweg und die richtige Lösung präsentiert. Je näher die Mathestunde rückte, desto aufgeregter wurde ich. Mir war ganz schwummrig, ich hatte zittrige Knie, Bauchschmerzen und eine gähnende Leere im Kopf. Als Herr Meier das Klassenzimmer betrat, wusste ich sofort, dass ich drankommen würde. Ich wurde starr vor Schreck, meine Gedanken rasten. Ich wusste, die nächste Katastrophe steht bevor und ich gefährde meine Versetzung. Und so kam es dann ja auch – alles, was ich mir ausgemalt hatte, ist voll eingetreten.

■■ Besprechung und Auswertung der Vorahnungen

1. Aufgrund des Gefühls von Übelkeit kein Frühstück und kein Essen bis zur Mathestunde; mögliche Folgen: Unterzucker, Hunger, Konzentrationsschwäche, Zittern.
2. Durch Überfokussierung auf mögliche Matheabfrage: Verpassen von anderem Unterrichtsstoff mit Nachteilen in den nächsten Stunden, Angst vor Abfrage in diesen Fächern.
3. Durch Ausmalen möglicher Katastrophen: Steigerung der Erwartungsangst, Zunahme körperlicher Angstreaktion, Einengung der Aufmerksamkeit auf Blick nach innen, Konzentrationsprobleme.

■■ Umgang mit den Vorahnungen und der emotionalen Beweisführung

1. Aufmerksamkeitstraining: Den Blick immer wieder zurück auf die Aufgabe lenken, im Hier und Jetzt bleiben, sich auch in den vorangehenden Stunden auf den aktuellen Unterricht konzentrieren. Vorgrübeln ist ein Blick nach innen.
2. Sicherheitsverhalten identifizieren: in diesem Fall unklar, müsste genauer erfragt werden.
3. Emotionale Beweisführung identifizieren:
   a. „Mir ist übel, ich kann nichts essen“: Sicher? Woher weiß sie das? Besser: Gerade weil ein schwieriger Tag vermutet wird, besonders fürsorglich sein. Vielleicht morgens wenigstens einen Tee trinken. Etwas für die Pause einstecken. Einen Traubenzucker vor der Mathestunde essen (Vorsicht, darf nicht zum Sicherheitsverhalten werden).
   b. Aus der Aufregung und den körperlichen Symptomen (= angeborene Kampf-Flucht-Reaktion bei Angst) schlussfolgern, dass es (wieder) nichts wird, ist falsch. Eine gewisse Angst und Aufregung bei Prüfungen ist normal, vor allem, wenn viel auf dem Spiel steht.
4. Identifikation und Veränderung negativer und katastrophisierender Gedanken:
   a. „Herr Meier hat so in meine Richtung gestarrt.“ Interpretation: „Warnung an mich.“ Alternative: „Hat er wirklich in meine Richtung gestarrt? Er gibt mir die Chance, mich vorzubereiten. Er mag mich und weiß, dass mir mündliche Prüfungen schwerfallen. Er meint es gut mit mir.“

b. Tagsüber ängstigende Gedanken ersetzen durch Alternativen: „Ich habe die Aufgaben gemacht und verstanden. Ich schaffe das."
c. Innere Vorstellungsbilder (Klasse stöhnt, ich stammele) ersetzen durch: „Ich konzentriere mich auf die Aufgabe. Die Klasse ist egal, ich weiß, dass ich die Aufgabe schon gelöst und verstanden habe. Das zählt. Ich bin ja gut in Mathe."
d. Die Körpersymptome als das nehmen, was sie sind: Zeichen von Angst und Aufregung. Sie sind *kein* Anzeichen für Versagen (höchstens von Unterzucker).
e. Katastrophisieren als solches erkennen: „Jetzt male ich mir wieder das Schlimmste aus. Das ist nicht hilfreich. Ich konzentriere mich und gebe mein Bestes."

Beispiel: Negatives Nachgrübeln
Zwei Wochen nach dieser Situation berichtet Yasmin, dass ihr immer wieder einzelne Inhalte oder Sequenzen dieser Situation in den Kopf kämen. Sie habe in den Stunden und Tagen danach intensiv über die Situation nachgedacht, sich überlegt, wie es hätte besser laufen können und sich den ganzen Ablauf mehrfach in Erinnerung gerufen. Jetzt, mit etwas mehr Abstand, erinnere sie sich besonders an zwei Momente: Sie habe das Gefühl, dass Herr Meier mit einem Ausdruck zunehmender Enttäuschung zu ihr geblickt habe, als sie trotz mehrfacher Nachfrage und Ermutigung nichts Vernünftiges habe sagen können. Er denke jetzt bestimmt, sie sei faul und dumm und habe es nicht verdient, das Schuljahr zu bestehen. Weiterhin glaube sie, aus den hinteren Sitzreihen ein Grunzen gehört zu haben, was sicher als Anspielung auf ihr Gestammel und Gestocke zu verstehen sei. Danach hätten einige Mitschüler höhnisch gelacht. Sie wäre am liebsten im Erdboden versunken. Diese beiden Momente würden ihr immer wieder einfallen, und sie könne dann nicht anders, als daran zu denken, wie schlimm und schrecklich die ganze Situation gewesen sei. Bestimmt würden sich alle Mitschüler über sie lustig machen und hinter ihrem Rücken grunzen.

▪▪ Besprechung und Auswertung des Nachgrübelns

1. Typisch für soziale Ängste ist das mehrfache Nacherleben und Durchspielen der bereits vergangenen Situation. Hierdurch verstärken sich Gefühle des Misserfolges und der Frustration bzw. Traurigkeit, und die Erinnerungen an die Situation werden durch diese Gefühle und das z. T. einseitige Nachgrübeln verändert.
2. Yasmins Eindruck, dass Herr Meier enttäuscht bzw. zunehmend enttäuschter gewesen sei, wird nur durch ihre Erinnerung hervorgerufen. Gefragt, ob er irgendetwas in diese Richtung geäußert habe, fällt ihr nach längerem Überlegen ein, dass er etwas wie „Ich weiß, dass du die Hausaufgabe gemacht hast, Yasmin. Lass dir ruhig Zeit bei der Antwort"

gesagt habe. Auch nach weiterem Nachdenken fällt Yasmin nichts ein, was eindeutig in Richtung Enttäuschung hinweist.
3. Ähnelt das Stammeln von Yasmin wirklich einem Grunzen? Yasmin meint, eher nein, deshalb sei sie auch so überrascht und beschämt gewesen. Könnte es sein, dass die Mitschüler über etwas anderes gelacht haben? Sehr wahrscheinlich sogar.

▪▪ Umgang mit dem Nachgrübeln

1. Aufmerksamkeitstraining: Blick immer wieder zurück auf die Aufgabe lenken, im Hier und Jetzt bleiben. Auch Nachgrübeln ist ein Blick nach innen!
2. Veränderung des Nachgrübelns:
   a. Nachgrübeln als sinnlos erkennen: Die Situation ist vorbei, und sie ist so gelaufen, wie sie gelaufen ist. Konstruktiv überlegen, was man hätte besser machen können (Vorbereitung, Präsentation). Sinnloses Nachgrübeln beenden (z. B. darüber, was Herr Meier oder die Mitschüler jetzt von ihr denken könnten).
   b. Falls nötig: Andere Meinungen und Erinnerungen einholen. Was erinnert die beste Freundin, was Yasmin aufgrund der Aufregung vielleicht nicht mitbekommen hat. Falls wirklich wichtig: Worüber haben die Mitschüler gelacht?
   c. Wichtigkeit der Situation für andere Leute hinterfragen: Wie oft erlebt Herr Meier, dass ein Schüler im Matheunterricht eine Frage nicht beantworten kann? Lauschen wirklich alle Mitschüler peinlich berührt Yasmins Antwort? Oder beschäftigen sich manche vielleicht mit anderen Dingen?
   d. Eigene Annahmen hinterfragen: Wenn Yasmin die Frage nicht beantworten kann, denkt Herr Meier dann wirklich schlecht von ihr als Person (dumm, faul)? Wenn andere Schüler eine Frage nicht beantworten können, denkt Herr Meier dann auch, dass diese dumm und faul sind?

Vor- und Nachgrübeln sind sinnlos

An diesen Beispielen ist hoffentlich klar geworden, dass Vor- und Nachgrübeln eigentlich sinnlose Prozesse sind. Für Yasmin war in der therapeutischen Behandlung die Erkenntnis, wie viel Zeit sie mit diesen Prozessen verschwendet, sehr wichtig. Im Anschluss daran konnte sie sich vor allem mithilfe des Aufmerksamkeitstrainings schneller unterbrechen, wenn sie vor- oder nachgrübelte, und sich so besser auf den Unterricht oder die Prüfung konzentrieren. Dies führte sehr rasch auch zu besseren Prüfungsleistungen. Konstruktives Reflektieren und die Suche nach Verbesserungsmöglichkeiten haben nichts mit Vor- und Nachgrübeln zu tun, denn dabei dreht sich alles um mögliche Katastrophen, falsche Schlussfolgerungen im Sinne emotionaler Beweisführung und das Grübeln über unbeantwortbare Fragen („Was denkt der jetzt von mir?"). In diesem Sinne ist eine der wichtigsten Strategien, sich des

Vor- und Nachgrübelns überhaupt erst einmal bewusst zu werden, und dann, mit der Erkenntnis, dass Grübeln eine sinnlose Zeitverschwendung ist, den Blick immer wieder auf die gerade anstehende Situation und Aufgabe zu lenken. Dies werden Sie zu Beginn vermutlich ziemlich oft am Tag tun müssen – aber mit der Zeit automatisiert sich das Fokussieren auf die wichtigen Dinge, und Sie werden weniger Zeit mit den anstrengenden Grübeleien verbringen.

5.7 Schritt 7: Sich selbst gut finden: Das nimmt Ihnen keiner ab

Eine große Menge an durchaus empfehlenswerter Literatur widmet sich bereits den Themen Selbstvertrauen, Selbstliebe, Selbstachtung, Ich-Stärkung usw. Wir möchten Ihnen zeigen, dass Sie mit den Methoden, die Sie bereits kennengelernt haben, auch etwas für Ihren Selbstwert tun können.

Fehler sind menschlich

Selbstbewusste Menschen erleben Fehler und Schwächen als natürlich und normal. Sie wissen, dass sie selbst, ebenso wie alle anderen Menschen, einige Dinge hervorragend können, viele ganz gut, viele eher weniger gut und einige andere vielleicht gar nicht. Das macht Ihnen nichts aus, sie leiden nicht unter Fehlern oder Unvermögen, sondern nehmen dies als Teil ihrer selbst und ihrer Fähigkeiten und Begabungen an. Selbstunsichere Menschen hingegen leiden sehr oft unter ihren Fehlern oder Schwächen, sie verurteilen sich dafür, nicht alles (ausreichend) gut zu können oder bestimmte Sachverhalte nicht ändern zu können. Sie konzentrieren sich auf ihre Schwächen, nehmen diese dadurch besonders stark wahr und werden dadurch immer unsicherer – ein Teufelskreis entsteht.

Ich bin ich! Ich mag mich!

Wir stellen Ihnen im Folgenden verschiedene Übungen vor, mit deren Hilfe Sie diesen Teufelskreis durchbrechen können. Suchen Sie sich gerne eine Lieblingsübung heraus, die Sie jeden Tag ausprobieren, oder testen Sie jeden Tag eine andere Übung – es gibt hier keine richtige oder falsche Vorgehensweise. Betrachten Sie die Vorschläge als Anregungen, sich selbst in neuem Licht zu sehen.

■ Aufmerksamkeitstraining

Blick auf Aufgabe statt Grübeln

Wenn Sie sich bei Grübeleien über eigene Fehler und Schwächen erwischen – lenken Sie Ihre Aufmerksamkeit auf Ihre Aufgabe. Was tun Sie gerade? Was umgibt Sie? Wer ist bei Ihnen? Machen Sie sich bewusst, dass Sie sich soeben mit Fehlern oder Schwächen beschäftigt haben und dass das Bild von Ihnen als fehlerhaft nur in Ihren Gedanken existiert. Kommen Sie in die Realität zurück, und fokussieren Sie Ihre Aufmerksamkeit neu (wie in Schritt 2 gelernt).

Überwundene Angst verleiht Flügel

▪ Verhaltensexperimente

Überwinden Sie Ihre Angst, und probieren Sie neue Dinge aus – die Fortschritte, die Sie dabei machen, sind der beste Grund, stolz auf sich zu sein. Sie werden sich wohler fühlen, weil Sie mutig sind. Sie werden spüren, dass Sie sich weiterentwickeln. Jede überwundene Angst und Aufregung lässt Sie wachsen (siehe Schritt 4).

Ich über mich

▪ Gedankentagebuch

Diese ebenfalls bereits beschriebene Technik (siehe Schritt 5) können Sie natürlich nicht nur für direkt angstbezogene Gedanken anwenden, sondern auch für negative Annahmen über sich selbst als Person. Auch hier lohnt es sich zu hinterfragen, wie realistisch, wie hilfreich, wie zielführend diese Gedanken sind, ob es andere, alternative Gedanken geben könnte und ob sich diese nicht besser anfühlen könnten. Würde Ihr Partner/Kind/bester Freund/Vorgesetzter/Nachbar genauso über Sie denken? Schreiben Sie die alternativen Gedanken auf, und lesen Sie sie sich laut vor. Hängen oder legen Sie Ihre Notizen sichtbar aus, sodass Sie mehrmals am Tag an die neuen Gedanken erinnert werden. Eine spezielle Anleitung zum Selbstwert finden Sie in dem lesenswerten Buch „… und ständig tickt die Selbstwertbombe“ von Harlich H. Stavemann.

Positive Eigenschaften ins Licht rücken

▪ Stärkenliste

Erstellen Sie eine Liste mit Ihren positiven Eigenschaften, Stärken und Begabungen. Es geht dabei nicht um das, was vielleicht einzigartig ist oder was *nur* Sie können, sondern um alle Eigenschaften, die Sie an sich gut und schätzenswert finden. Denken Sie dabei an verschiedene Bereiche wie Aussehen, Charaktereigenschaften, Fertigkeiten, an etwas, worauf Sie stolz sind, an Komplimente, die Sie erhalten haben, an Dinge, die Freunde an Ihnen schätzen, an Erfolge, die Sie erreicht haben, an Fortschritte, die Sie erzielt haben. Schreiben Sie Ihre Stärken auf, auch wenn es Ihnen schwerfällt. Als Kind hören wir oft: „Eigenlob stinkt“, und meinen dann, dass wir nichts Positives über uns selbst denken oder sagen können. Doch darum geht es nicht! Selbstbewusste Menschen wissen sehr genau, was Sie gut können und was nicht. Sie haben also ein gutes Bild von ihren Stärken und Fähigkeiten – und das strahlen Sie aus. Ohne dieses Wissen wären sie nicht so selbstbewusst oder nur oberflächlich selbstbewusst. Beginnen Sie also eine Liste mit positiven Eigenschaften und ergänzen Sie sie fortlaufend. Lesen Sie sie jeden Tag durch – gerne auch laut! Ergänzen Sie neue Erfolge oder Erinnerungen, und entwickeln Sie so ein Gespür für Ihre Sonnenseiten. Bitten Sie auch Partner und Freunde um ihre Einschätzung zu Ihren positiven Eigenschaften – Sie werden überrascht sein!

■ Fehler einordnen

Fehler gehören dazu

Jeder Mensch macht Fehler. Möglicherweise denken Sie mehr über Fehler und Schwächen nach als andere. Eine hilfreiche Strategie zum Umgang mit Fehlern oder Schwächen ist, sich deren Konsequenz bewusst zu machen. Wenn Sie einen Fehler gemacht haben, fragen Sie sich: Wie bedeutsam ist dieser Fehler jetzt für mich? Wie bedeutsam wird er morgen für mich sein? Wie bedeutsam wird er in einer Woche für mich sein? Wie in einem Monat? Wie in einem Jahr? Wie an meinem Lebensende? Wenn Sie unbedeutende Fehler gemacht haben, nutzen Sie das Aufmerksamkeitstraining, um sich nicht darauf zu versteifen. Fehler passieren, die Welt dreht sich weiter. Wenn Sie einen bedeutsamen Fehler gemacht haben, überlegen Sie, wie Sie diesen korrigieren, sich dafür entschuldigen oder ihn wiedergutmachen können. Stehen Sie zu Ihrem Fehler, und tragen Sie dessen Konsequenzen, das wird Ihnen als große Stärke anerkannt werden.

■ Erfolgserinnerung

Sich in Erfolgen sonnen

Eine gute Möglichkeit, das Selbstbewusstsein zu stärken, besteht darin, sich eine oder verschiedene Erinnerungen an erfolgreiche Situationen immer wieder bewusst ins Gedächtnis zu holen. Malen Sie sich ganz konkret die Situation aus. Wie ging es Ihnen? Wie fühlten Sie sich körperlich? Was spürten Sie? Welche Gedanken gingen Ihnen durch den Kopf? Wie war Ihre Körperhaltung? Waren andere Leute dabei? Wie sind sie mit Ihnen umgegangen? Versetzen Sie sich ganz intensiv in diese Situation, und lassen Sie sie vor Ihrem inneren Auge neu entstehen. Üben Sie das mindestens einmal täglich, gerne auch mehrfach, und auch vor schwierigen Situationen.

■ Komplimente

Komplimente geben – Komplimente bekommen

Wann haben Sie jemand anderem zuletzt ein ernstgemeintes Kompliment gemacht? Wann haben Sie zuletzt ein Kompliment erhalten? Das wissen Sie nicht mehr? Dann sollten Sie unbedingt üben, anderen kleine Komplimente zu machen. Aber Achtung: „Du bist die Beste" ist zwar vielleicht nett gemeint, kann vom Gegenüber aber nur schwer angenommen werden: erstens, weil es unspezifisch ist, und zweitens, weil es sehr hohe Erwartungen weckt. Sagen Sie lieber: „Der Abend mit dir war super." Oder: „Du hast so wunderbar für mich gekocht." Loben Sie ein konkretes Verhalten oder eine konkrete Eigenschaft. Wenn Sie selbst gelobt werden, sagen Sie einfach „Danke!", ohne am Lob oder dessen Aufrichtigkeit zu zweifeln. Mit ein wenig Übung wird es Ihnen immer leichter fallen, Freude zu empfinden, und Sie werden sich selbst mit Ihren liebenswerten Eigenschaften besser wahrnehmen. Zugleich werden Sie auch aufmerksamer für die positiven Eigenschaften Ihrer Mitmenschen und entwickeln eine optimistischere Weltsicht.

- **Der Ton macht die Musik**

Selbstachtung führt zu Selbstbewusstsein

Wie sprechen oder denken Sie selbst über sich? Wie ist der Tonfall, wenn Sie sich für einen Fehler kritisieren? Wie ist der Tonfall, wenn Sie stolz auf etwas sind, sich über etwas freuen? Achten Sie in Ihren inneren Monologen darauf, ob Ihre Stimme wohlwollend und ermutigend ist – und falls nicht, versuchen Sie, das zu erreichen. Wenn Sie übermäßig kritisch oder abwertend mit sich sprechen, kann sich Ihr Selbstbild nicht verändern.

- **Selbstwert definieren**

Manchmal fühlen wir uns wertlos – aber was bedeutet das eigentlich? Was macht Ihren Wert als Mensch aus? Wann sind Sie wertvoll – und wann nicht? Wie ändert sich das? Wer entscheidet darüber? Es lohnt sich sicherlich, über diese zutiefst philosophischen Fragen nachzudenken und einen eigenen Standpunkt zum Thema Wert eines Menschen und Selbstwert zu entwickeln. Auch wenn dies keine eigentliche Technik oder Strategie zur Verbesserung des Selbstwertes ist, lohnt es, sich langfristig Gedanken darüber zu machen. Und nicht zuletzt: Machen Sie sich klar, dass Sie sich wertlos *fühlen* – das bedeutet nicht, dass Sie wertlos sind. Gefühle sind Gefühle und keine Tatsachen!

Kleine Schritte unternehmen

Für diese Vorschläge gilt – wie immer: Ausprobieren und Neues wagen. Wenn es nicht gleich klappt, wiederholen, und überlegen, ob Sie (erneut) zu negativ denken? Ganz besonders gilt hier aber: Seien Sie geduldig mit sich selbst! Vor allem wenn Sie sich bisher in Ihrem Leben eher kritisch/perfektionistisch betrachtet, sich ständig mit anderen verglichen oder mit sich, Ihren Leistungen oder bestimmten Eigenschaften gehadert haben, wird sich das nicht von jetzt auf gleich ändern. Für eine Änderung dieser tief verwurzelten Annahmen über sich selbst brauchen Sie Zeit, Kraft, Disziplin und Geduld. Überlegen Sie, wie oft Sie in Ihrem Leben nach dem alten Muster kritisch oder schlecht über sich gedacht haben – und nun überlegen Sie, wie oft (oder besser: wie selten) Sie bereits den neuen Weg beschritten haben. Wie oft müssen Sie den neuen Weg gehen, damit er genauso automatisch in Ihnen gespeichert ist wie der alte? Lassen Sie sich also von Rückschlägen nicht entmutigen, sondern machen Sie sich immer wieder erneut auf den Weg zu Ihrem neuen, selbstbewussten Ziel.

5.8 Schritt 8: Zum Schluss: Dran bleiben und Krisen meistern

Dieser letzte Schritt ist sicherlich einer der schwierigsten, aber auch einer der gewinnbringendsten: die Rückfallprophylaxe. Nun gilt es nämlich, alles über die Dauer anzuwenden, was Sie bisher gelesen und in die Tat umgesetzt haben. Selbst wenn alles gut läuft und sich Änderungen und Verbesserungen einstellen, ist es nicht immer leicht, sich jeden Tag neu zu motivieren, Übungen zum Aufmerksamkeitstraining zu machen, das Sicherheitsverhalten zu unterlassen, Verhaltensexperimente zu planen, durchzuführen und nachzubearbeiten sowie ungünstige Gedanken und Annahmen zu verändern. Dies alles kostet Zeit und Kraft. Leider passiert es im Alltag deshalb allzu schnell, dass andere Dinge sich in den Vordergrund drängen und Ihre Fortschritte kleiner werden. Kommen dann noch Misserfolge hinzu, steigt die Gefahr, dass Sie das Buch und die zugehörigen Ideen ganz schnell in die Ecke stellen. Bevor Sie das tun, überlegen Sie jedoch kurz, welche Anstöße Sie bereits mitgenommen und welche Erfolge Sie bereits erreicht haben … !

Für eine langfristige und stabile Verbesserung der sozialen Ängste sind jedenfalls Planung und Durchhaltevermögen unabdingbar. Die folgenden Punkte können Sie dabei unterstützen:

- **Gedankenstützen schaffen:** Legen Sie das Buch und Ihre Übungsplanungen möglichst sichtbar hin. So erinnern Sie sich leichter an Ihre Vorhaben.
- **Erstellen Sie sich Erinnerungshilfen:** Tragen Sie Übungstermine in Ihren Kalender ein, lassen Sie sich von PC oder Smartphone an Übungseinheiten erinnern, kleben Sie bunte Klebepunkte an Stellen, die Sie regelmäßig ansehen (Telefon, Kaffeemaschine, Spiegel etc.), führen Sie Strichlisten über durchgeführte Übungen.
- **Regelmäßigkeit hilft**: Planen Sie die Übungen fest in Ihren Tagesablauf mit ein, sonst droht die Gefahr, dass sie zu schnell in Vergessenheit geraten oder in der Hektik des Alltags untergehen.
- **Planung hilft:** Nehmen Sie sich Zeit, Ihre Übungen, die Übungsart, -häufigkeit, -orte, -wiederholungen etc. zu planen. Machen Sie dies am besten entweder täglich für den Folgetag oder wöchentlich für die Folgewoche zu einer festen Zeit, so entwickeln Sie ein Ritual, das mit der Zeit automatisch abläuft. Denken Sie auch daran, Zeit für die Auswertung der Übungen einzuplanen, gerade die Verhaltensexperimente erzielen Ihre beste Wirksamkeit, wenn Sie vorherige Befürchtungen, die eingetretene Realität und die daraus folgenden Konsequenzen in Ruhe durchdenken. Schreiben Sie Ihre Planung und Ihre Auswertungen auf, so sehen Sie über die Zeit Fortschritte auch besser.
- **Sich etwas gönnen:** Planen Sie Belohnungen für durchgeführte Übungen ein. Dabei sollte die Belohnung etwas sein, worauf Sie sich freuen (z. B. eine kleine Nascherei, ein leckeres Getränk, Hören der Lieblingsmusik, ein entspannendes Bad, ein schönes Essen, ein Spaziergang etc.). Wichtig ist, dass Sie sich für die Durchführung der Übung belohnen, unabhängig da-

von, ob die Übung „erfolgreich" verlaufen ist. Was Belohnung verdient, sind Ihr Einsatz, Ihr Mut und Ihr Durchhaltewillen. Vergegenwärtigen Sie sich kurz noch einmal Ihre Übung und Ihre Leistung, bevor Sie die Belohnung genießen.

- **Sich den nötigen Druck machen:** Falls Sie zu den Menschen gehören, die besser mit Bestrafung arbeiten können, dann seien Sie konsequent darin, etwas (mäßig) Unangenehmes zu tun, wenn Sie nicht wie geplant geübt haben. Das kann Schuheputzen für die ganze Familie sein, Bügeln, die Steuererklärung machen oder Ähnliches sein, was Ihnen unangenehm ist und was Sie gerne vermeiden möchten. Wenn Sie das dann *hinter sich* haben, nutzen Sie die entstandene gute Stimmung, um Ihre Übung nachzuholen! Alternativ kann es auch sinnvoll sein, sich die ursprünglich geplante Belohnung zu untersagen und in dieser Zeit die Übungen nachzuholen.
- **Erfolge feiern:** Insbesondere, wenn es in letzter Zeit gut gelaufen ist, sollten Sie sich die Zeit nehmen zu überlegen, welche Fortschritte Sie bereits erzielt haben, was Ihnen dabei am meisten geholfen hat und welche „Baustellen" noch übrig geblieben sind. Freuen Sie sich an Ihren Fortschritten und Erfolgen, das gibt Kraft für die nächsten Schritte.
- **Sich Wünsche erfüllen:** Überlegen Sie, ob Sie noch Situationen schaffen können, die Ihnen Freude bereiten und Ihnen guttun, die Sie sich aber bisher aufgrund der Ängste nicht getraut haben. Möchten Sie vielleicht in einem Chor singen? Einem Sportverein beitreten? Einen netten Arbeitskollegen/Nachbarn zum Essen einladen? Welchen alten Freund wollten Sie schon lange wieder kontaktieren? Wem wollten Sie sagen, dass Sie ihn/sie mögen? Über die Auffrischung alter oder die Aufnahme neuer Kontakte und Freundschaften haben Sie nicht nur viele Übungsmöglichkeiten, sondern auch die beste Rückfallprophylaxe.
- **Wenn die Übungen ins Stocken geraten oder eine Zeit lang vergessen wurden:** Machen Sie sich deshalb keine Vorwürfe, das wäre verlorene Zeit, sondern schnappen Sie sich das Buch, und lesen Sie sich wieder ein. Planen Sie gleich eine nächste Übung – oder noch besser: Führen Sie sie gleich durch. Überlegen Sie auch, was dazu geführt hat, das Ihr Vorhaben in Vergessenheit geriet und wie Sie das in Zukunft verhindern können. Bessere Planung? Konkrete Übungsaufgaben? Eintragungen in den Kalender?
- **Auch Pausen sind erlaubt:** Wenn Sie merken, dass Sie unter Druck kommen und sich überfordert fühlen: Machen Sie ein paar Tage Pause, gönnen Sie sich ein paar übungsfreie Tage – ganz ohne schlechtes Gewissen. Überlegen Sie danach, was die Situation so stressig gemacht hat: Haben Sie sich zu viel vorgenommen – dann schrauben Sie Ihre Übungshäufigkeit und

evtl. auch den Schweregrad der Übungen zurück. Ist die Zeit gerade generell hektisch – dann verschieben Sie die Übungen um ein oder zwei Wochen.

- **Wenn es einige Male nicht geklappt hat und Sie merken, dass Sie wütend oder hoffnungslos werden:** Nehmen Sie sich Zeit, um zu überlegen, woran Ihre Übungen gescheitert sind. Waren sie zu schwer? Dann starten Sie nochmal mit leichteren Übungen. Haben Sie weiterhin Sicherheitsverhalten angewendet? Dann überlegen Sie, wie Sie dieses abbauen könnten. Sprechen Sie mit einem Freund oder Bekannten über Ihr Vorhaben, und holen Sie sich Rat.

Die alte Treppe renovieren

Wenn Sie schon länger üben, ist es hilfreich, sich zu vergegenwärtigen, was Sie bisher schon erreicht haben. Beantworten Sie deshalb am besten folgende Fragen:

1. Wie haben sich meine sozialen Ängste verbessert?
2. Wie hat sich meine Schwierigkeitstreppe verändert?
3. Was ist mit meiner Aufmerksamkeit? Gelingt es mir besser, den Blick flexibel auf die Aufgabe zu lenken?
4. Welches Sicherheitsverhalten brauche ich nun nicht mehr?
5. Welches waren die wichtigsten Übungen und Verhaltensexperimente? Von welchem Ergebnis war ich überrascht?
6. Was hat sich in meinem Leben und im Alltag verändert? Was kann ich besser oder mit weniger Angst als früher?

Schreiben Sie sich eine Erinnerung in Ihren Kalender, dass Sie genau heute in drei Monaten diese Fragen erneut beantworten und immer so weiter. So haben Sie einen guten Überblick über Fortschritte und eine gute Erinnerungshilfe, wenn Ihre Übungsaktivitäten zwischendrin Gefahr laufen, einzuschlafen.

Narben als Erinnerung begreifen

Im Allgemeinen gibt es noch einige Dinge, die Sie zur Rückfallvorbeugung wissen sollten. Soziale Ängste sind möglicherweise Ihr wunder Punkt. Selbst wenn Sie gut lernen, mit Ihren Ängste umzugehen und diese sogar weitgehend verlieren, werden Sie an diesem Punkt empfindlich bleiben. An einem schlechten Tag kann die „alte" Befangenheit zurückkehren: Das ist normal und kein Grund zurückzuweichen. Auch nach langer, annähernder Angstfreiheit kann es in einer stressigen Situation, z. B. nach einem Arbeitsplatzverlust, dazu kommen, dass sich die sozialen Ängste wieder zeigen. Dann ist Folgendes besonders wichtig: Erinnern Sie sich, dass soziale Ängste nun mal Ihr wunder Punkt sind. Es ist nicht schlimm, Ängste zu erleben, es ist nur schlimm, diesen nachzugeben. Am besten schauen Sie dann wieder in das Buch oder lesen Ihre Aufzeichnungen und beginnen mit einigen Übungen – schon verfliegt die Angst. Der *einzige* Fehler, den Sie in dieser Situation machen können, besteht darin, wieder in das Sicherheits- und Vermeidungsverhalten zu gleiten – dann ist ein kompletter Rückfall in „alte" ängstliche Verhaltensmuster und in die alte Angststärke nicht auszuschließen.

Warnsignale erkennen

Wenn Sie sich im Alltag also bei der Anwendung von Sicherheitsverhalten, dem Vermeiden von Situationen oder dem intensiven Blick nach innen „erwischen": Verstehen Sie das als Warnsignal, dass Sie in den nächsten Tagen auf sich Acht geben und eventuell wieder aktiver an den sozialen Ängsten arbeiten müssen. So wie manche Menschen bei Stress zu Pickeln, Frustessen oder Magengeschwüren neigen, so werden sich bei Ihnen in anstrengenden Lebensphasen die sozialen Ängste zeigen – kein Grund gleich aufzugeben oder zu denken, dass alle Fortschritte umsonst gewesen seien. Zugleich kann das auch ein ganz nützliches Signal sein, das Sie vor Überlastung und Stress schützt. Wenn Sie also merken, dass sich soziale Ängste wieder einschleichen, sollten Sie das auch als Chance verstehen, zu überlegen, wie stressig/anstrengend Ihr Leben insgesamt gerade ist und ob es Möglichkeiten gibt, mehr Pausen oder Erholung einzubauen. Positiv formuliert: Sie können Ihre sozialen Ängste als Gradmesser Ihres Wohlbefindens bezeichnen, der Ihnen hilft, besser auf sich zu achten.

Literatur

Ahrens-Eipper, S., & Hoyer, J. (2006). Applying the Clark-Wells model of social phobia to children: The case of a dictation phobia. *Behavioural and Cognitive Psychotherapy*, *34*(1), 103–106.

Bögels, S. M., Mulkens, S., & de Jong, P. J. (1997). Task concentration training and fear of blushing. *Clinical Psychology and Psychotherapy*, *4*(4), 251–258.

Chaker, S., & Hoyer, J. (2007). Erythrophobie: Störungswissen und Verhaltenstherapie. *Verhaltenstherapie*, *17*(3), 183-190.

Chaker, S., Hofmann, S. G., & Hoyer, J. (2010). Can a one-weekend group therapy reduce fear of blushing? Results of an open trial. *Anxiety, Stress, and Coping*, *23*(3), 303-318. DOI: https://doi.org/10.1080/10615800903075132

Clark, D. M., Ehlers, A., McManus, F., Hackman, A., Fennell, M., Campbell, H., et al. (2003). Cognitive therapy versus Fluoxetine in generalized social phobia: A randomized placebo-controlled trial. *Journal of Consulting and Clinical Psychology*, *71*(6), 1058–1067.

Härtling, S., Klotsche, J., Heinrich, A., & Hoyer, J. (2015, online). Cognitive therapy and task concentration training applied as intensified group therapies for social anxiety disorder with fear of blushing – a randomized controlled trial. *Clinical Psychology & Psychotherapy*. DOI: https://doi.org/10.1002/cpp.1975

Heinrichs, N., Stangier, U., Gerlach. A. L., Willutzki, U., & Fydrich, T. (2010). *Evidenzbasierte Leitlinie zur Psychotherapie der Sozialen Angststörung*. Göttingen: Hofgrefe.

Hoyer, J., Bräuer, D., Crawcour, S., Klumbies, E., & Kirschbaum, C. (2013). Depersonalisation/derealisation during acute social stress in social phobia. *Journal of Anxiety Disorders*, *27*, 178–187.

Stangier, U., Clark, D. M., & Ehlers, A. (2006). *Soziale Phobie – Fortschritte der Psychotherapie*. Göttingen: Hogrefe.

Stavemann, H. H. (2011). *... und ständig tickt die Selbstwertbombe*. Weinheim: PVU Beltz.

Was ehemalige Patienten sagen

J. Hoyer und S. Härtling, *Soziale Angst verstehen und verändern*,
https://doi.org/10.1007/978-3-662-59076-8_6

In diesem Kapitel berichten drei Patientinnen und ein Patient, die aufgrund ihrer sozialen Ängste eine Psychotherapie bei uns gemacht haben, darüber, wie es ihnen nach der therapeutischen Behandlung ging bzw. aktuell geht und was ihnen am meisten geholfen hat.

■■ Frau L.

Frau L. (Krankenschwester) war zum Zeitpunkt der Therapie 35 Jahre alt. Wir stellten ihr über 10 Jahre nach der Therapie die folgenden Fragen und geben die Antworten leicht gekürzt und vereinfacht wieder.

- *„Wie geht es Ihnen heute?"* „Mir geht es deutlich besser als damals. Wegen meiner Depressionen musste ich 2012 erneut in Behandlung gehen, aber mir reichten acht Stunden Gruppentherapie aus, um aus der Hoffnungslosigkeit wieder herauszukommen."
- *„Was machen Ihre sozialen Ängste?"* „Damit habe ich so gut wie keine Probleme mehr. Ich singe in zwei Chören und habe dadurch viele, sehr schöne Kontakte."
- *„Was war das Wichtigste an der damaligen Therapie?"* „Die Therapie hat mir Mut gemacht, etwas Neues auszuprobieren, und das habe ich dann auch gemacht."
- *„Was möchten Sie Personen mit sozialer Angst mit auf den Weg geben?"* „Man sollte es nicht zulassen, dass die Angst vor Peinlichkeit einem das Leben kaputt macht."

■■ Herr C.

Herr C., 23 Jahre, kam wegen extremer Lern- und Arbeitsschwierigkeiten in unsere Institutsambulanz. Er war deswegen verzweifelt und hoffnungslos. Es stellte sich heraus, dass seine erste Freundin ihn vor Beginn seiner Schwierigkeiten verlassen hatte. Auch wenn er ihr nachtrauerte, so war sein diesbezügliches Hauptproblem dennoch, dass er sich nicht traute, auf andere junge Frauen zuzugehen, und sich nicht vorstellen konnte, wie er jemals eine neue Freundin finden sollte. Nach der ausführlichen diagnostischen Untersuchung schätzten wir die Ausgangslage so ein, dass Herr C. wegen Depressionen und sozialen Ängsten behandelt werden müsse. Nachdem er im Rahmen der Depressionsbehandlung auch Arbeitstechniken für sein Studium erlernt hatte, machte er diesbezüglich schnelle Fortschritte. Seine sozialen Ängste waren weitgehend auf Kontakte mit dem anderen Geschlecht beschränkt und durch die Besorgnis geprägt, er könne komisch wirken, sich blamieren und ausgelacht werden. Zentraler Ausgangspunkt für die Therapie war deshalb die Ableitung des Modells und, darauf aufbauend, Rollenspiele mit weiblichen Mitarbeiterinnen oder Praktikantinnen, die wir mit Video dokumentiert haben. Nach zwei solcher Rollenspiele war sich der Patient sicher, dass seine Befürchtungen weitgehend unbegründet waren.

- *„Wie geht es Ihnen heute?“* „Es kommt vor, dass ich keine Lust auf meine Arbeit habe, aber mit den Arbeitsstörungen von damals hat das nichts mehr zu tun. Dass ich damals Probleme hatte, junge Frauen anzusprechen, kann ich mir gar nicht mehr vorstellen. Allerdings habe ich seit der Therapie ja wieder eine Freundin und bin auch deswegen viel lockerer.“
- *„Was machen Ihre sozialen Ängste?“* „Ich habe gelernt, dass es normal ist, wenn ich in einem Gespräch aufgeregt bin. Das passiert mir allerdings kaum noch. Wenn, dann sind es vor allem Gespräche mit meinem Chef, vor denen ich etwas ‚Bammel‘ habe, aber das geht anderen auch so.“
- *„Was war das Wichtigste an der damaligen Therapie?“* „Als ich die Videoaufnahmen gesehen habe, konnte ich erst gar nicht glauben, dass ich das bin, weil alles vollkommen normal und (ich fand) sogar cool aussah. Das hat mich wirklich unheimlich erleichtert und motiviert.“
- *„Was möchten Sie Personen mit sozialer Angst mit auf den Weg geben?“* „Unbedingt etwas unternehmen und die Dinge nicht einfach laufen lassen!“

■ ■ Frau B.

Frau B. (54 Jahre) eine lebenslustige, attraktive Frau suchte die Behandlung aufgrund ihrer seit Schulzeiten bestehenden Ängste vor dem Erröten auf. Obwohl sie beruflich, familiär und freundschaftlich gut eingebunden war und zahlreiche Aktivitäten und Hobbys verfolgte, litt sie stark unter unerwartet auftretendem Erröten, von dem sie sich bloßgestellt fühlte. Die Freude an Unternehmungen wurde durch Gedanken an das Erröten, ob und wann es wieder auftreten könnte und ob die anderen es bemerken würden, zwischenzeitlich so stark getrübt, dass sie tageweise kaum das Haus verlassen konnte.

- *„Wie geht es Ihnen heute?“* „Viel, viel besser. Seit ich nicht mehr ständig Angst vor dem Rotwerden habe, sondern weiß, dass Erröten bei mir öfter als bei anderen auftritt und quasi mein Markenzeichen ist, werde ich sogar seltener rot. Ich kann mich freier bewegen und meine Hobbys wieder mit Freude genießen.“
- *„Was machen Ihre sozialen Ängste?“* „Sie sind nicht ganz weg, gerade nach Situationen, in denen ich auf mein Rotwerden angesprochen wurde, merke ich, dass mich das noch ganz schön beschäftigt. Dann wünschte ich wieder wie früher, der Boden würde sich auftun und mich verschlingen. Ich kann aber nach solchen Situationen besser wieder in den Alltag zurückkehren und lasse mich nicht so sehr davon runterziehen.“
- *„Was war das Wichtigste an der damaligen Therapie?“* „Ich denke noch oft an das Videofeedback. Ich hatte mich im Rollenspiel ziemlich wohlgefühlt, weil ich meine üblichen Sicherheitsstrategien – das Durchwühlen meiner übergroßen

Handtasche und das Verbergen des Gesichtes hinter einem Taschentuch „erfolgreich“ angewendet hatte. Ich war mir sicher, dass die Auswertung des Videos eine Kleinigkeit sein würde – oh, wie hatte ich mich geirrt. Nie vergesse ich den Schock darüber, wie zerfahren und unsicher ich aussah – ständig in der Tasche kramend und die Nase schnäuzend – wirklich, als hätte ich sie nicht alle beisammen. Das, was ich am meisten befürchtete, nämlich dass alle mich für seltsam halten, lag so offen vor mir – eine seltsame, verwirrte Frau. Wie peinlich und wie schrecklich. In diesem Moment fühlte ich, dass mir der Boden unter den Füßen weggezogen wurde, und ich wusste – das will ich so nicht mehr. Diese Erinnerung hat mir sehr oft geholfen, über meine Angst hinwegzugehen und mich so zu zeigen, wie ich bin – eben mit Rot.“

- *„Was möchten Sie Personen mit sozialer Angst mit auf den Weg geben?“* „Kein Erröten ist so schlimm, dass man sich hinter Mauern aus Sicherheitsverhalten verstecken müsste. Nichts wirkt so auffällig und peinlich wie der verzweifelte Versuch, seine Fehler zu verbergen.“

▪▪ Frau T.

Frau T. war zum Zeitpunkt der Behandlung 34 Jahre alt und als wissenschaftliche Mitarbeiterin angestellt. Sie sprach sehr leise, wirkte klein und schüchtern und suchte deshalb auch die Behandlung auf. Sie berichtete von massiven Ängsten, auf Konferenzen oder vor Kollegen Ergebnisse ihrer Forschungsarbeit zu präsentieren. Besprechungen mit Kollegen, aber auch mit Studierenden, könne sie nur nach extrem zeitaufwendiger Vorbereitung abhalten. Sie merke, dass sie sich in ihrer Karriere selbst im Weg stehe, wisse aber nicht, wie es weitergehen solle.

- *„Wie geht es Ihnen heute?“* „Insgesamt sehr gut – inzwischen wieder.“
- *„Was machen Ihre sozialen Ängste?“* „Nach unserer Therapie ging es einige Zeit richtig gut aufwärts. Ich habe einige schöne Vorträge gehalten, konnte ein großes Projekt einwerben und hatte richtig Spaß bei meiner Arbeit. Allerdings ist mein langjähriger betreuender Professor dann in den Ruhestand gegangen, und mit seiner Nachfolgerin kam ich gar nicht klar. Sie hat ständig an mir „herumgekrittelt“ und mir schlechte Leistungen und mangelnde wissenschaftliche Fähigkeiten vorgeworfen. Dies war immer dann besonders schlimm, wenn meine Tochter mal krank gewesen war. Obwohl ich mir oft gedacht habe, dass sie bestimmt neidisch ist, weil ich eine Familie habe und sie nicht, habe ich unter ihr doch sehr gelitten. Mit der Zeit ist mein aufgebautes Selbstvertrauen geschrumpft, ich konnte wieder wie früher nur noch leise und mit gesenktem Blick sprechen, fühlte mich klein und minderwertig. Erst nach langem Zureden durch meinen Mann habe ich wieder eine Therapie

begonnen und konnte mich dann langsam wieder aufbauen. Ich habe gekündigt und nach ein paar Monaten der Arbeitslosigkeit einen neuen Job gefunden, der mir gerade richtig Spaß macht. Meine sozialen Ängste sind aktuell wieder weitgehend weg, aber ich fühle mich in neuen Situationen oder gegenüber sehr dominanten Kunden weiterhin schnell klein und unterlegen. Das wird sicher noch Zeit brauchen, bis ich da wieder gefestigter bin, vielleicht wird es auch nie so ganz einfach für mich werden."

- *„Was war das Wichtigste an der damaligen Therapie?"* „In der ersten Therapie war das Wichtigste, meine mir selbst auferlegten Gesetze zu erkennen. Ich dachte zum Beispiel immer, Frauen müssten leise und zurückhaltend sein, sonst würden sie als Emanzen wahrgenommen. Aber das stimmt gar nicht. Sicher gibt es eine Grenze, aber von der war ich so weit weg, dass niemand auf die Idee gekommen wäre, ich könnte emanzipiert sein. Durch das Erkennen dieser Annahmen und durch das Hinterfragen und die Überprüfung dieser Ideen habe ich viel gelernt. In der zweiten Therapie war es für mich eher wichtig, an alte Erfolge und Erkenntnisse anzuknüpfen und zu lernen, dass das Verhalten meiner Vorgesetzten weniger mit mir als Person als vielleicht mit eigenen Fehlern und Schwächen zu tun hat und dass es in meiner Hand liegt, das zu ertragen oder eben zu kündigen. Das war sehr befreiend."
- *„Was möchten Sie Personen mit sozialer Angst mit auf den Weg geben?"* „Nicht so lange zögern, wie ich es getan habe, weil ich immer dachte, so bin ich eben."

Hilfreiche Adressen und Bücher

J. Hoyer und S. Härtling, *Soziale Angst verstehen und verändern*,
https://doi.org/10.1007/978-3-662-59076-8_7

In diesem Kapitel führen wir die wichtigsten Adressen von Beratungsstellen und Selbsthilfegruppen auf, die mit dem Thema soziale Angst vertraut sind. Zudem geben wir Hinweise zur Adresssuche von niedergelassenen Psychotherapeutinnen und Psychotherapeuten. Und wir listen einige empfehlenswerte Bücher zum Thema auf.

Die (Internet-)Adressen wurden von uns zum Zeitpunkt der Drucklegung auf Funktion und Richtigkeit überprüft (Stand: Mai 2016).

7.1 Beratungsangebote und Selbsthilfe

▪▪ Selbsthilfeverband für Soziale Phobie e. V. (VSSP)

Bundesgeschäftsstelle
Pyrmonter Str. 21
37671 Höxter
Telefon: (05271) 6999056
E-Mail: info@vssp.de
Internet: ► http://www.vssp.de

▪▪ Deutsche Angst-Selbsthilfe e. V. (DASH)

Bayerstr. 77a
80335 München
Telefon: (089) 5155530
E-Mail: info@angstselbsthilfe.de
Internet: ► http://www.angstselbsthilfe.de

▪▪ Nationale Kontakt- und Informationsstelle zur Anregung und Unterstützung von Selbsthilfegruppen (NAKOS)

Otto-Suhr-Allee 115
10585 Berlin-Charlottenburg
Telefon: (030) 31018960
E-Mail: selbsthilfe@nakos.de
Internet: ► http://www.nakos.de

7.2 Psychotherapie

Adressen von niedergelassenen Psychotherapeutinnen und Psychotherapeuten in Ihrer näheren Wohnumgebung erhalten Sie bei der Kassenärztlichen Vereinigung Ihres Bundeslandes oder über die Website der Kassenärztlichen Bundesvereinigung ► http://www.kbv.de unter Service/Service für Patienten/Arztsuche.

In Universitätsstädten besteht zudem häufig die Möglichkeit, sich an die sogenannten Psychotherapeutischen Hochschulambulanzen zu wenden. Deren Adressen finden Sie im Internet unter

▶ http://www.klinische-psychologie-psychotherapie.de/index.php/hochschulambulanzen-fuer-psychotherapie.

7.3 Bücher

- Bower, S.A. & Bower, G.H. (2002). *Vertrauen zu sich selbst gewinnen – ein Trainingsbuch.* Freiburg: Herder.
- Fennell. M. J.V. (2005). *Anleitung zur Selbstachtung: Lernen, sich selbst der beste Freund zu sein.* Bern: Huber.
- Hansch. D. (2011). *Erfolgreich gegen Depression und Angst.* Berlin: Springer.
- Peurifoy, R.Z. (2007). *Frei von Angst – ein Leben lang. Hilfe zur Selbsthilfe.* Bern: Huber.
- Stavemann, H. H. (2011). *... und ständig tickt die Selbstwertbombe.* Weinheim: PVU Beltz.
- Wolf, D. (2008). *Ängste verstehen und überwinden.* Mannheim: PAL Verlag.
- Wolf, D. (2003). *Keine Angst vor dem Erröten. Psychologische Strategien zur Selbsthilfe.* Mannheim: PAL Verlag.

Serviceteil

J. Hoyer und S. Härtling, *Soziale Angst verstehen und verändern*,
https://doi.org/10.1007/978-3-662-59076-8

Stichwortverzeichnis

T

U

V

Z